H. Neumann – H. Burg

Lungen- und Herz-Kreislauffunktion

Lungen- und Herz-Kreislauffunktion

Praxis der Untersuchungsmethoden

Dr. med. habil. Helmut Neumann
Chefarzt der Medizinischen Klinik
des Städtischen Krankenhauses Kemperhof, Koblenz

Dr. med. Horst Burg
Oberarzt der Abteilung

2. überarbeitete und erweiterte Auflage

Walter de Gruyter · Berlin · New York 1976

CIP-Kurztitelaufnahme der Deutschen Bibliothek

Neumann, Helmut

Lungen- und Herz-Kreislauffunktion: Praxis d. Untersuchungsmethoden/Helmut Neumann; Horst Burg.

ISBN 3-11-006557-6

NE: Burg., Horst:

Satz und Druck: Wilhelm Möller oHG, Druck und Verlag, Berlin

Bindearbeiten: Lüderitz & Bauer, Buchgewerbe GmbH, Berlin

Inhaltsverzeichnis

Vorwort zur 1. Auflage

Das Buch verfolgt allein praktische Ziele. Aus der Vielzahl bekannter Verfahren wurden nur diejenigen gewählt, die uns für den Gebrauch im Krankenhaus wie in der Praxis geeignet erschienen. Die Funktionsdiagnostik des Gefäßsystems wurde zunächst nicht berücksichtigt. Maßgeblich für unser Vorgehen war die Einfachheit in der Einarbeitung und Erstellung der technischen Untersuchungsmethoden, nicht zuletzt ein anfangs relativ geringer apparativer Aufwand, jedoch ist ein stufenweiser weiterer Ausbau der Methodik nach gegebenen Möglichkeiten erstrebenswert. Eine Kritik des Lesers können wir nur begrüßen und soll für uns Anregung und Ansporn zugleich sein.

Messen ist Wissen, Wissen bahnt den Weg zum Können (ARTHUR WEBER).

Koblenz, März 1971

Helmut Neumann
Horst Burg

Vorwort zur 2. Auflage

Gerne sind wir der Aufforderung des Verlages WALTER DE GRUYTER nach einer Erweiterung unseres Buches nachgekommen. Die gute Resonanz, die die 1. Auflage gefunden hat, entsprach dem von uns gesetzten Ziel eines Arbeitsbuches für klinische und ambulante Praxis. Dabei sollte in der Funktionsdiagnostik nicht das einzelne Messergebnis maßgeblich sein, vielmehr eine zusammenfassende Beurteilung erst von einer koordinierten Betrachtung aller angewandten einschlägigen Verfahren abhängig gemacht werden, eine Forderung, die letztlich an jede diagnostische Technik zu stellen ist. Damit ergab sich für uns zwangsläufig die Notwendigkeit der Einbeziehung weiterer neu entwickelter Untersuchungsverfahren, die, wie die Telemetrie eine wesentliche Ergänzung der üblichen Belastungsprüfungen darstellt. Weiterhin konnten wir den Kreis der Funktionsdiagnostik durch die Beschreibung der wichtigsten Untersuchungsmethoden der Strömungsverhältnisse des peripheren Gefäßsystems schließen. Trotzdem verdient unser Buch auch in seiner jetzigen Fassung nicht den Anspruch auf Vollständigkeit, da wir wie schon erwähnt, den Zweck in der praktischen Ausrichtung sehen und deshalb nur die für uns am zweckmäßigsten erscheinenden Verfahren angeführt haben. Wenn wir damit auch dieses Mal die Zustimmung unserer Leser finden, ist das Ziel dieser Neuauflage erreicht.

Koblenz, September 1975

Helmut Neumann
Horst Burg

Einleitung

Funktionsdiagnostik und Leistungsprüfungen einzelner Organe oder auch Organsysteme verführen allzu leicht zur Einseitigkeit. Vergleichbar dem Gebrauch eines chemisch-analytischen Kompendiums werden sog. Funktionsproben häufig schematisch, fast kochbuchmäßig erstellt und zur Grundlage einer zusammengefaßten Beurteilung gemacht. Es braucht nicht betont zu werden, daß ein derartiges Vorgehen, vor allem ohne Erhebung eines Organbefundes und Gewinnung des subjektiven Patienteneindruckes einschließlich einer ausführlichen Anamnese, einer exakten Befunderstellung und Diagnose nicht genügt. Die Systematik der Untersuchung, individuell und damit gezielt ausgerichtet, muß immer der zusammengefaßten letzten Funktionsdiagnose vorausgehen, jeder Schematismus ist fehl am Platz und führt zur falschen Beurteilung. Von dieser allgemeinen Betrachtung ausgehend muß das diagnostische Vorgehen bei einem auch noch so markanten Einzelbefund eines Organs immer auch korrelierende andere Organe einbeziehen, ansonsten eine Funktionsdiagnostik unvollkommen, gewissermaßen symptomatisch, bleibt. Damit beurteilen wir weder das Herz noch die Lungen nur als Einzelorgan, vielmehr als Funktionseinheit und stimmen unser gezieltes diagnostisches Vorgehen, davon abhängig einzuschlagende Funktionsprüfungen, immer auf diese einheitliche Bewertung synchron ab. Schon die einfache Simultanschreibung von Atmung und Herzschall und die daraus abzuleitende Beurteilung einer paradoxen Spaltung des zweiten Herztones oder die Verstärkung des systolischen Insuffizienzgeräusches der Trikuspidalinsuffizienz während der Inspiration zeigen diese zeitlichen Beziehungen auf. Die Erweiterung dieser funktionellen Betrachtungsweise bietet sich durch die Einbeziehung des peripheren Kreislaufs bzw. der peripheren Strömungsverhältnisse an. Man muß sich jedoch immer wieder vor Augen halten, daß alle durch rechnerische, physikalische oder elektronische Methoden gewonnenen Parameter als Einzelwerte nur eine bedingte Bedeutung haben. Kontrollwerte und deren mathematisches Mittel, methodisch verschiedene, im Endergebnis jedoch gleichgerichtete Untersuchungsverfahren und Verlaufskontrollen sind eine unabdingbare Voraussetzung einer für die Praxis ausreichend genauen Auswertung. Unserer Konzeption entsprechend stellen dann die erstellten Werte die quantitative Bestätigung unseres klinischen Befundes unter Berücksichtigung der Funktionsleistung dar. Für eine derart erweiterte, mehrdimensionale Diagnostik sind zwei Voraussetzungen erforderlich, zeitlicher und apparativer Aufwand. Auch bei elektronischer Errechnung bestimmter Parameter muß allein die Zeit der Vorbereitung und Unterweisung des Patienten genügend lang angesetzt werden. Am besten werden die Untersuchungen einem Funktionsassistenten übertragen, dessen Tätigkeit jedoch nicht hauptamtlich zu sein braucht. Eine gleichzeitig zugeteilte und systematisch eingearbeitete technische Assistentin bildet die vollkommene Ergänzung, da erfahrungsgemäß Untersuchungen der nachfolgenden Beschreibung, insbesondere mit graphischen Registrierungen, möglichst in der gleichen Hand der Untersucher bleiben sollen. Einfache Registrierungen und Belastungstests können nach Ermessen der Hilfskraft übertragen werden, aber schon bei der Anlage des Herzschallmikrophons kann nur der Arzt die Abnahmestelle festlegen. Damit kommen wir schon zu der zweiten Voraussetzung, dem apparativen Aufwand. Wir setzen die üblichen technischen Einrichtungen (Labor, Röntgen usw.) eines mittleren Krankenhauses voraus. Grundlagen sind immer ein mehrfachschreibender Elektrokardiograph mit Herzschall- und Pulskurvenaufzeichnung, ferner die Möglichkeit der Bestimmung der statischen und dynamischen Ventilationsgrößen. Allein aus Gründen der Einarbeitung in die Methodik empfehlen wir dem Anfänger zunächst das geschlossene spirometrische System, für die Bestimmung der Strömungswiderstände und der Compliance später das offene System, in seiner letzten Vollendung ergänzt durch den Body-Plethysmographen. Auf die Verfahren im einzelnen, auch in wesentlicher Erweiterung, kommen wir, der Ausrichtung des Buches entsprechend, ausführlich zurück. Wir haben damit schon grundsätzlich die Frage der Methodik angesprochen. Zurückgreifend auf die bereits erwähnten zwei Methoden der Spirometrie, geschlossenes und offenes System, müssen die Fortschritte in der Entwicklung neuer und verbesserter Methoden besonders berücksichtigt werden. Damit müssen zwangsläufig ältere Verfahren als den derzeitigen Anforderungen an Genauigkeit nicht mehr genügend in Fortfall kommen. So hat die Bestimmung des Schlagvolumens nach WEZLER-BÖGER oder BROEMSER-RANKE, die wir früher mangels anderer für die Anforderungen des Krankenhauses geeigneter Methoden besonders schätzten, heute nur noch historische Bedeutung und ist u. a. durch Farbstoffverdünnungsmethoden ersetzt. Die Messung des Venendruckes wird wenn möglich nicht mehr nach MORITZ-TABORA, sondern mittels des Mikrokatheters durchgeführt usw. . Außer einer verbesserten Meßgenauigkeit haben wir auch die Möglichkeit einer verfeinerten Diagnostik durch technische Verfahren gewonnen, als Beispiel sei die Erkennung der subvalvulären Aortenstenose angeführt, ein Vitium, das früher praktisch unbekannt war. Überhaupt wird in unseren weiteren Besprechungen den hämodynamischen Verhältnissen bei Vitien besonders Rechnung getragen. Wir kommen auf bereits Gesagtes zurück und betonen, daß technische Untersuchungsmethoden allein ohne genaue Kenntnis des Patienten und seines organischen Befundes wertlos sind. Ein EKG, das lediglich zur Beurteilung vorgelegt wird, läßt keinen Schluß auf ein vorliegendes Vitium zu. Vorausgehen müssen die klassischen Untersuchungsmethoden der Anamnese, Inspektion, Palpation, Perkussion und Auskultation. Die vorläufige oder auch endgültige Diagnose erfährt erst durch die weiteren Untersuchungsverfahren ihre bereits genannte mehrdimensionale Abrundung durch die Einbeziehung des qualitativen und quantitativen Funktionszustandes. Der Auskultationsbefund mittels Stethoskop hat die gleiche Bedeutung behalten wie die elektronische Speicherung und Verarbeitung von repräsentativen Funktionsparametern des Lungen- und Herzkreislaufsystems.

I. Die Atemfunktion

A. Vorbemerkungen zur Physiologie der Atmung

Durch die Atmung soll den Körperzellen eine dem Bedarf entsprechende Menge an Sauerstoff zugeführt werden. Gleichzeitig werden auf diesem Weg der größte Teil der im Stoffwechsel entstehenden Mengen an Kohlendioxyd und ein Teil des Wassers entfernt und es wird der Säure-Base-Status des Blutes sichergestellt. Dem Organismus stehen für diese Aufgaben die Atmungsorgane zur Verfügung.

Durch den wechselweisen Aufbau eines Unter- und Überdruckes im Thoraxraum, dem die Lunge passiv folgt, werden in den Alveolen die den Gasaustausch bestimmenden Sauerstoff- und Kohlendioxyd-Drucke aufrechterhalten. Hierzu werden für die Phase der Einatmung in der Hauptsache das Zwerchfell und die äußeren Intercostalmuskeln und für die Ausatmung die inneren Intercostalmuskeln, unterstützt von der Schwere des Brustkorbes und der Elastizität der Lungen, benutzt.

Der Effekt dieser sog. äußeren Atmung wird von vier Teilvorgängen bestimmt; diese sind die *Ventilation* (Belüftung), die *Diffusion* und die *Perfusion* (Lungendurchblutung) sowie die *Distribution* (Verteilung) dieser Teilvorgänge (Abb. 1).

a) Unter *Ventilation* (Belüftung) sind die Vorgänge zu verstehen, die für ein ausreichendes Sauerstoffangebot in den Alveolen und für die Ausscheidung des Kohlendioxyds aus den Alveolen sorgen.

Eine wirksame Erneuerung der Gasinhalte in den Alveolen ist von der durch die Atembewegung zum Austausch gebrachten Luftmenge abhängig. Die Wirksamkeit B dieser Belüftung im Hinblick auf ihre Aufgaben (s. o.) ist also proportional dem geatmeten Luftvolumen ΔV, genauer proportional dem Volumen ΔV_A, das in den Alveolen zum Austausch gebracht wird, und umgekehrt proportional der Zeit Δt, in der dieser Belüftungsvorgang über die Atemwege stattfindet.

$$B \sim \frac{\Delta V_A}{\Delta t} \qquad (1)$$

Da die geatmete Luftmenge ΔV auch Räume passiert und ausfüllt, die nicht direkt am alveolo-arteriellen Gasaustausch teilnehmen, den sog. respiratorischen Totraum V_D nämlich, gilt die Abänderung von (1):

$$\Delta V_A = \Delta V - V_D \qquad (2)$$

$$B \sim \frac{\Delta V - V_D}{\Delta t} \qquad (3)$$

Ist V_1 ein Volumen, das sich zu Beginn des Belüftungsvorganges in der Lunge befindet, und wird durch den Atemzug die Menge ΔV zusätzlich eingeatmet (die Lunge enthält dann das Volumen V_2), so läßt sich der zuletzt aufgezeigte Zusammenhang (3) wie folgt erweitern:

$$B \sim \frac{(V_2 - V_1) - V_D}{\Delta t} \qquad (4)$$

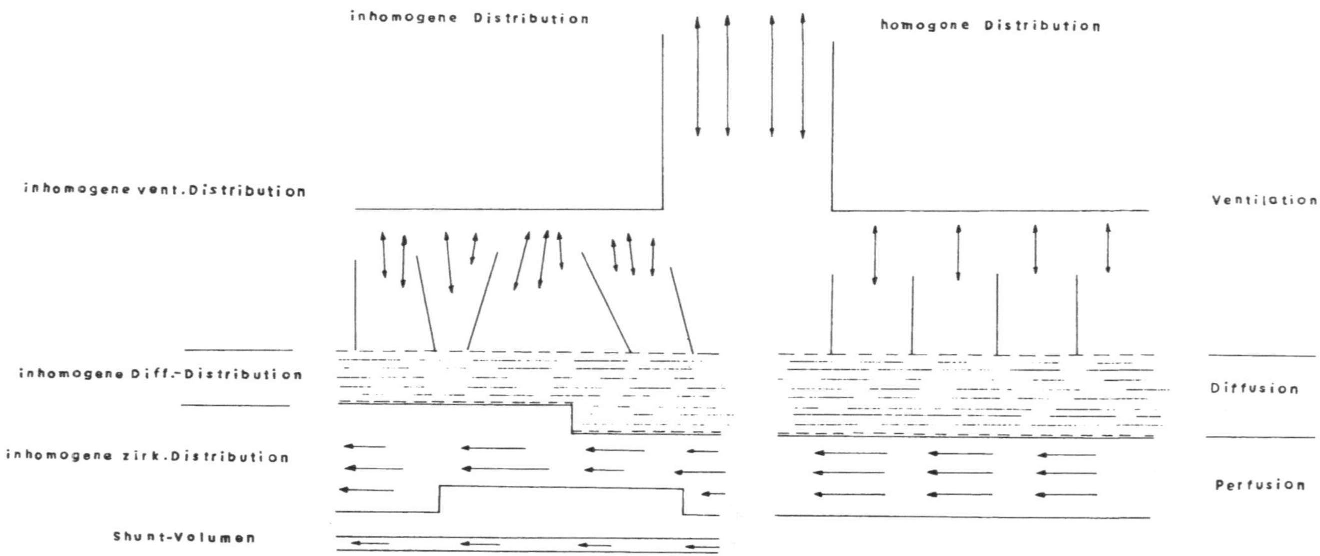

Abb. 1. Schematische Darstellung der für den Arterialisierungseffekt wichtigen vier Teilvorgänge der äußeren Atmung

Dies zeigt, daß der Effekt einer Belüftung der Alveolen durch eine Zunahme des Totraumvolumens V_D oder eine Zunahme des nicht ausgeatmeten Volumens V_1 verschlechtert wird; das Volumen V_1 entspricht dem Residualvolumen bzw. der funktionellen Residualkapazität (S. 14).

Weitere Faktoren, die den Ablauf und die Wirksamkeit des Belüftungsvorganges beeinflussen, lassen sich aus der Anwendung der physikalischen Gesetzmäßigkeit (W. WEIZEL)

$$\text{Arbeit} = \text{Druck} \cdot \text{Volumen}$$

ableiten.

Durch Umformung erhält man

$$\text{Volumen} = \frac{\text{Arbeit}}{\text{Druck}} \tag{5}$$

Dies bedeutet, daß das ventilierte Volumen und somit auch nach Gleichung (3) der Belüftungseffekt B bei konstanter Atemarbeit umgekehrt proportional dem Druck ist, der zur Überwindung eines gleich großen (in seiner Richtung jedoch entgegengesetzten) Widerstandes P aufgebracht wird:

$$B \sim \frac{1}{P} \tag{6}$$

Beim Atemvorgang setzt sich ein derartiger Widerstand P aus Kräften zusammen, die durch die Elastizität des Lungengewebes P_E, durch die Luftströmung P_S sowie durch die Reibungs- und Deformationsvorgänge des Lungengewebes P_{RD} zustande kommen (P. H. ROSSIER, et. al.)[1].

$$P = P_E + P_S + P_{RD} \tag{7}$$

Im folgenden sollen die genannten Widerstände im einzelnen auf ihren Zusammenhang mit der Ventilation näher betrachtet werden:

Seiner Volumenänderung ΔV setzt jeder elastische Gegenstand einen elastischen Widerstand entgegen, dessen Größe von vielen baulichen und materiellen Einzelfaktoren abhängt. Die Beziehung zwischen der Volumenänderung ΔV und dem elastischen Widerstandsanteil ΔP_E wird durch eine Konstante, den Elastizitätskoeffizienten E, hergestellt; diese hat im Rahmen der Lungenfunktionsbetrachtungen den Namen *Elastance* E.

$$\Delta P_E = E \cdot \Delta V \tag{8}$$

$$E = \frac{\Delta P_E}{\Delta V} \tag{9}$$

[1] Auf den Deformationswiderstand des Thoraxgewebes, den sog. Thoraxwiderstand, der ebenfalls die Ventilation beeinflußt, soll nicht näher eingegangen werden.

Der Kehrwert des Elastizitätskoeffizienten E ist definitionsgemäß die *Compliance C;* dieser Parameter gibt gleichfalls Auskunft über die Große des elastischen Widerstandes:

(10) $$C = \frac{1}{E}$$

Unter Berücksichtigung von (9):

(11) $$C = \frac{\Delta V}{\Delta P_E}$$

In Anlehnung an physikalische Vorgänge, die der Luftströmung in den Atemwegen ähnlich sind, besteht der Strömungswiderstand P_S, der beim Ein- und Ausatmen zustande kommt, aus einem laminaren Anteil P_{lam} und einem turbulenten Anteil P_{turb}:

(12) $$P_S = P_{lam} + P_{turb}$$

Nach physikalischen Gesetzen ist der bei einer laminaren Strömung entstehende Widerstand P_{lam} proportional der Rohrlänge l sowie der Strömungsgeschwindigkeit v und umgekehrt proportional der 4. Potenz des Rohrdurchmessers r (W. WEIZEL).

(13) $$P_{lam} \sim \frac{v \cdot l}{r^4}$$

Die Strömungsgeschwindigkeit v ist proportional der Volumänderung pro Zeiteinheit $\dot{V}$, so daß v durch $\dot{V}$ ersetzt werden kann:

(14) $$P_{lam} \sim \frac{\dot{V} \cdot l}{r^4}$$

Geht eine laminare Strömung ganz oder in einzelnen Abschnitten des Rohrsystems in eine turbulente Strömung über, so erhöht sich der Strömungswiderstand P_S gewaltig, da P_{turb} proportional mit dem Quadrat der Stromgeschwindigkeit v (oder $\dot{V}$) anwächst:

(15) $$P_{turb} \sim \dot{V}^2$$

An vielen Stellen des Atemwegsystems sind die Voraussetzungen für die vorgenannten Zusammenhänge gegeben.

Der durch den Atemstrom entstehende Strömungswiderstand P_S, dessen Zusammensetzung und dessen Abhängigkeiten oben kurz ausgeführt worden sind, muß durch den Gasdruck in den Alveolen, den Alveolardruck ΔP_A, überwunden werden. Ähnlich der Schaffung des Elastizitätskoeffizienten E stellt der Strömungswiderstandskoeffizient R, auch *Resistance* R genannt, den Zusammenhang zwischen der Strömungsgeschwindigkeit $\Delta\dot{V}$ und dem aufzuwendenden Druck in den Alveolen ΔP_A her:

(16) $$\Delta P_A = R \cdot \Delta\dot{V}$$

oder nach Umformung

(17) $$R = \frac{\Delta P_A}{\Delta \dot{V}}$$

An dritter Stelle waren die Widerstände P_{RD} genannt worden, die durch die Deformation des Lungengewebes P_D und die Reibung im Gewebe P_R entstehen.

(18) $$P_{RD} = P_R + P_D$$

Beide sind von der Geschwindigkeit der Atembewegung v abhängig. Seiner Deformation widersetzt sich das Gewebe proportional dem Quadrat der Geschwindigkeit, während die Reibungskräfte im Gewebe linear mit der Geschwindigkeit zunehmen. Auch in diesem Zusammenhang können die Bewegungsgeschwindigkeiten durch Volumänderungen pro Zeiteinheit $\dot{V}$ ersetzt werden, da beide Größen propotional zueinander stehen (L. D. LANDAU, et. al.):

(19) $$P_D \sim \dot{V}^2$$

(20) $$P_R \sim \dot{V}$$

Der Strömungswiderstand P_S sowie der Reibungs- und Deformationswiderstand P_{RD} werden zusammengefaßt auch nichtelastischer oder viscöser Widerstand P_{visc} genannt (A. J. ANTHONY, et al.):

(21) $$P_{visc} = P_S + P_{RD}$$

Der viscöse Widerstand P_{visc} muß überwunden werden, soll eine Atemströmung $\Delta\dot{V}$ zustande kommen. Durch Einführung eines viscösen Widerstandskoeffizienten Visc, auch *Viscance* bezeichnet, läßt sich die folgende Beziehung aufstellen:

$$\Delta P_{visc} = \Delta \dot{V} \cdot \text{Visc}$$

oder nach Umformung

(22) $$\text{Visc} = \frac{\Delta P_{visc}}{\Delta \dot{V}}$$

Die bisher aufgezeigten Abhängigkeiten der Wirksamkeit der Ventilation, die wie eingangs erwähnt ein maßgebender Teilvorgang bei der Arterialisierung des Blutes ist, sind vereinfacht und keineswegs vollzählig dargestellt. Außerdem sei darauf hingewiesen, daß die genannten Parameter und Faktoren in der Praxis der Lungenfunktionsprüfung nur als Mittelwerte faßbar sind, von denen die Einzelwerte je nach Lungenabschnitt und anatomischer Variation mehr oder weniger vom wahren Wert abweichen können. Trotzdem sind die vorgenommenen Vereinfachungen wertvoll; sie erleichtern das Verständnis ventilatorischer Lungenfunktionsstörungen, ob restriktiver, obstruktiver oder atemmechanischer Ursache, wesentlich.

b) Der zweite Teilvorgang, der für eine wirkungsvolle äußere Atmung von Bedeutung ist, ist die *Diffusion.* Dieser Prozeß setzt voraus, daß für die zum Austausch kommenden Gase ein Partialdruckgefälle besteht, das die treibende Kraft zur Über-

windung des Diffusionsweges ist. Die Atemgase überwinden dabei auf ihrem etwa 1–2μ langen Weg zwischen dem Erythrozyteninneren und dem Lumen der Alveole die folgenden Einzelabschnitte:
(nach G. THEWS)

CO_2 ↓		↑
	Erythrozyt	
	Plasma	
	Kapillar-Endothel	
	Basalmembran	
	Alveolar-Epithel	
	Alveolar-Lumen	O_2

Für diesen Gasaustausch zwischen Alveole und Lungenkapillare steht normalerweise eine Zeit von etwa 0,2–0,3 Sekunden zur Verfügung.

Eine quantitative Betrachtung des Diffusionsvorganges der Atemgase kann auf das von FICK beschriebene Grundprinzip bezogen werden. (W. FEITKNECHT):

$$\Delta n = K \cdot q \cdot \frac{\Delta c}{\Delta x} \cdot \Delta t \tag{23}$$

Dieses Gesetz (23) besagt, daß in einem Zylinder mit dem Querschnitt q in der Zeit Δt die Menge Δn einer gelösten Substanz, deren Art für die Konstante K mitbestimmend ist, das Wegstück Δx passiert, wenn der Konzentrationsunterschied auf dieser Wegstrecke Δc beträgt. Im Falle einer Gasdiffusion ist der Konzentrationsunterschied durch den Gasdruckunterschied Δp ersetzbar, sofern der Löslichkeitskoeffizient a mit einbezogen wird: $\Delta c = a \cdot \Delta p$. Bei der Untersuchung des alveoloarteriellen Diffusionsvorganges stößt die Bestimmung der genannten Einzelfaktoren auf unüberwindliche Schwierigkeiten. Formt man jedoch das Ficksche Gesetz (23) um

$$\frac{K \cdot q \cdot a}{\Delta x} = \frac{\Delta n}{\Delta t \cdot \Delta p}$$

und faßt die linke Seite dieses Ausdrucks in einer neuen Konstanten zusammen, so erhält man damit einen Parameter, die sog. *Diffusionskapazität der Lunge* D_L, der meßbar wird:

$$D_L = \frac{\Delta n}{\Delta t \cdot \Delta p} \tag{24}$$

Diese Diffusionskapazität D_L ist eine Funktionsgröße, die Auskunft darüber gibt, welche Menge Δn eines Gases in der Zeit Δt bei einer Gasspannungsdifferenz von Δp zwischen Alveole und Lungenkapillarblut ins Blut übergeht. Für die praktischen Belange ist besonders die O_2-Diffusionskapazität D_{O_2} von Interesse; die obengenannte Formel (24) ist dann folgendermaßen abzuändern:

$$D_{O_2} = \frac{\Delta V_{O_2}}{\Delta t \cdot \Delta P_{O_2}}$$

da

$$\frac{\Delta V_{O_2}}{\Delta t} = \dot{V}_{O_2} \text{ und } \Delta P_{O_2} = P_{AO_2} - P_{\bar{c}O_2}$$

ist, gilt

$$D_{O_2} = \frac{\dot{V}_{O_2}}{P_{AO_2} - P_{\bar{c}O_2}} \quad (25)$$

es bedeutet

$\dot{V}_{O_2}$ Sauerstoffaufnahme pro Zeiteinheit,
P_{AO_2} alveoläre Sauerstoffspannung,
$P_{\bar{c}O_2}$ mittlere kapilläre Sauerstoffspannung.

c) Als dritten den Effekt der Atmung mitbestimmenden Faktor war die *Perfusion* (Durchblutung) der Lunge genannt worden. Unter normalen Perfusionsverhältnissen treten etwa 98% des Herzzeitvolumens mit der Alveolarluft in Diffusionskontakt. Die restlichen 2% werden infolge eines Kurzschlusses in der Strombahn nicht arterialisiert und vermindern so den Gasaustauscheffekt geringfügig. Eine in ihrer Wirkung bezüglich des Gasaustausches optimale Perfusion setzt eine ausreichende Hämodynamik und ein für ihre Wechselbeziehung günstiges Verhältnis von Lungenalveole zur Alveolarkapillare voraus.

Die Hämodynamik der Perfusion wird von der Größe des Herzzeitvolumens und damit von der cardialen Situation und vom Blutdruck im Lungenkreislauf bestimmt. Der Blutdruck steht seinerseits in enger Beziehung zum Blutströmungswiderstand in der Lunge und somit auch zum Gesamtquerschnitt des Lungengefäßbettes.

Während für die Hämodynamik die Gesamtheit der zu- und abführenden Lungengefäße von Bedeutung ist, sind für den Gasaustausch nur die Lungenkapillaren bedeutsam, die mit den Alveolen in direktem Kontakt stehen; Kurzschlüsse nehmen also nicht am Gasaustausch teil. Als Kurzschlüsse sind auch die Alveolarkapillaren anzusehen, die eine Mindestkontaktzeit von 0,2–0,3 Sekunden nicht ermöglichen.

Wichtiger als der Absolutwert der Lungendurchblutung $\dot{Q}$ (Blutvolumen pro Zeiteinheit) ist ihr Verhältnis zur alveolären Ventilation $\dot{V}_A$ und ihr Verhältnis zur Diffusionskapazität der Lunge D_L. Alle drei Teilvorgänge müssen in einer günstigen Wechselbeziehung stehen, um einen optimalen Gasaustausch zu erzielen. In diesem Zusammenhang ist erwähnenwert, daß die Perfusion und deren Verteilung in der Lunge durch den alveolären Sauerstoffdruck beeinflußt wird. Ein Absinken der Sauerstoffspannung in einer Alveole führt nämlich zu einer Engerstellung der entsprechenden Alveolarkapillare und so wieder zu einer Verbesserung des lokalen $\dot{V}_A/\dot{Q}$– (Ventilations-Perfusions-) Verhältnisses (J. H. COMROE, jr., et al.).

d) Die Inhomogenität der Lunge, ganz besonders unter krankhaften Bedingungen, führt zu einer ungleichmäßigen *Distribution* (Verteilung) der Ventilation, der Diffusion und der Perfusion in der Lunge.

Von diesen drei zusätzlichen Funktionsparametern ist die ventilatorische Verteilung der Lungenfunktionsprüfung am besten zugänglich. Wenn im folgenden von der Verteilung die Rede sein wird, so ist, falls nicht besonders vermerkt, immer die ventilatorische Distribution gemeint. Mit Hilfe von simultanen Atemgasanalysen versucht man Einblicke in die verschiedenen Verteilungen und in ihre Inhomogenität zu gewinnen (K. MUYSERS, et al.); der hierfür notwendige, insbesondere apparative Aufwand ist außerordentlich groß.

B. Atemfunktionsprüfungen unter Ruhebedingungen

Das Ziel der Lungenfunktionsprüfung ist es, Parameter zu gewinnen, die Einblicke in die Wirksamkeit des Atemvorganges bezüglich des Gasaustausches, besonders bezüglich der Arterialisierung des Blutes, geben und die somit auch Anhaltspunkte zur Beurteilung der pulmonalen Leistungsfähigkeit bzw. Leistungsreserve einer Person sind.

Wie im Kapitel A. ausgeführt, hängt der Gasaustausch in der Lunge von der Ventilation, der Diffusion, der Perfusion und deren Verteilungen ab; die Messung entsprechender Funktionswerte ist daher das praktische Ziel einer Lungenfunktionsprüfung. Eine andere Möglichkeit die pulmonale Leistungsfähigkeit oder eine Störung dieser zu erfassen, besteht in der Untersuchung des Erfolges der Atmung, in der Messung des Blutgase nämlich.

Mit dem geringsten apparativen Aufwand meßbar und der Untersuchung am besten zugänglich sind die Ventilationsverhältnisse; sie sollen in den folgenden Kapiteln vorrangig behandelt werden. Darüber hinaus werden Möglichkeiten und Verfahren zur Bestimmung von Parametern aufgezeigt, die Aussagen über die Diffusionsverhältnisse und das Ventilations-Perfusions-Verhältnis zulassen, während die zirkulatorische Verteilung und Inhomogenitäten der Diffusion unberücksichtigt bleiben werden, da sie in der Praxis der Lungenfunktionsprüfung schwer faßbar und schwierig meßbar sind.

Für die eigenen Untersuchungen, von denen einige als Beispiel im weiteren Verlauf gezeigt werden, standen die folgenden Meßapparate zur Verfügung:

Lungenfunktionsmeßplatz (offenes System) mit Bodyplethysmographen und URAS der Firma Siemens,
Universal-Spirometer-Godart (Doppelspirograph mit geschlossenem System) mit Pulmo-Analysator-Godart,
Universal-Ergometer "Ergotest" der Firma E. Jaeger,
Doppeloxymeter Atlas EM 54 der Firma Atlas-Werke,
Atlas Cardiognost-R der Firma F. Krupp GmbH Atlas-Elektronik,
Astrup-Mikrogerät AME 1 mit P_{O_2}-Elektrode E 5046 der Firma Radiometer.

1. Messungen zur Ventilation

Um eine bessere Übersichtlichkeit zu erreichen, werden die Messungen zur Ventilation in Anlehnung an die Bemerkungen zur Physiologie der Atmung (Kap. A.) in die folgenden Teiluntersuchungen aufgegliedert:
a) Bestimmung der statischen Ventilationsgrößen (Lungenvolumina und Lungenkapazitäten),
b) Bestimmung der dynamischen Ventilationsgrößen (Lungenvolumina in ihrer Beziehung zur Zeit),
c) Bestimmung der elastischen und viscösen Widerstände,
d) Bestimmung der elastischen und viscösen Atemarbeit,
e) Gewinnung von Hinweisen auf die Art der ventilatorischen Verteilung.

Es braucht wohl kaum erwähnt zu werden, daß die vorgenannte Aufgliederung willkürlich ist, und daß die einzelnen Funktionsparameter in der Beurteilung des Ventilationsvorganges nicht nacheinander, sondern nur nebeneinander ihre Bedeutung haben.

a) Die statischen Ventilationsgrößen

Die statischen Ventilationsgrößen, Lungenvolumina und Lungenkapazitäten, sind die Rauminhalte der Lunge bei verschiedenen Atemlagen.

Um jederzeit vergleichbare Werte zu erhalten, werden alle Volumina mit Ausnahme der Meßwerte des Gaswechsels (Kap. B. 1. b.) auf Körperbedingungen, auf sog. BTPS-Bedingungen (BTPS = body temperature, pressure, soft) umgerechnet. Körperbedingungen entsprechen einem Milieu, das eine Temperatur von 37° C und Wasserdampfsättigung aufweist und unter dem Umgebungsdruck P_B steht.

Bei Abweichungen der Untersuchungsbedingungen vom BTPS-Milieu sind die Meßwerte mit Hilfe der folgenden Formel zu korrigieren (A. A. BÜHLMANN):

$$V_{BTPS} = V_t \cdot \frac{273 + 37}{273 + t} \cdot \frac{P_B - P_{H_2O,\,t}}{P_B - P_{H_2O,\,37°C}} \qquad (26)$$

es bedeutet

V_{BTPS}	Volumen unter Körperbedingungen,
V_t	gemessenes Volumen,
t	Temperatur der Untersuchungsbedingung in°C,
P_B	Luftdruck des Untersuchungsmilieus in mmHg,
$P_{H_2O,\,t}$	Wasserdampfspannung bei der Temp. t in mmHg.

Die oben genannte Formel (26) läßt sich durch Einführen eines temperatur- und druckabhängigen Faktors F_{BTPS} wie folgt vereinfachen:

$$V_{BTPS} = V_t \cdot F_{BTPS} \qquad (27)$$

Der genannte Korrekturfaktor kann dem folgenden Nomogramm (Abb. 2) entnommen werden.

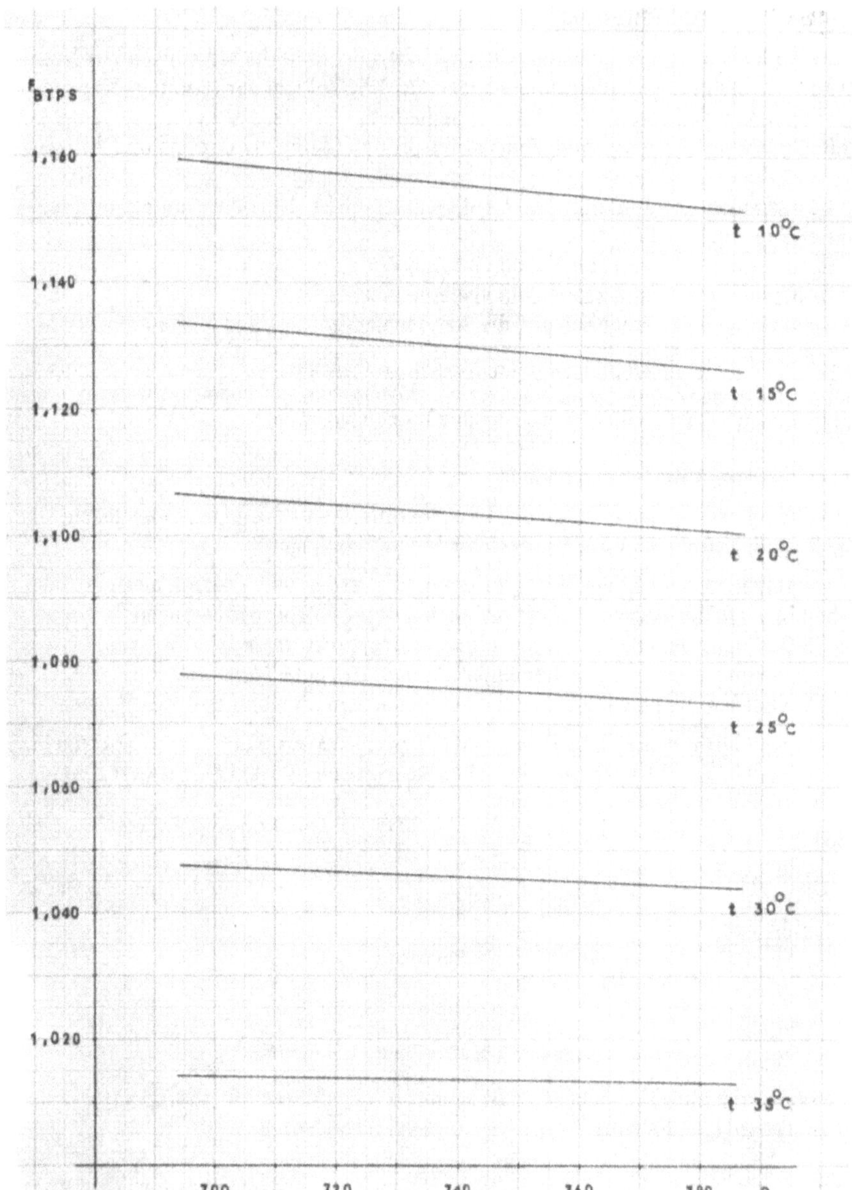

Abb. 2. Nomogramm zur Ermittlung des Korrekturfaktors F_{BTPS}

Der Rauminhalt der Lunge läßt sich in vier Hauptvolumina, die sich nicht überschneiden, und in vier Lungenkapazitäten, die sich jeweils aus 2 oder mehr Hauptvolumina zusammensetzen, unterteilen (Abb. 3).

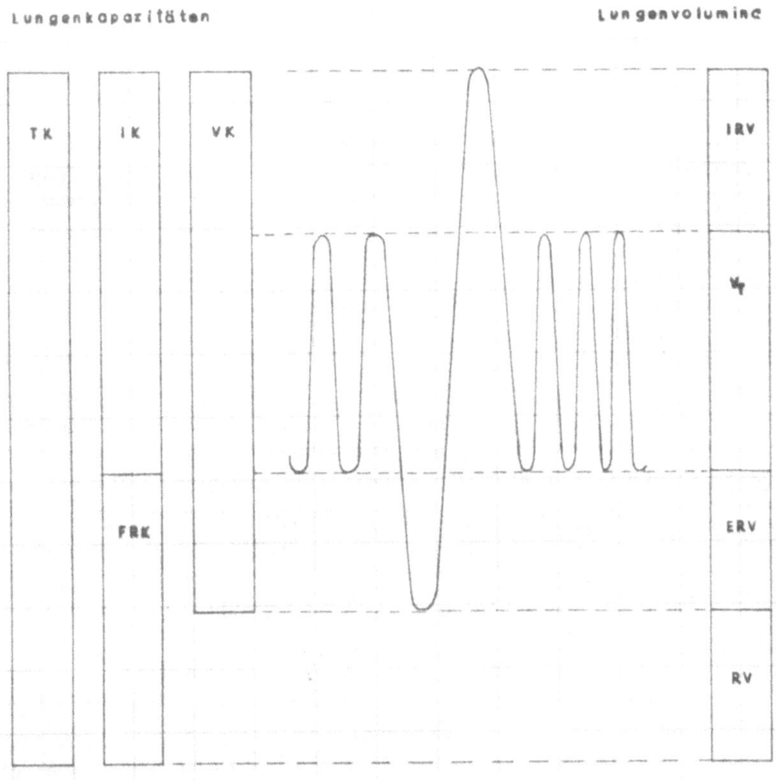

Abb. 3. Übersicht über die Hauptvolumina und Lungenkapazitäten

Lungenvolumina

Atemvolumen V_T: Luftmenge, die mit jedem Atemzug ein- und ausgeatmet wird,
inspiratorisches Reservevolumen IRV: maximales Luftvolumen, das nach einer normalen Inspiration noch zusätzlich eingeatmet werden kann,
expiratorisches Reservevolumen ERV: maximales Luftvolumen, das nach einer normalen Exspiration noch zusätzlich ausgeatmet werden kann,
Residualvolumen RV: Luftmenge, die sich nach einer maximalen Exspiration noch in der Lunge befindet.

Lungenkapazitäten

Totalkapazität TK: Luftvolumen, das sich nach einer maximalen Inspiration in der Lunge befindet,

Vitalkapazität VK: maximales Luftvolumen, das nach einer maximalen Inspiration durch größte Anstrengung ausgeatmet werden kann,
Inspirationskapazität IK: Luftvolumen, das von der Exspirationslage in Ruhe aus maximal eingeatmet werden kann,
funktionelle Residualkapazität FRK: Luftvolumen, das sich bei Exspirationslage in Ruhe in der Lunge befindet.

(Exspirationslage in Ruhe ist die Atemlage nach Ausatmung des Atemvolumens V_T unter Ruhebedingungen)

Das *Atemvolumen* V_T, das *in-* und *exspiratorische Reservevolumen* IRV bzw. ERV sowie die *Inspirationskapazität* IK und die *Vitalkapazität* VK lassen sich relativ einfach bestimmen; geschlossene wie offene Systeme sind in gleicher Weise dazu geeignet.

Untersuchungsgang:
Nach Ermittlung eines Volumen-Eichwertes, der später die Umrechnung der Ausschläge am Meß- oder Registriergerät in Volumenwerte ermöglicht, wird der Proband an die Meßeinrichtung angeschlossen. Sobald die Gewöhnung des Probanden an die neuen Verhältnisse erfolgt ist (nach 5–10 Minuten etwa), kann mit der Aufzeichnung des Atemvorganges begonnen werden. Aus praktischen Erwägungen ist es vorteilhaft, eine mittlere Registriergeschwindigkeit von etwa 15–30 mm Papiervorschub pro Minute zu wählen.

Durch Einzeichnen der verschiedenen Atemlagen (Abb. 3 und 4) und die Messung der Hilfslinienabstände lassen sich dann die vorgenannten Hauptvolumina V_T, IRV und ERV sowie die Lungenkapazitäten VK und IK einfach errechnen; das folgende Beispiel soll dies nochmals erläutern (Abb. 4 und Legende):

Schwieriger ist die Bestimmung der *Totalkapazität* TK, der *funktionellen Residualkapazität* FRK und des *Residualvolumens* RV.

Die Bestimmung des Residualvolumens RV sowie der beiden Lungenkapazitäten TK und FRK mit Hilfe eines geschlossenen Spirometersystems beruht auf dem Prinzip, daß sich die Konzentration eines Testgases, üblicherweise Helium, in einem geschlossenen Spirometersystem durch den Nebenschluß eines zusätzlichen Raumes, in den sich das Testgas ausdehnen kann, vermindert. Der Grad dieser Konzentrationsabnahme des Testgases ist ein Maß für die Größe des angeschlossenen „Zusatzraumes". Das Volumen V des zusätzlich angeschlossenen Raumes läßt sich errechnen, wenn zuvor durch Zuschalten bekannter Volumina an den Spirometerkreislauf Bezugswerte geschaffen wurden.

Untersuchungsgang:
Praktisch ist so vorzugehen, daß zu Beginn der Untersuchung eine kleine Menge Helium, etwa 150–200 ml, in das geschlossene Spirometersystem (mit dem notwendigen Gasanalysator im Nebenschluß) eingefüllt wird; die sich am Gasanalysator einstellende Heliumkonzentration A (oder ein dieser entsprechender Meßwert am Anzeigeinstrument) ist festzuhalten. Anschließend ist unter Vermeidung eines Heliumverlustes aus dem Spirometerkreislauf (vorheriges Abstellen laufender Um-

Legende zum Beispiel (Abb. 4):

$$V_T = \frac{16}{30} \cdot 1000 = 533 \text{ ml}$$

$$IRV = \frac{63}{30} \cdot 1000 = 2100 \text{ ml}$$

$$ERV = \frac{21}{30} \cdot 1000 = 700 \text{ ml}$$

Diese Volumina sind noch auf BTPS-Bedingungen umzurechnen (S. 11); aus den Untersuchungsbedingungen: t = 21° C, P_B = 750 mmHg und Wasserdampfsättigung ergibt sich der Korrekturfaktor F_{BTPS} = 1,10 (Abb. 2).

V_T = 1,10 · 533 = *586 ml*

IRV = 1,10 · 2100 = *2310 ml*

ERV = 1,10 · 700 = *770 ml*

Lungenkapazitäten VK und IK (BTPS):

VK = V_T + IRV + ERV
= 586 + 2310 + 770 = *3666 ml*

IK = V_T + IRV = 586 + 2310
= *2896 ml*

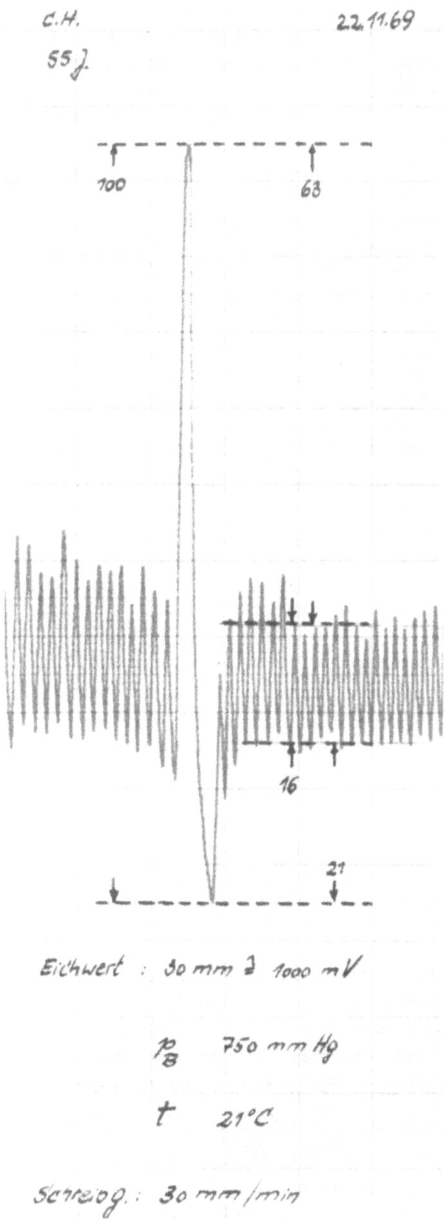

Abb. 4. Beispiel zur Berechnung der Hauptvolumina V_T, IRV und ERV sowie der Lungenkapazitäten TK und IK

wälzpumpen) ein für die spätere Rechnung wichtiges Bezugsvolumen V_B bekannter Größe zum System hinzuzugeben. Nach dem Abwarten der Einstellzeit des Gasanalysators ist erneut die Heliumkonzentration B (oder ein dieser entsprechender

Meßwert) abzulesen. Nun erst wird der Proband an das System angeschlossen, ebenfalls unter Vermeidung eines Heliumverlustes. In der Folgezeit sind dann in 1–minütigen Abständen die Heliumkonzentrationen (oder diesen entsprechenden Meßwerte) $C_1, C_2, C_3, C_4, \ldots.$ festzuhalten und gemäß Abb. 5 in ein Koordinatensystem einzutragen.

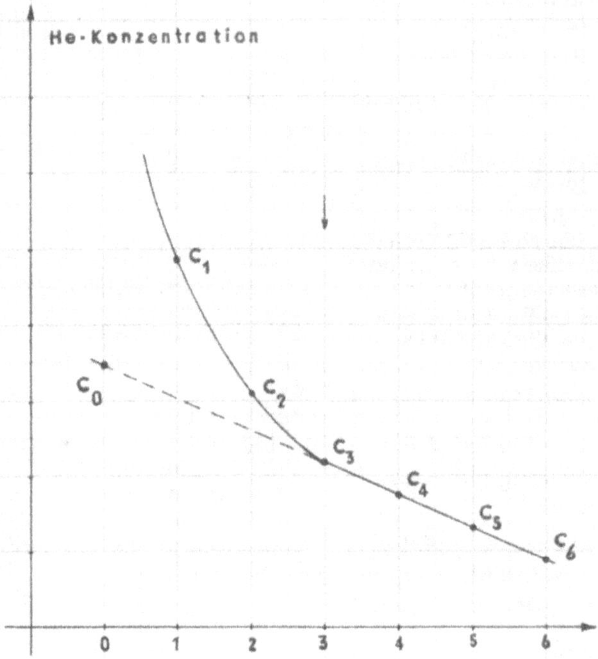

Abb. 5. Helium-Einmischungskurve zur Bestimmung des Residualvolumens (Mischungsvorgang bei C_3 beendet; siehe Seite: 42)

Der Einmischungsvorgang in die Lunge des Probanden kann praktisch als beendet angesehen werden, wenn die Heliumkonzentrationsänderung in der Zeiteinheit gleich groß bleibt. Die geringfügige weitere lineare Abnahme der Konzentration, die pro Minute 1–2% des Gesamtwertes nicht überschreiten sollte, hängt nicht mehr mit dem Mischungsvorgang allein zusammen.

Durch Extrapolation der letzten Meßwerte auf den Beginn der Untersuchung (Anschluß der Probanden an das System) erhält man den Konzentrationswert C_o (Abb. 5), der die Grundlage für die Errechnung des angeschlossenen Lungenvolumens V des Probanden bildet; es kommt dabei die folgende Formel zur Anwendung:

(27) $$V = V_B \cdot \frac{A}{C_o} \cdot \frac{B - C_o}{A - B}$$

es bedeutet

V	gesuchtes Volumen,
V_B	Bezugsvolumen bekannter Größe,
A	He-Konzentration im System nach Einfüllen von etwa 150–200 ml Helium,
B	He-Konzentration im System nach Einfüllen des Bezugsvolumens V_B,
C_0	auf den Zeitpunkt des Anschlusses des Probanden extrapolierte He-Komzentration.

Das Volumen V ist, wenn der Proband genau am Ende einer maximalen Exspiration an den Spirometerkreislauf angeschlossen wird, das Residualvolumen RV. Erfolgt der Anschluß des Probanden in maximaler Inspirationslage, so ist das ermittelte Volumen V die Totalkapazität TK der Lunge. Wird das Zuschalten bei normaler Exspirationslage (Exspirationslage bei Ruheatmung) vorgenommen, so bringt die Untersuchung die funktionelle Residualkapazität FRK.

Es bedarf wohl kaum der besonderen Erwähnung, daß Volumina, die während der Untersuchung verlorengehen, so die CO_2-Absorption, fortlaufend ersetzt werden müssen oder in Rechnung zu stellen sind, wodurch die Errechnung des Volumens V jedoch sehr kompliziert wird. Viele Spirometer sind daher mit einem Stabilisierungssystem ausgestattet, das den Sauerstoffverbrauch des Probanden fortlaufend in der gleichen Größe ersetzt und so die CO_2-Absorption erlaubt.

Zu beachten ist, daß nicht zum Probanden gehörende Räume, die beim Anschluß des Probanden unvermeidbar zusätzlich hinzukommen, wie das Volumen des Mundstückes und des Wegehahns, vom Volumen V abzuziehen sind.

Anhand des folgenden Beispiels soll das genannte Verfahren nochmals erläutert werden (Abb. 6).

Besonders wertvoll für die Routinebestimmung der funktionellen Residualkapazität FRK, der Totalkapazität TK und des Residualvolumens RV ist die Untersuchung mit dem Ganzkörperpletysmographen.

Physikalische Grundlage der Ganzkörperplethysmographie bilden das Boyle-Mariottsche und das Poissonsche Gesetz (H.-J. WOITOWITZ, et al.).

Die Meßeinrichtung besteht aus einer luftdicht verschließbaren, druckstabilen Kammer, in die der Proband zu sitzen kommt. Er atmet darin über einen Pneumotachographen Luft aus der Kammer ein und aus. Während der Inspiration kommt es zunächst in den Alveolen zu einem Druckabfall und infolge der Thoraxdehnung in der Kammer zu einem Druckanstieg. Exspiratorisch geht umgekehrt mit der Alveolardruckerhöhung eine Abnahme des Kammerdruckes einher. Im luftzuführenden Rohr zwischen Proband und Kammer findet sich eine Vorrichtung, die eine Unterbrechung des Atemstromes erlaubt. Wird der Proband aufgefordert gegen diesen Verschluß ein- und aus zu atmen (es wenigstens zu versuchen), so läßt sich die obengenannte Alveolardruck-Kammerdruck-Beziehung messen; es wird hierbei der Alveolardruck dem in Verschlußnähe, auf der dem Probanden zugewandten Seite, meßbaren Druck gleichgesetzt. Bei der Betätigung des Verschlusses am Ende einer Exspiration erhält man die sog. endexspiratorische Verschlußdruckkurve, bei einer Betätigung des Verschlusses am Ende einer Inspiration die sog. endinspirator. Verschlußdruckkurve. Aus dem Neigungswinkel einer derartigen Verschlußdruckkurve läßt sich unter Berücksichtigung des Barometerdruckes, des Kammervolumens, des Probandenvolumens und einer von den Eichmaßstäben abhängigen Kon-

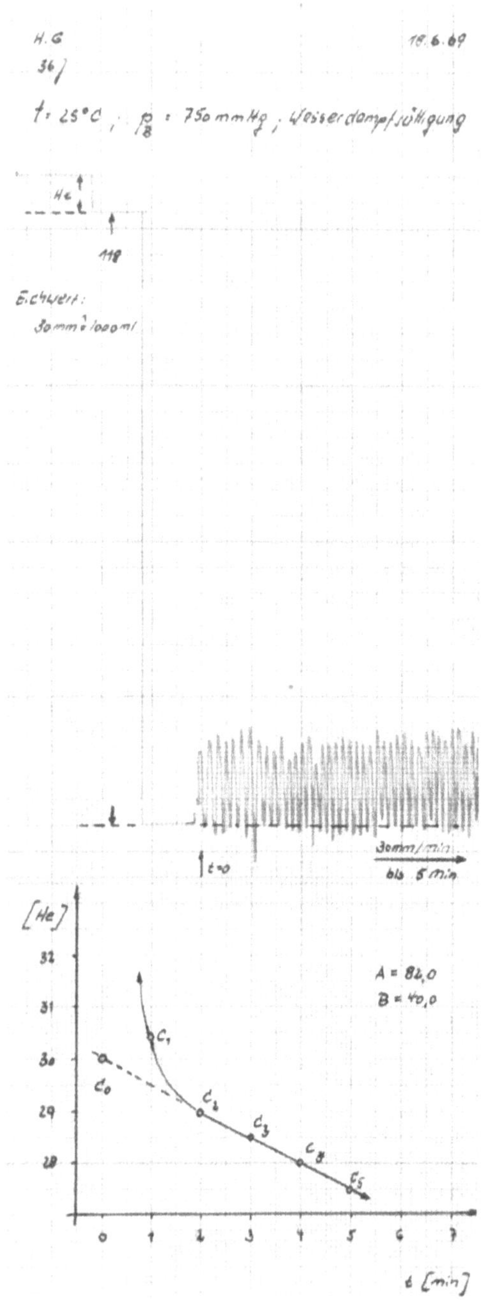

Legende zum Beispiel:
Im abgebildeten Beispiel wurden etwa 210 ml Helium in das geschlossene System (Universal-Spirometer mit O_2-Stabilisator und He-Analysator der Fa. Godart) eingefüllt. Am Gasanalysator war nach kurzer Zeit der Wert für A 82 Skalenteile abzulesen. Das Bezugsvolumen V_B von 3933 ml (118 : 30 · 1000 = 3933) wurde hinzugegeben. Nach Abwarten der Einstellzeit konnte der He-Konzentrationswert B 40 Skalenteile festgehalten werden. Nun erst wurde der Proband in normaler Exspirationslage an den Spirometerkreislauf angeschlossen. In der Folgezeit waren am Gasanalysator die folgenden Meßwerte abzulesen:

nach 1. Minute C_1 30,4 Skalenteile
nach 2. Minute C_2 29,0 Skalenteile
nach 3. Minute C_3 28,5 Skalenteile
nach 4. Minute C_4 28,0 Skalenteile
nach 5. Minute C_5 27,5 Skalenteile

Durch die zeichnerische Extrapolation (Abb. 6) war für C_0 der Wert 30,0 Skalenteile zu erhalten. Unter der Anwendung der Formel (27) läßt sich für die funktionelle Residualkapazität das folgende Volumen errechnen:

$$\mathrm{FRK'} = 3933 \cdot \frac{82}{30} \cdot \frac{40-30}{82-40} = 2560 \text{ ml}$$

Der Wegehahn und das Mundstück haben bei der von uns benutzten Apparatur das Volumen von 25 ml; dieser Betrag ist vom errechneten Wert abzuziehen; FRK" = 2560 – 25 = 2535 ml. Dieses Volumens ist nun noch, wie eingangs erwähnt, auf BTPS-Bedingungen umzurechnen.

Bei den Untersuchungsbedingungen: t 25° C, P_B 750 mmHg und Wasserdampfsättigung ist der Korrekturfaktor F_{BTPS} 1,075 (Abb. 2).

$$\mathrm{FRK} = 2535 \cdot 1{,}075 = \mathit{2720\ ml}$$

Bei Kenntnis der ERV und IK lassen sich anschließend die Volumina für TK und RV durch Addition bzw. Subtraktion einfach bestimmen.

Abb. 6. Originalkurve zur Ermittlung des Residualvolumens

stanten das thorakale Gasvolumen zum Zeitpunkt der Verschlußbetätigung nach der folgenden Formel berechnen (H.-J. WOITOWITZ, et al.):

$$\text{TGV} = (P_B - P_{H_2O,\,37^\circ C}) \cdot \frac{V_K - V_P}{V_K} \cdot \cot\alpha \cdot k_1 \qquad (28)$$

es bedeutet

TGV	thorakales Gasvolumen zum Zeitpunkt der Verschlußbetätigung,
P_B	Luftdruck des Untersuchungsmilieus in mmHg,
$P_{H_2O,\,37^\circ C}$	Wasserdampfspannung bei 37° C (47 mmHg),
V_K	Kammervolumen in Liter,
k_1	Konstante aus den Eichmaßstäben,
V_P	Volumen des Probanden in Liter, errechenbar aus dem Körpergewicht: $V_P(1)$ = KGW (kg) : 1,1,
α	Winkel zwischen Verschlußdruckkurve und Abszisse (Kammerdruck).

Bei der Verwendung des Siemens Ganzkörperplethysmographen ist der obengenannte Rechenvorgang durch eine graphische Rechenhilfe weitgehend vereinfacht.

Von besonderem Interesse in der Praxis der Lungenfunktionsprüfung ist das endexspiratorisch gemessene thorakale Gasvolumen TGV_e; es entspricht der funktionellen Residualkapazität FRK der Fremdgas-Mischmethoden.

Das folgende Beispiel (Abb. 7) soll wiederum zum Verständnis der Bestimmung des endexspiratorischen thorakalen Gasvolumens TGV_e beitragen:

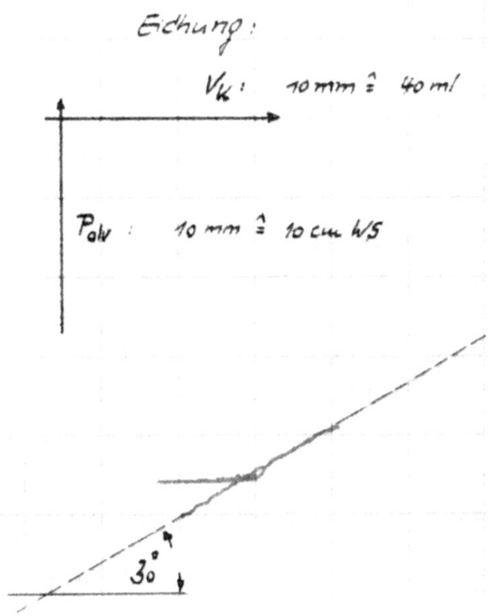

Abb. 7. Endexspiratorische Verschlußdruckkurve

Legende zum Beispiel:
Der Bodyplethysmograph, mit dem die Untersuchung durchgeführt wurde, hat ein Kammervolumen V_K von etwa 880 Liter. Das Körpervolumen des Probanden wurde mit 68 Liter (75 kg : 1,1 = 68) errechnet. Aus den Eichmaßstäben für

P_A 10 mm auf der Ordinate entsprechen 10 cmWS,
V_{Kam} 10 mm auf der Abzisse entsprechen 40 ml,

ließ sich für die Konstante k_1 der Wert 5,42 ml/mmHg ermitteln:

$$k_1 = \frac{40\ \text{ml}}{10\ \text{cmWS}} = \frac{40\ \text{ml}}{7{,}38\ \text{mmHg}} = 5{,}42\ \text{ml/mmHg}$$

Da der Neigungswinkel der endexspiratorischen Verschlußdruckkurve 30° war, ist cot 30° = 1,732. Bringt man die Formel (28) zur Anwendung, so erhält man:

$$TGV_e = (741 - 47) \cdot \frac{880 - 68}{880} \cdot 1{,}732 \cdot 5{,}42$$

$$TGV_e = \mathit{5980\ ml}$$

(Der Luftdruck P_B betrug im vorliegenden Beispiel 741 mmHg)

Zur Bestimmung des *Totraumvolumens*:
Während eines jeden Atemzuges gelangt ein Teil des Atemvolumens auch in die Abschnitte der Lunge, in denen kein nennenswerter Gasaustausch stattfindet. Diese Abschnitte stellen im Hinblick auf die Arterialisierungsaufgabe der Lunge schädliche Räume dar. Sie umfassen neben den Atemwegen auch Alveolen ohne Kapillardurchblutung und Alveolen, die im Verhältnis zu ihrer Kapillardurchblutung überbelüftet werden. In ihrer Gesamtheit faßt man diese funktionell schädlichen Räume unter dem Terminus: *respiratorischer Totraum* V_D zusammen.

Auf die Unterschiede zwischen den verschiedenen Totraum-Typen (anatom., funktion., alveolärer u. a.) soll im Rahmen dieser Abhandlung nicht näher eingegangen werden.

Den meisten der Methoden zur Bestimmung des Totraumvolumens liegt die Bohrsche Gleichung zugrunde; sie beruht auf folgender Überlegung (J. H. COMROE jr., et al.):

Das exspirierte Atemvolumen V_E setzt sich aus dem Volumen V_A, das aus den Alveolen stammt, und dem Totraumvolumen V_D zusammen.

Die Menge eines beliebigen Gases z, das sich in diesen Räumen verteilen kann, ergibt sich aus dem Produkt der verschiedenen Gaskonzentrationen c_{Ez}, c_{Az} und c_{Dz} mit den entsprechenden Volumina V_E, V_A und V_D:

$$V_E \cdot c_{Ez} = V_A \cdot c_{Az} + V_D \cdot c_{Dz}$$

Da zu Beginn jeder Exspiration der zuletzt eingeatmete Teil des Inspirationsvolumens mit der Gaskonzentration c_{Iz} ausgeatmet wird, kann die Gaskonzentration im Totraum c_{Dz} durch die in der Einatmungsluft c_{Iz} ersetzt werden:

$$V_E \cdot c_{Ez} = V_A \cdot c_{Az} + V_D \cdot c_{Iz}$$

Da, wie oben ausgeführt, $V_A = V_E - V_D$ ist, folgt

$$V_E \cdot c_{Ez} = (V_E - V_D) \cdot c_{Az} + V_D \cdot c_{Iz} \tag{29}$$

Durch Umformung von (29) gelangt man zur Bohrschen Gleichung:

(30) $$V_D = V_E \cdot \frac{c_{Az} - c_{Ez}}{c_{Az} - c_{Iz}}$$

es bedeutet

V_D Volumen des respiratorischen Totraumes,
V_E exspiriertes Atemvolumen,
c_{Ez} Konzentration des Gases z in der Ausatemluft,
c_{Az} Konzentration des Gases z in den Alveolen,
c_{Iz} Konzentration des Gases z in der Einatemluft.

Bei der Bestimmung des respiratorischen Totraumes kann das Gas z eines der physiologischen Atemgase O_2, CO_2 oder N_2 sein; im folgenden soll auf die Bestimmung von V_D mit Hilfe des Kohlendioxyds näher eingegangen werden. Hierzu läßt sich an der Bohrschen Gleichung eine Vereinfachung vornehmen, da die Inspirationsluft praktisch kein CO_2 enthält ($c_{ICO_2} = 0$):

(31) $$V_D = V_E \cdot \frac{c_{ACO_2} - c_{ECO_2}}{c_{ACO_2}}$$

es bedeutet

V_D respiratorischer Totraum,
V_E exspiriertes Atemvolumen,
c_{ACO_2} CO_2-Konzentration in der Alveolarluft,
c_{ECO_2} mittlere CO_2-Konzentration in der Exspirations-Luft.

Von den drei zur Bestimmung von V_D notwendigen Meßgrößen c_{ACO_2}, c_{ECO_2} und V_E läßt sich das Exspirationsvolumen V_E spirographisch recht einfach ermitteln.

Schwieriger sind die alveoläre CO_2-Konzentration c_{ACO_2} und die mittlere CO_2-Konzentration in der Exspirationsluft c_{ECO_2} zu bestimmen; ihre Messung ist aufgrund der anatomischen Verhältnisse nur auf Umwegen und nur mehr oder weniger angenähert möglich.

Bei Patienten ohne wesentlichen veno-arteriellen Kurzschluß in der Lungenstrombahn ist die alveoläre CO_2-Konzentration c_{ACO_2} so groß wie die arterielle CO_2-Spannung c_{aCO_2}, so daß in der Bohrschen Gleichung (31) c_{ACO_2} durch c_{aCO_2} ersetzt werden kann. Eine andere Möglichkeit der c_{ACO_2}-Bestimmung ist die Analyse der endexspiratorischen Portion der Ausatemluft, entweder mittels eines entsprechenden Gasanalysengerätes (z. B. nach SCHOLANDER) oder aus der Aufzeichnung der exspiratorischen CO_2-Konzentration mit Hilfe des URAS (Ultrarotabsorptions-Schreiber). Auch bei diesem Verfahren gibt es nicht unwesentliche Fehlerquellen; so liefert sie nur bei in Ruhe durchgeführten Messungen und bei Fehlen nennenswerter Atemwegsobstruktionen einigermaßen zutreffenden Werte für das Totraumvolumen.

Zur Bestimmung der mittleren CO_2-Konzentration in der Exspirationsluft c_{ECO_2} gibt es ebenfalls mehrere Möglichkeiten:

Wird durch eine entsprende apparative Anordnung am Spirometer das ausgeatmete Kohlendioxyd an Kalilauge resorbiert, so läßt sich durch eine Rücktitration und unter Berücksichtigung des ausgeatmeten Volumens die gesuchte mittlere CO_2-Konzentration in der Exspirationsluft c_{ECO_2} errechnen (A. J. ANTHONY, et al.). Auch aus der fortlaufenden Registrierung der exspiratorischen CO_2-Konzentration kann die mittlere CO_2-Konzentration der Exspirationsluft durch eine Planimetrierung der Kurve ermittelt werden. Diese planimetrische Bestimmung von c_{ECO_2} und weiter die angenäherte Bestimmung des respiratorischen Totraumvolumens V_D sollen im folgenden zunächst schematisch und anschließend auch anhand eines Beispiels erläutert werden.

Für die obengenannte Art der Bestimmung von V_D ist es notwendig, daß das Atemvolumen und die exspiratorische CO_2-Konzentration parallel zueinander registriert werden (Abb. 8 und Abb. 9);

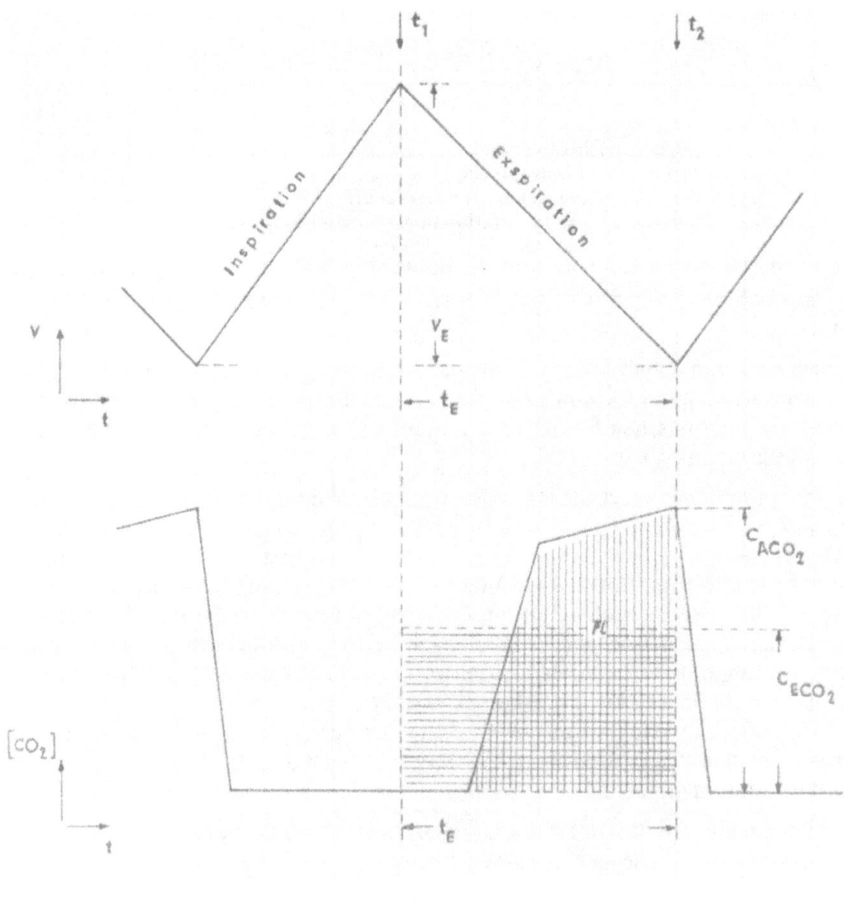

Abb. 8. Schematische Darstellung zur Ermittlung des Totraumvolumens

Die Exspiration beginnt bei t_1; sie ist zum Zeitpunkt t_2 beendet. Die planimetrisch meßbare Fläche Fl der exspiratorischen CO_2-Konzentrationskurve wird auf die gesamte Exspirationsphase verteilt; es entsteht so ein Rechteck mit den Kantenlängen $t_E = t_2 - t_1$ und c_{ECO_2} (mittlere CO_2-Konzentration der Exspriationsluft).

$$Fl = \int_{t_1}^{t_2} c_{CO_2} \cdot dt \qquad \text{(planimetrisch meßbar)}$$

Außerdem gilt definitionsgemäß $Fl = t_E \cdot c_{ECO_2}$.

Durch Einsetzen in die Bohrsche Gleichung (31) folgt:

$$V_D = \frac{c_{ACO_2} - \frac{Fl}{t_E}}{c_{ACO_2}} \cdot V_E \qquad (32)$$

Beispiel:

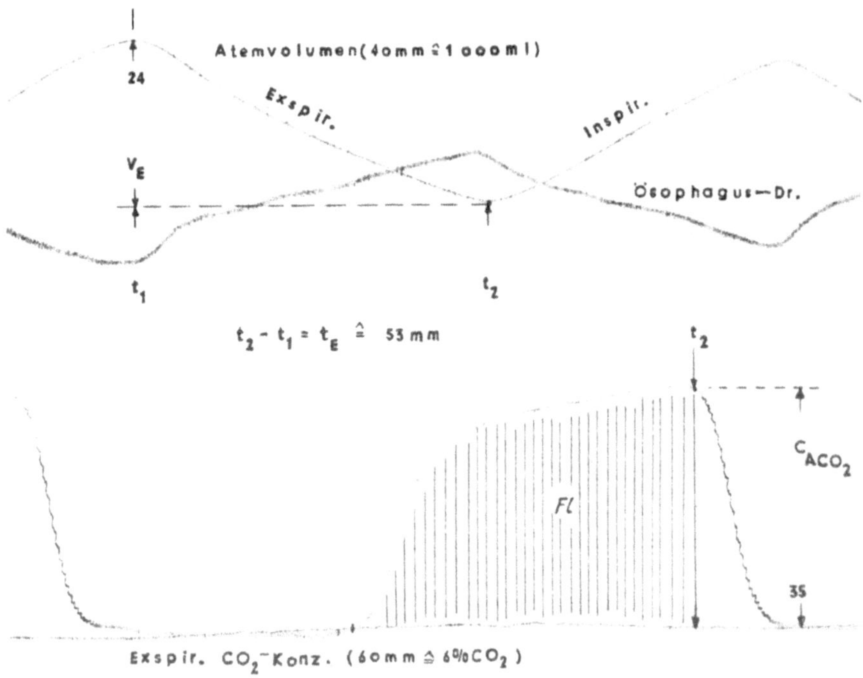

Abb. 9. **Originalkurve mit exspir. CO_2-Konzentration und Atemvolumen zur Ermittlung des Totraumvolumens**

Legende zum Beispiel (Abb. 9):
Da das Atemvolumen und die exspiratorische CO_2-Konzentration mit derselben Schreibgeschwindigkeit geschrieben sind und den CO_2-Konzentrationen der gleiche Eichwert zugrunde liegt, kann bei der Ausrechnung des respiratorischen Totraumvolumens V_D aus mathemati-

schen Gründen auch von den relativen Meßwerten (in mm bzw. mm^2) ausgegangen werden:

$$\begin{aligned} Fl &= 1375\ mm^2 \text{ (planimetrisch gewonnen)} \\ t_E &= 53\ mm \\ c_{ACO_2} &= 35\ mm \\ V_E &= 24 \cdot 1000 : 40 = 600\ ml \end{aligned}$$

$$V_D = \frac{35 - (1375 : 53)}{35} \cdot 600 = \frac{35 - 25{,}9}{35} \cdot 600 = \mathit{156\ ml}$$

(Dieser Wert für V_D ist noch auf BTPS-Bedingungen umzurechnen.)

b) Die dynamischen Ventilationsgrößen

In diesem Kapitel wird auf die Bestimmung von Funktionsgrößen eingegangen, die durch ihre Beziehung zur Zeit gekennzeichnet sind.

Die *Atemfrequenz* f ist bei bekannter Schreibgeschwindigkeit der Registrierung ohne Schwierigkeiten aus der Atemkurve zu ermitteln. Eine empfehlenswerte Papiervorschubgeschwindigkeit liegt bei 30 mm/min; bei frequenter Atmung ist ein entsprechend rascherer Ablauf erforderlich (60–120 mm/min.). Es braucht wohl kaum erwähnt zu werden, daß das Ergebnis um so repräsentativer wird, je mehr Atemzüge gezählt werden.

Bei raschem Papiervorschub (etwa 1200 mm/min.) lassen sich weitere Lungenfunktionsparameter gewinnen:

So ermöglicht der in die Länge gezogene Atemcyclus die Messung der In- und Exspirationszeit (t_I bzw. t_E). Hierzu wird jeweils im in- und exspiratorischen Umschlagpunkt eine Senkrechte zur Laufrichtung der Papierschreibung gefällt (Abb. 10). Bei Kenntnis der Schreibgeschwindigkeit lassen sich die Abstände dieser Linien voneinander in die entsprechenden Zeiten t_I bzw. t_E umrechnen[1].

Die Beziehung zwischen der Exspirationszeit t_E und der Inspirationszeit t_I gibt der *Atemzeitquotient* AZQ an (33):

(33) $$AZQ = t_E : t_I$$

Desweiteren können aus einer derartigen, rasch geschriebenen Atemkurve (Abb. 10) die verschiedenen *Atemstromstärken* ermittelt werden.

Die mittlere Atemstromstärke errechnet sich aus der ex- bzw. inspiratorischen Atemtiefe (V_E bzw. V_I) und der dazu gehörenden Atemzeit (t_E bzw. t_I):

a) mittlere exspiratorische Atemstromstärke $\dot{V}_E$

(34) $$\dot{V}_E = V_E : t_E$$

b) mittlere inspiratorische Atemstromstärke $\dot{V}_I$

(35) $$\dot{V}_I = V_I : t_I$$

[1] Bei der Verwendung des Siemens-Lungenfunktionsmeßplatzes erleichtert ein Abheben des Schreibers das Auffinden der Umschlagpunkte.

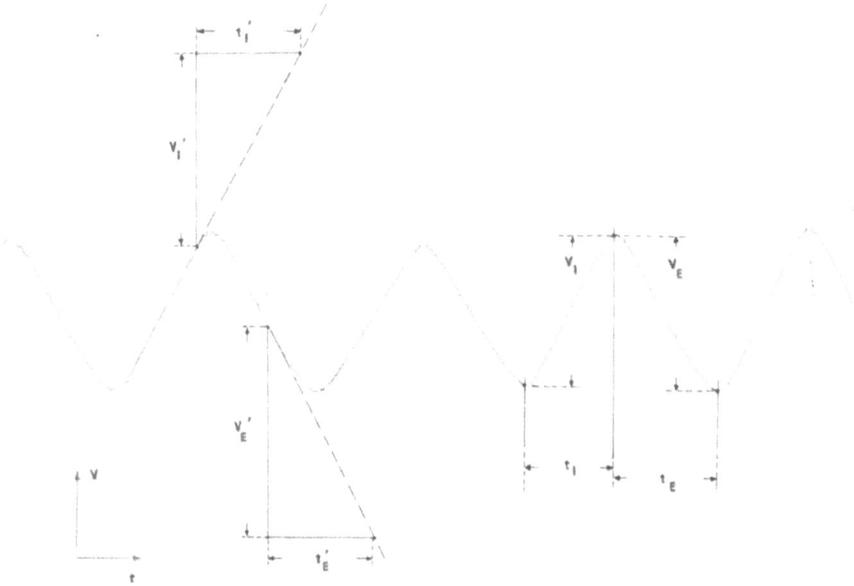

Abb. 10. Atemvolum-Kurve mit Hilfslinien zur Ermittlung der Atemstromstärken

Auch die maximalen Atemstromstärken lassen sich aus der Atemkurve (Abb. 10) bestimmen. Hierzu ist im Wendepunkt der Kurve eine Tangente anzulegen. Aus der Steigung dieser Tangente und ihrer Lage, ob in- oder exspiratorisch, ist die maximale Atemstromstärke der jeweiligen Atemphase errechenbar:

a) maximale exspiratorische Atemstromstärke $\dot{V}_{E_{max}}$

(36) $$\dot{V}_{E_{max}} = V'_E : t'_E$$

b) maximale inspiratorische Atemstromstärke $\dot{V}_{I_{max}}$

(37) $$\dot{V}_{I_{max}} = V'_I : t'_I$$

Besonders aussagekräftig werden die vorgenannten Atemstrom-Werte, wenn sie unter Atemgrenzwert-Bedingungen (S. 27) ermittelt werden.

Einfach wird die Bestimmung der maximalen Atemstromstärken, ist man im Besitz eines Pneumotachographen (Abb. 11). Der rechnerische Vergleich der maximalen Abweichung der Atemstromkurve (Pneumotachogramm) von der Null-Lage führt zu den gesuchten Meßwerten.

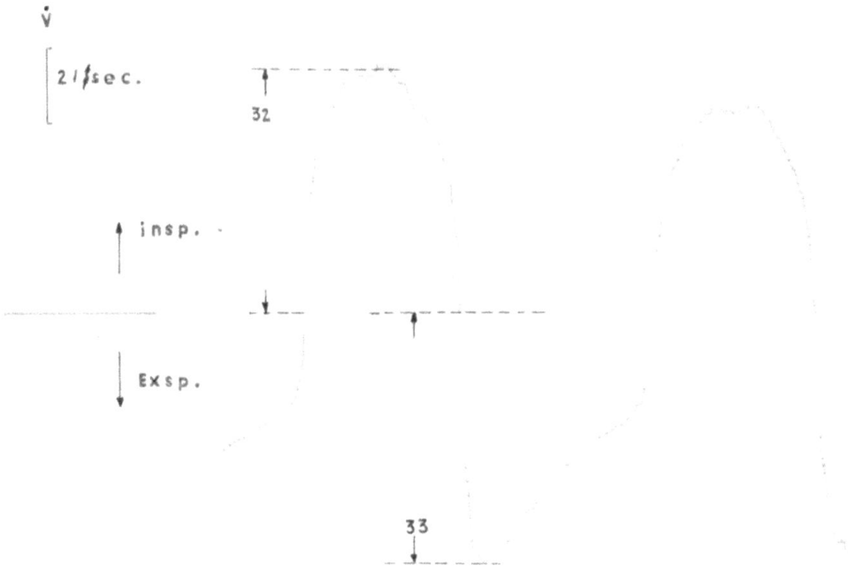

Abb. 11. Pneumotachogramm

Legende zum Beispiel (Abb. 11):
Eichwert 10 mm entsprechen 2 l/sec.
Ergebnisse $\dot{V}_{I_{max}}$ = 6,4 l/sec.
$\dot{V}_{E_{max}}$ = 6,6 l/sec.

Eine vorrangige Bedeutung im Rahmen der Lungenfunktionsprüfung kommt dem *forcierten Exspirationsvolumen* FEV_t zu; andere Namen für diesen Parameter sind Atemstoß-Wert, Sekundenkapazität oder Tiffeneau-Wert. Zur Bestimmung dieses forcierten Exspirationsvolumens FEV_t wird der Proband aufgefordert, maximal einzuatmen und im Anschluß daran forciert auszuatmen (Abb. 12). Während dieser Untersuchung ist ein rascher Papiervorlauf einzuschalten. Gemessen und gewertet wird in der Regel das in der ersten Sekunde ausgeatmete Volumen $FEV_{1,0}$. Wird dieses Exspirationsvolumen $FEV_{1,0}$ auf die Vitalkapazität VK bezogen, so erhält man das prozentuale forcierte Exspirationsvolumen $FEV_{\%}$, auch relative Sekundenkapazität genannt.

(38) $$FEV_{\%} = \frac{FEV_t}{VK} \cdot 100$$

Eine weitere wichtige Funktionsgröße, die eine Aussage über die ventilatorische Leistungsfähigkeit des Atemapparates zuläßt, ist der *Atemgrenzwert* AGW. Er ist

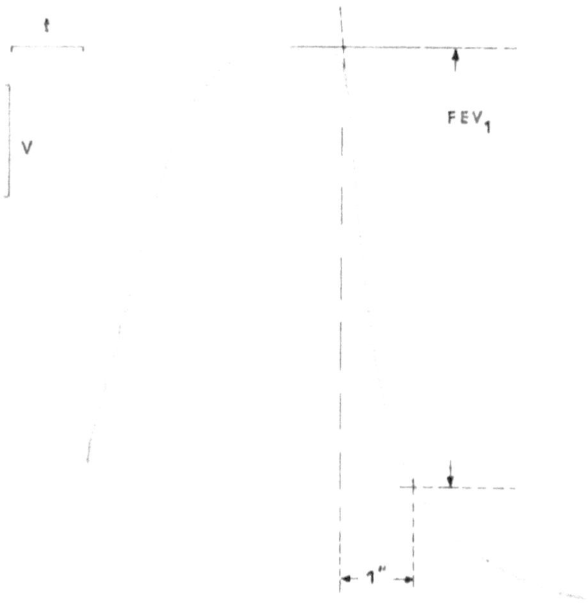

Abb. 12. Atemkurve zur Bestimmung von FEV_t

definiert als die vom Probanden unter Ruhebedingungen maximal erzielbare günstigste Atemleistung in einer Zeiteinheit. Bei der Prüfung dieses Wertes wird der ruhende Proband aufgefordert, so tief wie möglich und so schnell wie möglich ein- und auszuatmen. Zur gleichen Zeit werden mit Hilfe eines Spirographen die Atemzüge aufgezeichnet; hierzu ist eine Schreibgeschwindigkeit von 60–120 mm/min. empfehlenswert. Die Ansichten über die günstigste Atemfrequenz während dieser Prüfung gehen erheblich auseinander. Es werden Atemfrequenzen von 30/min. bis über 120/min. angegeben; uns erscheint eine Frequenz von etwa 40–50/min. bei einem Atemzugvolumen von etwa 3/4 der Vitalkapazität zweckmäßig (auch aus apparativen Gründen). Es genügt eine Aufzeichnung des Atemgrenzwertes über die Zeit von 5–10 Sekunden, da die in dieser Zeit enstehende Hypokapnie noch zu keiner nennenswerten zentralen Dämpfung des Atemzentrums geführt hat. Das Resultat der Messung wird in der Regel auf die Dauer von einer Minute bezogen und ggf. darauf umgerechnet.

Außer dieser soeben beschriebenen direkten Bestimmungsmöglichkeit des Atemgrenzwertes, die auf eine aktive Mitarbeit des Probanden angewiesen ist, gibt es auch indirekte Meßverfahren. Es ist naheliegend, den in der ersten Sekunde ausgeatmeten Teil des forcierten Exspirationsvolumens $FEV_{1,0}$ im Atemstoß-Test zur indirekten AGW-Bestimmung heranzuziehen. Hertz (C. W. HERTZ) empfiehlt den Faktor 33, mit dem $FEV_{1,o}$ zu multiplizieren ist.

(39) $$AGW = 33 \cdot FEV_{1,o}$$

Auch mittels der Vitalkapazität VK ist ein AGW-Äquivalent errechenbar (H. VENRATH):

(40) $$AGW = 20 \cdot VK$$

Es würde zu weit führen, hier alle empfohlenen Umrechnungsfaktoren der verschiedenen Autoren aufzuzählen; die oben genannten Faktoren (39) und (40) haben sich bei uns gut bewährt.

Das in einer bestimmten Zeit geatmete Volumen wird *Atemzeitvolumen* $\dot{V}_T$ genannt. Meistens wird eine Minute als Zeiteinheit gewählt; man erhält so das *Atemminutenvolumen* AMV. Da unter Ruhebedingungen der respiratorische Quotient (S. 32) unter 1, o liegt, ist das exspiratorische Atemzeitvolumen kleiner als das inspiratorische. In der Praxis der Lungenfunktionsprüfung ist mit $\dot{V}_T$ in der Regel das inspiratorische Atemzeitvolumen gemeint. Zu dieser Meßgröße gelangt man durch Summation der Volumina der einzelnen Atemzüge über eine bestimmte Zeitspanne oder rechnerisch durch Produktbildung zwischen dem Atem zugvolumen V_T und der Atemfrequenz f:

(41) $$\dot{V}_T = f \cdot V_T$$

Da zu Beginn einer Lungenfunktionsuntersuchung, ganz besonders an geschlossenen Systemen, häufig eine Hyperventilation zu beobachten ist, soll die eigentliche Messung des Atemzeitvolumens erst beginnen, wenn der Proband schon einige Minuten (etwa 10 Minuten) ruhig, an der Apparatur angeschlossen, geatmet hat.

Entsprechend der Unterteilung des Atemzugvolumens V_T in das Totraumvolumen V_D un in einen alveolären Anteil V_A (S. 3 (2)) setzt sich auch das Atemzeitvolumen $\dot{V}_T$ aus der Ventilation des Totraumes $\dot{V}_D$ und der *alveolären Ventilation* $\dot{V}_A$ zusammen. Zu dieser alveolären Ventilation $\dot{V}_A$, dem Teil des Atemzeitvolumens also, der am Gasaustausch teilnimmt, gelangt man durch Abzug der Totraumventilation $\dot{V}_D$ vom Atemzeitvolumen $\dot{V}_T$:

(42) $$\dot{V}_A = \dot{V}_T - \dot{V}_D$$

oder in Anlehnung an (41)

(43) $$\dot{V}_A = (V_T - V_D) \cdot f$$

Auf die Möglichkeiten der Bestimmung des respiratorischen Totraumvolumens V_D war im vorangegangenen Kapitel B. 1. a. (S. 20) eingegangen worden.

Kennt man die Menge Kohlendioxyd, die in der Zeiteinheit, meistens eine Minute, exspiriert wird $\dot{V}_{CO_2}$, und den CO_2-Gehalt der Alveolarluft c_{ACO_2}, so läßt sich die alveoläre Ventilation auch wie folgt bestimmen (J. H. COMROE jr., et al.):

(44) $$\dot{V}_A = \frac{\dot{V}_{CO_2}}{c_{ACO_2}} \cdot 100$$

es bedeutet

$\dot{V}_A$	alveoläre Ventilation; ml/min. (BTPS),
$\dot{V}_{CO_2}$	CO_2-Ausscheidung; ml/min. (BTPS),
c_{ACO_2}	CO_2-Konzentration in der Alveolarluft in %.

Ist die CO_2-Ausscheidung auf STPD-Bedingungen reduziert, so muß die vorgenannte Gleichung (44) mit einem Korrekturfaktor Z multipliziert werden:

$$\dot{V}_A = \frac{\dot{V}_{CO_2}}{c_{ACO_2}} \cdot Z \cdot 100 \tag{45}$$

wobei für Z gilt

$$Z = \frac{P_B - 47}{760} \cdot \frac{273}{273 + 37}$$

(Bei einem Umgebungsluftdruck von P_B = 760 mmHg wird Z = 0,83)

Wird anstelle der alveolären CO_2-Konzentration c_{ACO_2} die arterielle CO_2-Spannung zur Bestimmung der alveolären Ventilation herangezogen, so ist nach der folgenden Formel (46) vorzugehen (P. H. ROSSIER, et al.):

$$\dot{V}_A = \frac{\dot{V}_{CO_2}}{P_{aCO_2}} \cdot 863 \tag{46}$$

es bedeutet

$\dot{V}_A$	alveoläre Ventilation; ml/min. (BTPS),
P_{aCO_2}	arterielle CO_2-Spannung; mmHg,
$\dot{V}_{CO_2}$	CO_2-Ausscheidung; ml/min. (STPD).

Weitere Aufschlüsse über die Wirksamkeit der Ventilation gibt die Erfassung des Gaswechsels, also die Messung der *Sauerstoff-Aufnahme* $\dot{V}_{O_2}$ und der *Kohlendioxyd-Abgabe* $\dot{V}_{CO_2}$. Bevor auf die Einzelheiten ihrer Bestimmung eingegangen wird, ist zu erwähnen, daß im Gegensatz zu den bisher behandelten Funktionsparametern, wie Lungenvolumina bzw. -kapazitäten und bisher genannten dynamischen Ventilationsgrößen, die Meßwerte des Gaswechsels auf sog. Standard-Bedingungen, STPD-Bedingungen, umzurechnen sind. (STPD = standard temperature 0° C, pressure 760 mmHg, dry gas). Die an der Apparatur gemessenen Volumina sind daher mit Hilfe der folgenden Formel (47) zu korrigieren:

$$V_{STPD} = V_t \cdot \frac{273}{273 + t} \cdot \frac{P_B - P_{H_2O,\,t}}{760} \tag{47}$$

es bedeutet

V_{STPD}	Volumen unter Standard-Bedingungen,
V_t	gemessenes Volumen,
P_B	Luftdruck des Untersuchungsmilieus in mmHg,
$P_{H_2O,\,t}$	Wasserdampfspannung bei der Temp. t in mmHg.

Ähnlich der Korrektur auf BTPS-Bedingungen läßt sich auch die Formel (47) durch Einführen eines temperatur- und druckabhängigen Faktors F_{STPD} wie folgt vereinfachen:

$$V_{STPD} = V_t \cdot F_{STPD} \tag{48}$$

Dieser Korrekturfaktor kann dem folgenden Nomogramm (Abb. 13) entnommen werden.

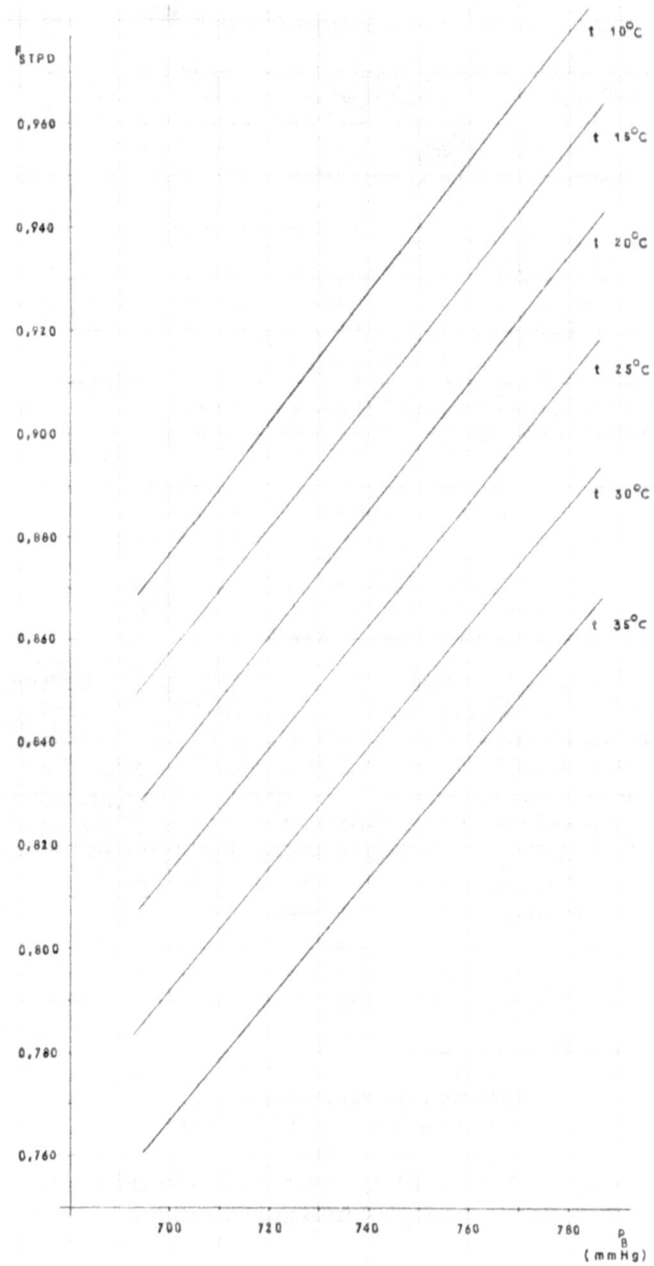

Abb. 13. Nomogramm zur Ermittlung des Korrekturfaktors F_{STPD}

Die *Sauerstoff-Aufnahme* $\dot{V}_{O_2}$ ist im geschlossenen, nichtvolumenstabilen Spirometersystem mit fortlaufender CO_2-Absorption aus dem Volumenverlust V_{O_2} im System zu ermitteln (Abb. 14a). Die Steigung der Verbindungslinie der Fußpunkte aller Atemzüge während einer Zeitspanne t_x (etwa 2–3 Minuten) läßt die Errechnung der Sauerstoffaufnahme $\dot{V}_{O_2}$ nach der Gleichung (49) zu.

Bei volumenstabilisierten Systemen mit fortlaufender CO_2-Absorption entspricht der Volumenverlust V_{O_2} im Nachfüllsystem der O_2-Aufnahme $\dot{V}_{O_2}$ (Abb. 14b): die Errechnung erfolgt ebenfalls nach (49).

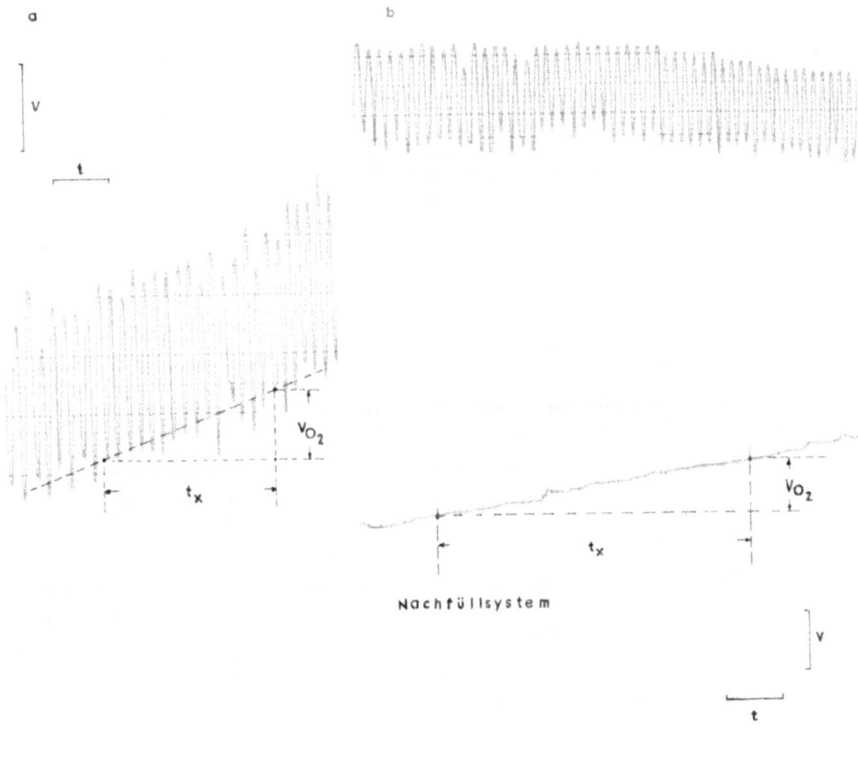

Abb. 14. Originalkurven zur Bestimmung der Sauerstoffaufnahme
a) nicht-volumenstabilisiertes System b) volumenstabilisiertes System

(49)
$$\dot{V}_{O_2} = \frac{V_{O_2}}{t_x}$$

Die *Kohlendioxyd-Ausscheidung* $\dot{V}_{CO_2}$ läßt sich spirometrisch durch eine Rücktitration des an eine Kalilauge gebundenen Kohlendioxyds der Ausatemluft mit Hilfe von Schwefelsäure oder auch titrimetrisch bestimmen (H. BARTELS, et al.).

Eine andere Möglichkeit, wenigstens angenähert zur Größe der CO_2-Ausscheidung zu gelangen, beruht auf der Auswertung der CO_2-Konzentrationskurve eines Ultrarotabsorptionsschreibers (URAS). In Anlehnung an die Bestimmung des Totraumvolumens (s. dort) wird die mittlere exspiratorische CO_2-Konzentration c_{ECO_2} planimetrisch ermittelt:

$$c_{ECO_2} = Fl : t_E \tag{50}$$

es bedeutet

c_{ECO_2}	mittlere CO_2-Konzentration in der Exspirationsluft,
Fl	Fläche der exspir. CO_2-Konzentrationskurve, (Abb. 8 und Abb. 9),
t_E	Exspirationszeit.

Das Produkt aus dieser mittleren CO_2-Konzentration der Exspirationsluft c_{ECO_2} und dem zugehörenden Exspirationsvolumen V_E entspricht der während eines Atemzuges ausgeschiedenen Menge Kohlendioxyd V_{CO_2}.

$$V_{CO_2} = V_E \cdot c_{ECO_2}$$

Je mehr Atemzüge in dieser Weise ausgemessen und die Ergebnisse gemittelt werden, um so genauer ist unter Zuhilfenahme der Atemfrequenz f die Menge Kohlendioxyd errechenbar, die in einer Minute ausgeschieden wird:

$$\dot{V}_{CO_2} = f \cdot V_{CO_2} \tag{51}$$

Es ist uns klar, daß das obengenannte Verfahren zur Bestimmung von $\dot{V}_{CO_2}$ umständlich ist und nur ein Näherungsverfahren darstellt. Die Industrie liefert heute Geräte, bei denen elektronische Integratoren das zeitraubende Planimetrieren übernehmen; der finanzielle Aufwand für ihre Anschaffung ist jedoch erheblich.

Die Beziehung zwischen der Kohlendioyxd-Abgabe $\dot{V}_{CO_2}$ und der Sauerstoff-Aufnahme $\dot{V}_{O_2}$ stellt der *respiratorische Quotient* RQ her. Dieser ergibt sich definationsgemäß aus dem Verhältnis:

$$RQ = \frac{\dot{V}_{CO_2}}{\dot{V}_{O_2}} \tag{52}$$

c) Die elastischen und viscösen Lungenwiderstände

Wie im einleitenden Kapitel im einzelnen ausgeführt worden ist, stehen dem Atemvorgang Widerstände entgegen, die u. a. auf die Luftströmung und die elastischen Eigenschaften des Lungengewebes zurückzuführen sind. Diese Widerstände lassen sich in elastische und nicht-elastische, sog. viscöse, Widerstände unterteilen; ihre Kenntnis erlaubt wesentliche Einblicke in den Atemvorgang.

1. Der elastische "Widerstand" der Lunge, die *Elastance* E, oder ihr Kehrwert, die *Compliane* C, sind Meßwerte, die Auskunft darüber geben, wie groß die transpulmonale Druckänderung ΔP_E in der Lunge sein muß, um eine Volumänderung ΔV aufrechtzuerhalten (Gleichung (8) bis (11)).

$$E = \frac{\Delta P_E}{\Delta V}$$

$$C = \frac{\Delta V}{\Delta P_E}$$

Man gelangt zu den genannten Parametern E und C durch eine simultane Aufzeichnung des Atemvolumens und des intrapleuralen Druckes. Zur direkten Messung des Pleuradruckes wäre eine Pleurapunktion notwendig, man umgeht dies durch die Bestimmung der intraösophagealen Druckänderungen. Diese intraösophagealen Druckänderungen können den intrapleuralen Druckänderungen während der atemcyclusbedingten Volumenänderungen in der Lunge gleichgesetzt werden (J. H. COMROE jr., et al.). Diese indirekte Messung der Pleuradruckänderungen werden mit Hilfe von Ballonsonden vorgenommen, die in den Ösophagus eingelegt werden. Für derartige Ballonsonden werden die verschiedensten Längen und Größen empfohlen; wir benutzen eine Sonde mit einem Ballon von etwa 12 cm Länge und etwa 12 mm Durchmesser, der ein Volumen von etwa 8 ml faßt. Diese Sonde führen wir dem sitzenden Probanden durch die Nase ins mittlere bis untere Ösophagusdrittel ein. Anschließend soll ein wiederholtes Aufblasen der Sonde über einen dünnen Polyäthylen-Katheter mit 5–6 ml Luft die Ballonsonde zu einer weitestgehenden Entfaltung und Anlagerung an die Ösophaguswand bringen. Vor dem Anschluß des Polyäthylen-Katheters, der mit dem Ballonsondenlumen in Verbindung steht, an ein druckempfindliches Manometer erzeugen wir mit etwa 0,5–0,8 ml Luft einen geringen Überdruck in der Sonde.

Simultan zur Messung der Druckänderungen in der Ballonsonde erfolgt die Aufzeichnung der Volumenänderungen mittels eines Spirometers. Allgemein bekannt ist die simultane Registrierung der Druck-Volumen-Änderungen in einem 2-Koordinatensystem; man erhält auf diese Weise die sog. Atemschleife (Abb. 15). Bei einigen Registriergeräten (z. B. beim Siemens-Lungenfunktionsmeßplatz) sorgen spezielle elektronische Vorrichtungen durch ein kurzes Abheben der Schreibfeder für eine Markierung der Atemumkehrung ($\dot{V} = 0$) von Exspiration in Inspiration bzw. umgekehrt.

Auf zweierlei Weise läßt sich aus einer derartigen Atemschleife die Compliance C (natürlich auch die Elastance E) bestimmen:

Einmal nach der bekannten Formel (11) $C = \Delta V : \Delta P$.
Eine weitere Möglichkeit der Compliance-Messung setzt die Bestimmung des Neigungswinkels γ der Atemschleife zur Abszisse voraus; dabei ist die folgende Formel (53) anzuwenden:

(53) $$C = K_2 \cdot \cot \gamma$$

es bedeutet

C	Compliance in 1/cmWS,
γ	Neigungswinkel der Atemschleife zur Abszisse,
K_2	Konstante aus den Eichwerten für das Volumen (Abszisse) und den Druck (Ordinate); beispielsweise ist bei den Eichwerten

V (Abszisse)	30 mm entsprechen 1 Liter
P (Ordinate)	30 mm entsprechen 3 cmWS

$$K_2 = \frac{1 \text{ Liter}}{3 \text{ cm WS}} = \frac{1}{3} \text{ l/cmWS.}$$

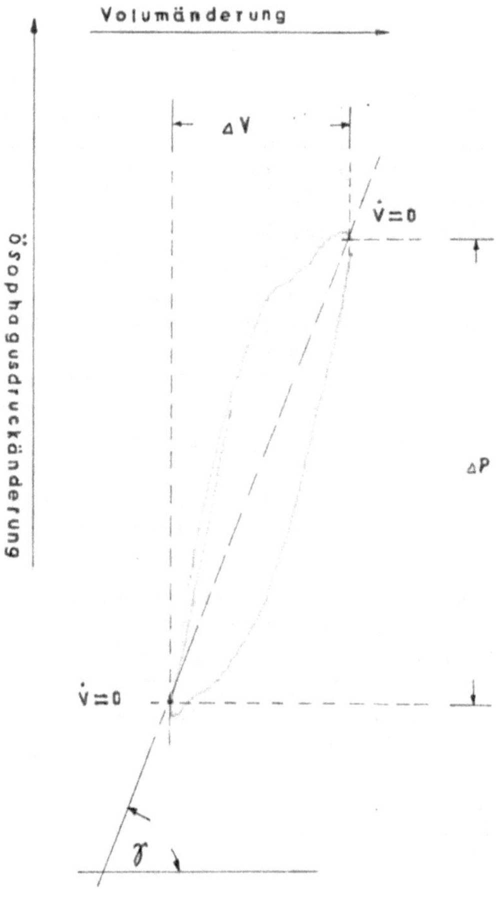

Abb. 15. Druck-Volum-Diagramm (Atemschleife)

Wird die Volumenänderung, statt wie abgebildet, auf der Ordinate und die Ösophagusdruckänderung auf der Abszisse festgehalten, so ergibt sich in Abänderung von (53) die folgende Rechenregel (54):

(54) $$C = k_2 \cdot \tan \gamma$$

Das obengenannte Verfahren zur Compliance-Bestimmung aus der Atemschleife hat den Nachteil, daß auch bei langsamer Atmung eine Atemströmung besteht, die durch ihre Erzeugung von Strömungswiderständen die Druck-Volumen-Beziehung stört. In der Literatur (R. ZEILHOFER, et al.) wird diese von Strömungswiderständen nicht freie Druck-Volumen-Beziehung die "dynamische" Compliance C_{dyn} genannt. Da die Strömungswiderstände von der Atemfrequenz abhängig sind (S. 6), ist auch die Größe der "dynamischen" Compliance atemfrequenzabhängig; die Angabe der Atemfrequenz, unter der die dynamische Compliance gemessen wurde, ist daher immer zusätzlich notwendig.

Die Messung der "reinen" Druck-Volumen-Beziehung, also ohne störende Strömungswiderstände, die auch die statische Compliance C_{stat} bezeichnet wird, setzt ein Strömungsnull (Atemstillstand) voraus. Man kann versuchen, durch ein extrem langsames Atmenlassen oder Verharren in einem Atemstillstand für etwa 1–2 Sekunden die statische Compliance zu messen; oft scheitert dieses Vorgehen jedoch am Probanden, insbesondere dann, wenn es sich um kranke Personen handelt.

Ist man im Besitz eines Registriergerätes, das Volumen- und Druckänderungen fortlaufend und zeitgleich nebeneinander aufzeichnet, so kann die statische Compliance C_{stat} auch unter normalen Atembedingungen ermittelt werden (H. J. COMROE jr., et al.):

Untersuchungsgang: Der Proband wird aufgefordert, Atemzüge unterschiedlicher Atemtiefe zu machen (Abb. 16). Wie aus dieser Abbildung ersichtlich ist, sind in die Registrierung einige Hilfslinien einzuzeichnen.

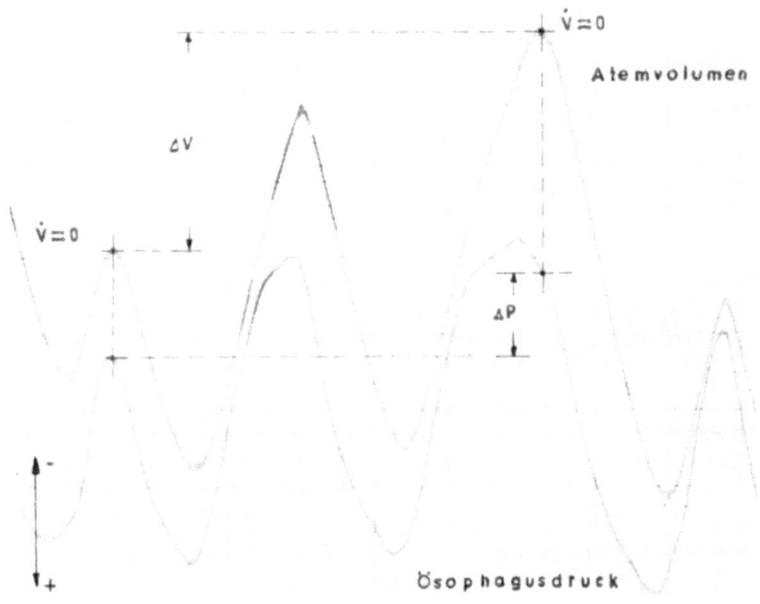

Abb. 16. Originalkurve mit simultaner Registrierung von Atemvolumen und Ösophagusdruck zur Bestimmung der statischen Compliance

Der für die verschiedenen Atemtiefen unterschiedliche Druckaufwand ΔP zum Zeitpunkt der Atemumkehr ($\dot{V} = 0$) und die Differenz der Atemtiefen ΔV lassen sich ausmessen und erlauben so die Bestimmung einer Complicance C_{stat}, die von Strömungswiderständen weitgehend frei ist.

Aus einem derartigen Aufzeichnungsmodus kann, falls ein Interesse daran besteht, auch die „dynamische" Compliance C_{dyn} ermittelt werden; Einzelheiten sind der Abb. 17 zu entnehmen.

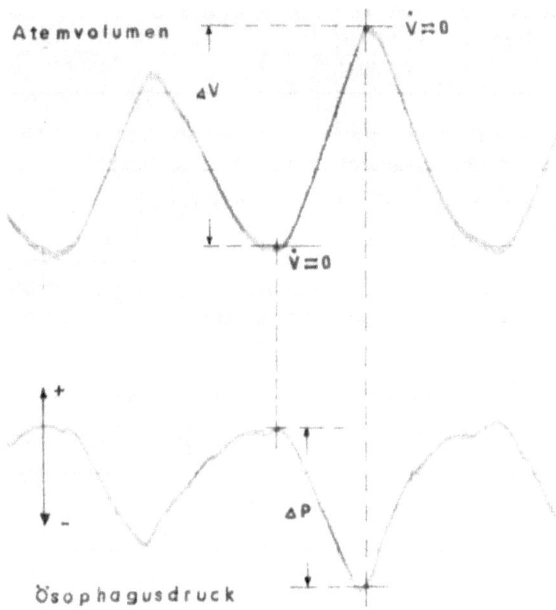

Abb. 17. Originalkurve mit simultaner Registrierung von Atemvolumen und Ösophagusdruck zur Bestimmung der „dynamischen" Compliance

2. Die nicht-elastischen, die sog. viscösen Lungenwiderstände, die sich aus dem Strömungswiderstand und den Reibungs-, Deformations- und Trägheitswiderständen sowohl der Luft wie auch der Lunge zusammensetzen, werden durch die Messung der sog. *Viscance* Visc erfaßt (S. 7 (22)). Die Bestimmung dieses Parameters ist aus einer simultanen Registrierung der Ösophagusdruckänderungen ΔP, des Atemvolumens V und des Atemstromes $\dot{V}$ möglich (J. M. FRANK, et al.).

Untersuchungsgang: Nach Einlegen der Ballonsonde in den Ösophagus (S. 33) und Anschluß des Probanden an einen Pneumotachographen[1], der eine gleichzeitige Messung des Atemvolumens (durch elektronische Integration des Atem-

[1]Gerät zur Messung des Atemstromes

stromes) durchführt, empfiehlt es sich, diese Parameter (P, V und $\dot{V}$) mit einer Registriergeschwindigkeit von 10–25 mm/sec. festzuhalten (Abb. 18).

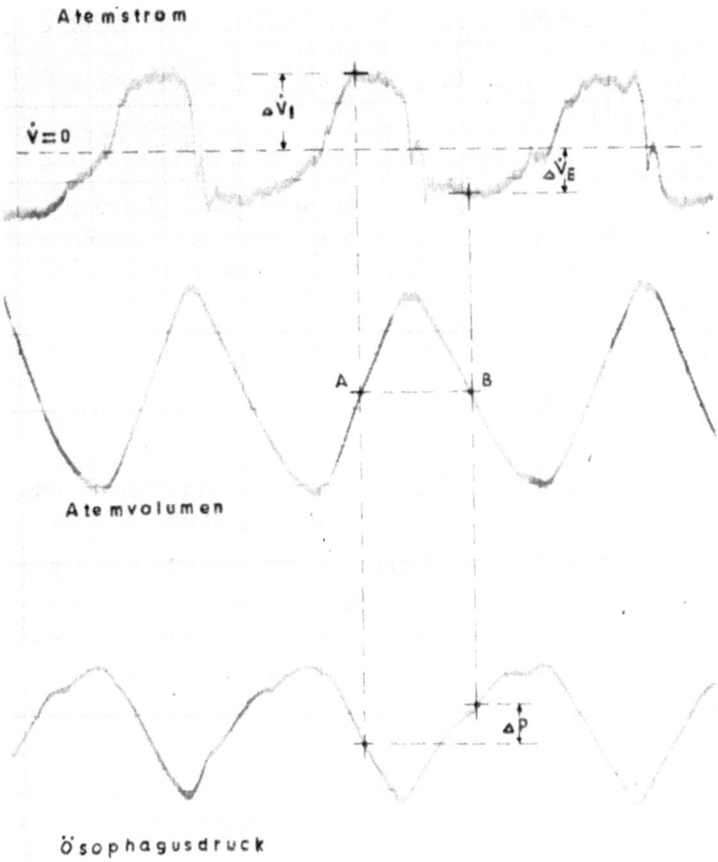

Abb. 18. Originalkurve mit simultaner Registrierung von Atemstrom, Atemvolumen und Ösophagusdruck

Aus dieser Aufzeichnung ist dann die Ermittlung der Viscance Visc wie folgt möglich:

Man wählt auf der Ösophagusdruckkurve in der Inspirations- und Exspirationsphase jeweils einen Punkt (A und B), für die das Volumen in der Lunge gleich groß ist und für die die Atemströmung angenähert maximal ist[1]. Der Druckunterschied ΔP zwischen den beiden Punkten A und B wird zur entsprechenden Strömungsänderung, die sich aus einem inspiratorischen Anteil $\Delta\dot{V}_I$ und einem ex-

[1] Andere Autoren empfehlen die Messung der Viscance bei einer Atemströmung von $\dot{V}$ = 0,5 l/sec. oder $\dot{V}$ = 0,65 l/sec.

spiratorischen Teil $\Delta\dot{V}_E$ zusammensetzt, in Beziehung (55) gesetzt; man erhält so die sog. totale Viscance $Visc_t$:

$$\text{(55)} \qquad Visc_t = \frac{\Delta P}{\Delta\dot{V}_I + \Delta\dot{V}_E}$$

3. Der Atemstromwiderstand, auch *Resistance* R genannt, läßt sich entweder mittels der Verschlußdruckmethode (P. VUILLEUMIER) oder mit Hilfe eines Ganzkörperplethysmographen (H.-J. WOITOWITZ, et al.) ermitteln; auf das letztgenannte Verfahren soll im folgenden näher eingegangen werden.

Das Prinzip der Messungen mit dem Ganzkörperplethysmographen und die Ermittlung des Verschlußdruckkurvenwinkels α aus der Alveolardruck-Kammerdruck-Beziehung waren schon im Kapitel B. 1. a. (S. 17) erläutert worden. Wird außer der vorgenannten Verschlußdruckkurve auch ein Strömungs-Kammerdruck-Diagramm aufgezeichnet, so kann man den Strömungswiderstand, die Resistance R, unter Benutzung der folgenden Formel (56) errechnen:

$$\text{(56)} \qquad R = k_3 \cdot \cot\beta \cdot \tan\bar{\alpha} - R_o$$

es bedeutet

- R Resistance in cmWS/l/sec,
- R_o Eigen-Resistance des Pneumotachographen in cmWS/l/sec,
- β Neigungswinkel des Strömungs-Kammerdruck-Diagramms zur Abszisse (Kammerdruck),
- $\bar{\alpha}$ Mittelwert zwischen endispiratorischem und endexspiratorischem Verschlußdruckkurvenwinkel (S. 17)
- k_3 Konstante, die aus den Eichmaßstäben für den Atemstrom $\dot{V}$ und den Alveolardruck P_A (S. 17) erechenbar ist; z. B. ergibt sich für k_3 bei den Eichwerten

P_A	(Ordinate)	10 mm entsprechen 10 cmWS
$\dot{V}$	(Ordinate)	10 mm entsprechen 0,4 l/sec.

$$k_3 = \frac{10\ \text{cmWS}}{0{,}4\ \text{l/sec.}} = 25\ \text{cmWS/l/sec.}$$

Die Neigung des Kammerdruck-Strömungs-Diagramms zur Abszisse (Kammerdruck) ergibt den Winkel β (Abb. 19). Je nach Lage der Hilflinie im Kammerdruck-Strömungs-Diagramm zur Bestimmung des Winkels β bedeutet R in der Formel (56) entweder die totale Resistance R_t, die exspiratorische Resistance R_E oder die inspiratorische Resistance R_I (W. T. ULMER, et al.).

Wir verwenden zur Bestimmung der Resistance den Siemens-Bodyplethysmographen, für den R_o = 0,3 cmWS/l/sec. ist und für den eine graphische Rechenhilfe den obengenannten Rechenvorgang (56) übernimmt.

d) Die elastische und viscöse Atemarbeit

Auskunft über die atemmechanischen Vorgänge geben nicht nur die im vorangegangenen Kapitel beschriebenen Lungenwiderstände, sondern auch die verschiedenen Formen der Atemarbeit. Hierunter sind im einzelnen die Arbeiten zu verstehen, die nötig sind, um die elastischen und nichtelastischen Widerstände von Thorax und Lungengewebe und um den Strömungswiderstand der Atemwege zu überwinden.

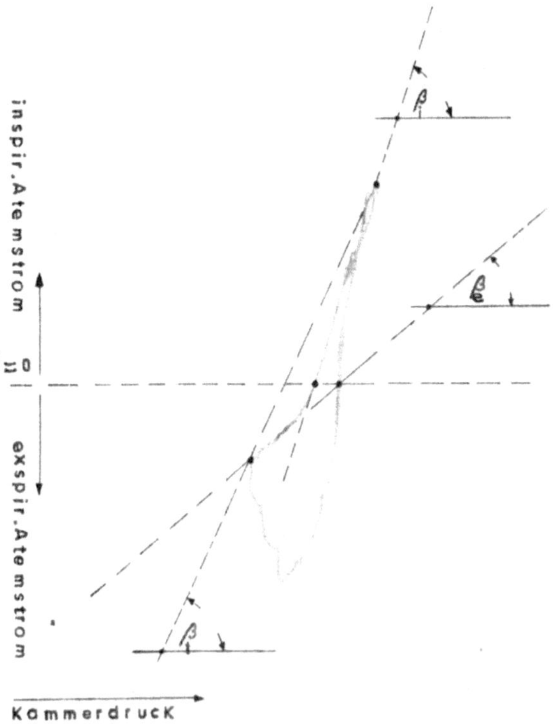

Abb. 19. Kammerdruck-Strömungs-Diagramm

Die Gesamtheit der soeben aufgezählten Atemarbeiten kann nur aus Meßwerten einer passiven Beatmung mit einem Respirator berechnet werden. Verzichtet man jedoch auf die Bestimmung der für die Überwindung der elastischen und nicht-elastischen Widerstände des Thorax notwendigen Arbeit, so können die am Lungengewebe geleisteten elastischen und nicht-elastischen Atemarbeiten einschließlich der Arbeit zur Überwindung der Strömungswiderstände in den Atemwegen aus einer simultanen Aufzeichnung der Ösophagusdruckänderungen und den zugehörigen Atemvolumina errechnet werden.

Die simultane Registrierung von Ösophagusdruckänderungen ΔP und den zugehörenden Volumenänderungen ΔV in einem 2-Koordinatensystem führt zur Aufzeichnung der Atemschleife; Einzelheiten zur praktischen Durchführung sind dem Kapitel B. 1. c. (S. 33) zu entnehmen. Aus einer derartigen Atemschleife ist dann unter Zugrundelegung der physikalischen Gesetzmäßigkeit, daß

$$\text{Arbeit} = \text{Druck} \cdot \text{Volumen}$$

ist, die Atemarbeit errechenbar; die Flächen in einem solchen Druck-Volumen-Diagramm entsprechenden den für eine Volumenänderung ΔV notwendigen Arbeiten.

In Anlehnung an die Unterteilung des Atemcyclus in eine Inspirations- und in eine Exspirationsphase ist auch eine Aufgliederung der Arbeit während eines Atemzugs in verschiedene Atemarbeitsanteile von Vorteil; diese "Teilarbeiten" lassen sich bestimmten Widerstandkomponenten der Atmung zuordnen.

Nach dem Einzeichnen einiger Hilfslinien in ein Druck-Volumen-Diagramm, so wie es aus der Abbildung (Abb. 20) zu entnehmen ist, lassen sich verschiedene Flächen planimetrieren, aus denen man verschiedene "Teilarbeiten" der Atmung errechnen kann.

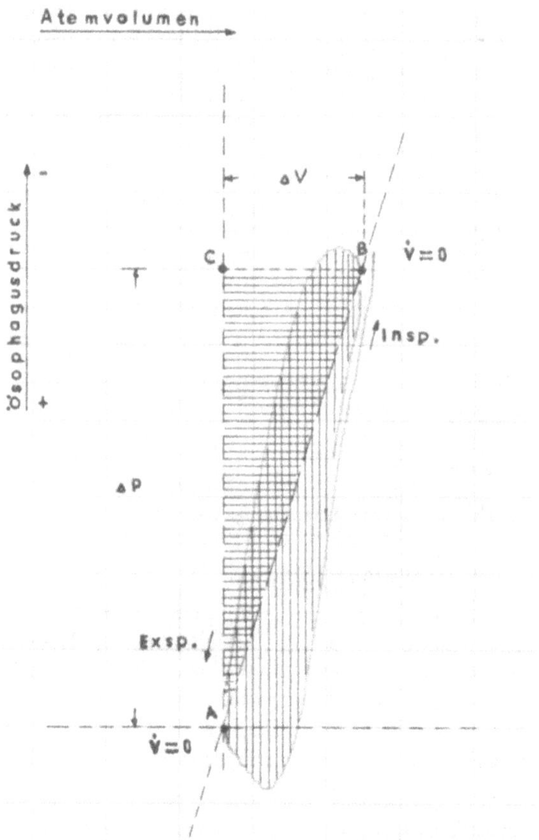

Abb. 20. Druck-Volumen-Diagramm (Atemschleife) mit den Hilfslinien zur Ermittlung der verschiedenen Teilarbeiten

So ergibt die

Fläche ABC (waagerecht schraffiert)

die *elastische Arbeit* A_{el} zur Überwindung des elastischen Widerstandes des Lungengewebes bei Inspiration; die Exspiration erfolgt passiv durch Retraktion der inspiratorisch gedehnten Lunge;

Fläche AInsp. BC (waage- und senkrecht schraffiert)
die *gesamte (totale) Arbeit* A_t zur Überwindung des elastischen und nichtelastischen Widerstandes des Lungengewebes und des Strömungswiderstandes in den Atemwegen im Verlauf eines ganzen Atemcyclus;

Fläche AInsp. BExsp. (senkrecht schraffiert; Flächeninhalt der Atemschleife)
die *viscöse Arbeit* A_{visc} zur Überwindung der nicht-elastischen (viscösen) Widerstände des Lungengewebes und des Strömungswiderstandes in den Atemwegen in In- und Exspirationsphase;

Fläche AInsp. B (*nur* senkrecht schraffiert)
die Arbeit zur Überwindung der nicht-elastischen Widerstände des Lungengewebes und des Strömungswiderstandes in den Atemwegen *nur* in der Inspirationsphase.

Zur praktischen Durchführung der Errechnung der einzelnen Teilarbeiten empfehlen wir ein Vorgehen nach den folgenden Formeln, auf deren Herleitung nicht näher eingegangen werden soll:

Allgemein gilt im Druck-Volumen-Diagramm

(57) $$\text{Arbeit (A)} = \text{Konstante } (k_4) \cdot \frac{\text{planimetrierte Fläche (F)}}{\text{Eichfläche } (x \cdot y)}$$

Die Konstante k_4 ist von den verwendeten Maßsystemen für die Arbeit und für die Fläche sowie von den Eichwerten x und y abhängig. Ist x die Abweichung (in mm) auf der Abszisse, die einer Volumenänderung von 1000 ml enspricht und ist y die Abweichung (in mm) auf der Ordinate, die einer Druckänderung von 1 cmWS entspricht, so läßt sich die folgende Rechenanweisung (58) aufstellen:

(58) $$A = 10^3 \cdot \frac{F}{x \cdot y}$$

es bedeutet

A	Atemarbeit in gcm pro Atemzug mit dem Zugvolumen ΔV; je nach planimetrierter Fläche F ist es die elastische (A_{el}), die viscöse (A_{visc}) oder die totale (A_t) Atemarbeit (S. 40),
F	planimetrisch bestimmte Fläche in mm^2,
x	Abweichung in mm auf der Abszisse, der eine Volumenänderung von 1000 ml entspricht,
y	Abweichung in mm auf der Ordinate, der eine Druckänderung von 1 cmWS entspricht.

Es hat sich in der Praxis der Lungenfunktionsdiagnostik bewährt, insbesondere bei vergleichenden Betrachtungen, die Atemarbeiten auf eine Volumeneinheit (ml oder l) zu beziehen, es ergibt sich dann an (58) die folgende Änderung (59):

da W die Atemarbeit pro Volumeneinheit ist ($W = A : \Delta V$)

(59) $$W = \frac{10^3}{\Delta V} \cdot \frac{F}{x \cdot y}$$

es bedeutet

W	Atemarbeit in gcm ml^{-1} pro Volumeneinheit bei einem Atemzug mit dem Volumen ΔV; je nach planimetrierter Fläche F ist es die elastische (W_{el}), die viscöse (W_{visc}) oder die totale (W_t) Atemarbeit,
ΔV	Atemzugvolumen in ml beim Aufzeichnen der Atemschleife.

Die Bedeutung von x, y und F wurde oben schon ausgeführt.

Kennt man aus den vorangegangenen Untersuchungen die statische Compliance C_{stat} (S. 35) des Probanden, so kann auch hieraus die elastische Atemarbeit mit Hilfe der folgenden Beziehungen (60) und (61) errechnet werden (W. T. ULMER, et al.):

(60) $$A_{el} = \frac{1}{2} \cdot \frac{\Delta V^2}{C_{stat}}$$

oder

(61) $$W_{el} = \frac{1}{2} \cdot \frac{\Delta V}{C_{stat}}$$

es bedeutet

A_{el}	elastische Atemarbeit in gcm pro Atemzug mit dem Zugvolumen ΔV,
W_{el}	elastische Atemarbeit in gcm ml^{-1} pro Volumeneinheit bei einem Atemzug mit dem Volumen ΔV,
ΔV	Atemzugvolumen in ml,
C_{stat}	statische Compliance in ml/cmWS..

e) Die ventilatorische Verteilung

Man spricht von einer Störung der ventilatorischen Verteilung, wenn sich die inspirierte Luft ungleichmäßig auf die einzelnen Alveolargebiete verteilt (Abb. 1).

Aus der Vielzahl der teilweise komplizierten und aufwendigen Untersuchungsverfahren sollen im folgenden nur einige "Suchreaktionen" angeführt werden, die approximativ Schlüsse auf die Art der ventilatorischen Verteilung zulassen.

1. Die Bestimmung der *Helium-Mischungszeit*
Bei der Ermittlung des Residualvolumens mittels Helium (S. 14) führt die fortlaufende Aufzeichnung der Helium-Konzentration nach dem Anschluß des Probanden an das Spirometersystem zu einer "Helium-Einmischungskurve" (Abb. 5). Diese Kurve, die die fortlaufende Verdünnung des Heliums durch die angeschlossene Probanden-Lunge wiedergibt, geht nach einer gewissen Zeit, die sog. Helium-Mischungszeit, in eine Gerade über; der Mischungsvorgang kann zu diesem Zeitpunkt praktisch als beendet angesehen werden (in der Abb. 5 ist es der Zeitpunkt bei C_3).

Verlängerungen dieser Helium-Mischungszeit über 2–3 Minuten hinaus weisen auf eine ventilatorische Verteilungsstörung hin (H. BARTELS, et al.):

2. Die Formanalyse der *exspiratorischen CO_2-Konzentrationskurve:*
Die mit Hilfe des URAS aufzuzeichnenden exspiratorischen CO_2-Konzentrationskurven erreichen beim Gesunden steil ansteigend rasch ein Plateau, das endexspiratorisch zu nur noch gering ansteigt (Abb. 21). Werden jedoch einzelne Alveolarbezirke eines Probanden infolge vorliegender Atemwegsobstruktion unterschiedlich entleert, so ist der Anstieg der exspiratorischen CO_2-Konzentration sukzessiv

1 mkg l^{-1}	=	100 gcm ml^{-1}
1 mkg	=	100000 gcm
1 l/cmWS	=	1000 ml/cmWS

und ohne Plateaubildung; in einem derartigen Fall handelt es sich beim Probanden um eine ventilatorische Verteilungsstörung vom obstruktiven Typ nach ULMER (G. STEMPEL, et al.).

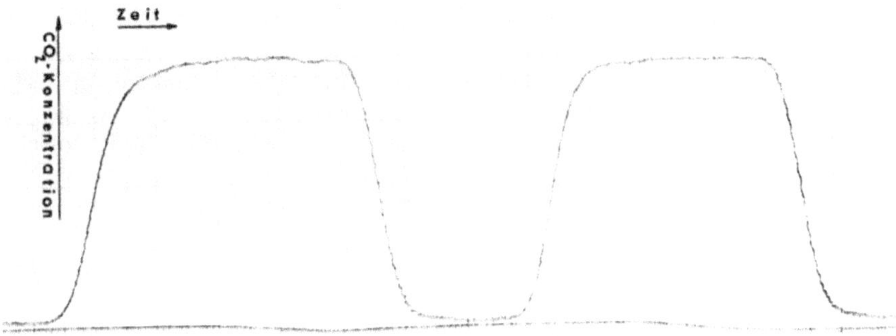

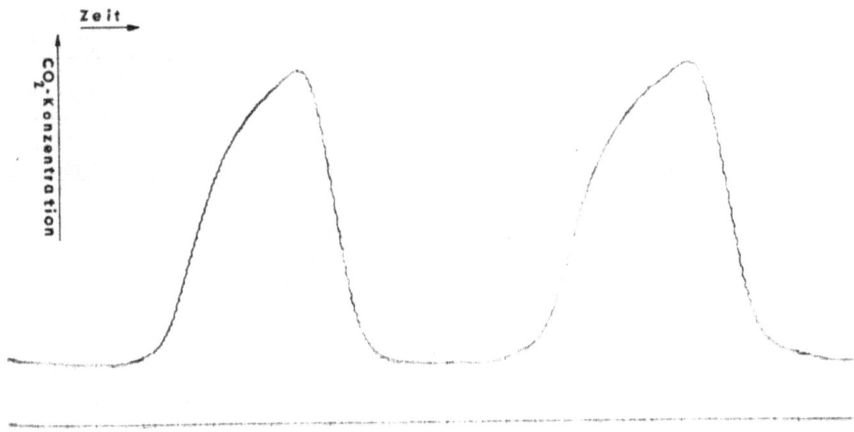

Abb. 21. Exspiratorische CO_2-Konzentrationskurven
oben: ohne ventilator. Verteilungsstörung; unten: mit ventilator. Verteilungsstörung

3. Die *arterielle Sauerstoffsättigung* unter Belastung:
Mit Hilfe des Ohroxymeters ist heute eine einfache Überwachung der Sauerstoffsättigung des arteriellen Blutes möglich (Kap. B. 2. a.).

Steigt eine verminderte arterielle O_2-Sättigung bei einem Probanden unter einer leichten körperlichen Belastung auf den Normalwert an, so ist hiermit ein Hinweis auf das Vorliegen einer ventilatorischen Verteilungsstörung gegeben (F. MUHAR).

2. Messungen zur Diffusion

(Unter Anwendung der photoelektrischen Oxymetrie und Mikroanalyse der Blutgase)

Wie einleitend erörtert, hängt der Arterialisierungseffekt der Atmung u. a. auch von der Größe der Diffusionskapazität ab (S. 8). Diese zu messen, ist das Ziel verschiedener Methoden, von denen die meisten entweder Sauerstoff oder Kohlenmonoxyd als Testgas benutzen. Die technischen Schwierigkeiten und der apparative sowie zeitliche Aufwand dieser Verfahren sind jedoch so erheblich, daß sie als Routinemaßnahmen ungeeignet sind; auf ihre Erörterung wird daher im Rahmen dieses Buches verzichtet. Statt dessen werden andere Möglichkeiten aufgezeigt, wie man zu Hinweisen auf eine Diffusionserschwerung gelangen kann.

a) Die Kombination Oxymetrie-Spirometrie

Ein relativ unkompliziertes Verfahren, wenigstens Anhaltspunkte für eine Diffusionserschwerung zu erhalten, ist die kombinierte oxymetrische und spirometrische Untersuchung unter zunehmendem Sauerstoffmangel in der Einatemluft (W. HOLLMANN). Bei der Anwendung dieser Untersuchungsmethode gilt jedoch zu beachten, daß die Aussagekraft der Meßergebnisse erheblich eingeengt ist, wenn ein dringender Verdacht auf das Vorliegen einer zusätzlichen nennenswerten ventilatorischen oder zirkulatorischen Verteilungsstörung besteht.

Unter photoelektrischer Oxymetrie, diese ist hier gemeint, versteht man die Messung der Sauerstoffsättigung im Blut auf photoelektrischem Weg. Dies ist möglich, da die Extinktionskurven des reduzierten Hämoglobins und des oxydierten Hämoglobins unterschiedlichen Verlauf und verschiedene Lichtabsorptionsmaxima haben (R. HEGGLIN, et al.). Eine Messung der Lichtabsorption einer Blutprobe bei zwei verschiedenen Wellenlängen (im Rot- und im Infrarot-Bereich) gleichzeitig gibt bei spezieller Anordnung der Fotozellen und bei entsprechendem apparativem Aufbau der Meßeinrichtung Auskunft über den Anteil reduzierten und über den Anteil oxydierten Hämoglobins in dieser Blutprobe. Durch eine elektronische Verknüpfung beider Meßdaten gelangt man zum Grad der Sauerstoffsättigung der untersuchten Probe. Je nach dem Ort der Blutentnahme, ob venöses oder arterielles Gefäß, bringt die oxymetrische Messung die venöse oder arterielle Sauerstoffsättigung.

Die Messung der arteriellen O_2-Sättigung ist auch auf "unblutige" Weise möglich, wenn durch eine Steigerung der Durchblutung eines Körperteiles die Sauerstoffaufnahme in ihm im Verhältnis zu seiner Durchblutung sehr klein wird, so daß die Sauerstoffsättigung in seinen venösen Gefäßabschnitten von der in den arteriellen kaum abweicht (P. H. ROSSIER, et al.). Die Ergebnisse einer Lichtabsorptionsmessung im gesamten hyperämisierten Körperteil sind dann in praxi den Resultaten "blutiger" Messungen arterieller Blutproben gleichzusetzen. Günstige anatomische Voraussetzung für ein derartig vereinfachtes oxymetrisches Vorgehen bietet die Ohrmuschel; hier erfolgt daher auch üblicherweise die "unblutige" Bestimmung der arteriellen Sauerstoffsättigung.

Nach dieser Beschreibung des Prinzips der "unblutigen" Oxymetrie soll nun auf ihre Anwendung in der Kombination mit der Spirometrie und auf Einzelheiten des Untersuchungsgangs eingegangen werden:

Nach der Anlage des Ohroxymeters, eine für die Messung an der Ohrmuschel speziell gebaute Anordnung der Fotozellen, an das hyperämisierte[1] Ohr wird der Proband an ein geschlossenes Spirometersystem mit fortlaufender CO_2-Absorption angeschlossen; eine evtl. am Gerät vorhandene O_2-Stabilisation ist zuvor auszuschalten. Infolge der laufenden Sauerstoffentnahme durch den Probanden sinkt der O_2-Druck im Spirometersystem kontinuierlich ab; ein entsprechendes im Nebenschluß liegendes O_2-Analysegerät (z. B. Pulmo-Analysator-Godart) zeigt den fallenden O_2-Partial-Druck an. Einige der ohroxymetrisch gemessenen arteriellen O_2-Sättigungswerte sind dann zusammen mit den entsprechenden zeitgleichen O_2-Partialdrucken im Spirometersystem in ein 2-Koordinatensystem einzutragen und miteinander zu verbinden. Es entsteht so eine Kurve, die bei einer gesunden Person einen typischen Verlauf hat (Abb. 48); Abweichungen von dieser "Normkurve" lassen auf eine Diffusionserschwerung schließen.

b) Der alveolo-arterielle Sauerstoffgradient

Wenn auch, wie eingangs dieser Kapitels betont worden ist, nur die Messung der Diffusionskapazität (S. 8) allein eine eindeutige Auskunft über die Größe der Diffusionsvorgänge geben kann, so lassen sich doch aus der Differenz zwischen dem alveolären (P_{AO_2}) und arteriellen (P_{aO_2}) Sauerstoffpartialdruck Rückschlüsse auf evtl. vorliegende Diffusionserschwerungen ziehen. Die Größe dieser Differenz, auch alveolo-arterieller O_2-Gradient AaD_{O_2} genannt, ist nämlich auf den durch die alveolo-kapilläre Diffusion bedingten Gasdruckabfall zurückzuführen, sofern keine anderen nennenswerten Störungen wie inhomogene Verteilung des Verhältnisses zwischen Durchblutung und Belüftung oder venöse Shuntblutbeimischungen zum arterialisierten Blut gleichzeitig vorliegen.

Dieser alveolo-arterielle O_2-Gradient läßt sich mit einer für die klinischen Belange ausreichenden Genauigkeit aus der O_2- und CO_2-Spannung des arteriellen Blutes ermitteln. Die Industrie liefert heute für die Analysen dieser Blutgase Apparaturen, die zur Messung mit sehr kleinen Blutproben auskommen. Hierdurch ist es möglich geworden, die zu diesen Mikroanalysen der arteriellen Blutgasverhältnisse notwendigen Blutproben dem hyperämisierten Ohr (aus dem Ohrläppchen) zu entnehmen (S. 44).

Bevor auf die eigentliche Bestimmung des alveolo-arteriellen O_2-Gradienten eingegangen wird, sollen zunächst kurz die Prinzipien der P_{aO_2}- und der P_{aCO_2}-Messung umrissen werden:

Das Arbeitsprinzip der von uns benutzten P_{O_2}-Elektrode zur Sauerstoffdruckmessung im Blut beruht darauf, daß beim Reduktionsvorgang:

$$O_2 + 2H^+ + 2e^- \rightarrow H_2O_2$$

ein elektrischer Strom fließt, der dem Angebot an Sauerstoff proportional ist. Muß der Sauerstoff, der dem Reduktionsprozeß unterzogen wird, zuvor durch eine

[1] Hyperämisierung durch im Handel erhältliche Substanzen wie z. B. Finalgon oder Rubriment.

Membran diffundieren ehe er an die Elektrode gelangt, so ist der im Reduktionsprozeß erzeugte Stromfluß proportional dem O_2-Partialdruck außerhalb der Membran, da dieser für die Größe der Diffusion durch die Membran ausschlaggebend ist. Theoretische Grundlage der Bestimmung der CO_2-Spannung im Blut mit dem Astrup-Mikrogerät AME 1 ist die Linearität der Beziehung zwischen dem Logarithmus des CO_2-Druckes und des pH-Wertes im Blut. Durch eine Äquilibrierung eines Teils einer Blutprobe auf zwei bekannte CO_2-Drucke und die Messung der hierdurch neu entstehenden pH-Werte erhält man zwei Parameter, die die Aufstellung (graphisch oder rechnerisch) der obengenannten linearen Beziehung zwischen pH-Wert und CO_2-Spannung erlauben. Wird anschließend der "aktuelle" pH-Wert des anderen nicht äquilibrierten Blutprobenteils ermittelt, so ist die Bestimmung des diesem entsprechenden CO_2-Druckes auf rechnerische oder graphische Weise ohne Schwierigkeiten möglich.

Gemäß seiner Definition ist der alveolo-arterielle O_2-Gradient die Druckdifferenz zwischen dem alvolären O_2-Partialdruck P_{AO_2} und dem arteriellen O_2-Partialdruck P_{aO_2}. Von diesen beiden Meßwerten läßt sich P_{aO_2} nach der oben beschriebenen Methode (S. 45) direkt aus dem Blut des hyperämisierten Ohres bestimmen. Zu dem alveolären O_2-Partialdruck P_{AO_2} gelangt man jedoch nur indirekt über eine Messung der arteriellen CO_2-Spannung P_{aCO_2} in derselben Blutprobe unter Anwendung der sog. "Alveolarluft-Formel" (62) (J. H. COMROE jr., et al.):

$$P_{AO_2} = P_{IO_2} - P_{aCO_2} \cdot \left(F_{IO_2} + \frac{1 - F_{IO_2}}{RQ}\right) \tag{62}$$

es bedeutet

P_{AO_2}	alveolärer Sauerstoffpartialdruck in mmHg,
P_{aCO_2}	arterielle CO_2-Spannung in mmHg,
RQ	respiratorischer Quotient (S. 32 und 140),
F_{IO_2}	Anteil des Sauerstoffs an der gesamten inspirierten Luft, in der Regel: 20,93%,
P_{IO_2}	Sauerstoffpartialdruck in der inspirierten Luft in mmHg, dieser läßt sich bei bekanntem F_{IO_2} folgendermaßen errechnen:

$$P_{IO_2} = \frac{P_B - 47}{100} \cdot F_{IO_2}$$

(P_B ist der Umgebungsdruck in mmHg).

Der auf diese Weise errechenbare alveolo-arterielle O_2-Gradient AaD_{O_2} beträgt bei gesunden Personen etwa 10–15 mmHg; Vergrößerungen dieser Differenz weisen auf eine Diffusionserschwerung hin.

Wird diese oben beschriebene Methode der Bestimmung von AaD_{O_2} unter den Bedingungen einer leichten körperlichen Belastung vorgenommen, so ist das Ergebnis bezüglich seiner Aussage über den Diffusionsvorgang wertvoller als bei einer Messung unter Ruhebedingungen für den Probanden.

3. Messungen zum Ventilations-Perfusions-Verhältnis

Im einleitenden Kapitel (A.) wurde schon erwähnt, daß der Arterialisierungseffekt der Atmung auch wesentlich vom Verhältnis der Belüftung (Ventilation) $\dot{V}$ zur

Lungendurchblutung (Perfusion) $\dot{Q}$ beeinflußt wird.

Man kann heute Kompensationsmechanismen beobachten, die ständig für ein möglichst günstiges Verhältnis zwischen Ventilation und Perfusion sorgen. Überschreiten jedoch die Störungen in der Lungendurchblutung (z. B. veno-arterielle Shunts oder Einengung bzw. Zerstörung eines Teils der Strombahn) oder die Störungen in der ventilatorischen Verteilung die Kompensationsbreite dieser Mechanismen in der Lunge, so wird das Verhältnis $\dot{V}/\dot{Q}$ funktionell ungünstiger und die Arterialisierung des Blutes weniger optimal. Im folgenden sollen nun einige Verfahren aufgezeigt werden, die ohne allzu großen Aufwand auf ein gestörtes Ventilations-Perfusions-Verhältnis schließen lassen.

a) Störungen von $\dot{V}/\dot{Q}$ durch veno-arterielle Shunts:
Bei einem Probanden ist dann ein veno-arterieller Shunt anzunehmen, wenn trotz länger dauernder (etwa 10–20 minütiger) reiner Sauerstoffatmung keine O_2-Sättigung des arteriellen Blutes auf 100% erfolgt (H. SCHOLER, et al.). Es ist bei dieser Untersuchungsmethode unwichtig, ob die arterielle Sauerstoffspannung ohroxymetrisch (S. 45) oder blutgasanalytisch (S. 44) bestimmt wird.

Eventuell gleichzeitig beim Probanden vorliegende Diffusionsstörungen oder Störungen in der ventilatorischen Verteilung haben keinen Einfluß auf das Ergebnis der Untersuchung, da der alveoläre O_2-Druck bei reiner Sauerstoffatmung so hoch ist, daß auch bei einem schweren alveolo-kapillären Block die arterielle Sauerstoffsättigung maximal ist, und da die schlecht ventilierten Alveolen bei längerer reiner O_2-Atmung fast nur Sauerstoff enthalten (J. H. COMROE jr., et al.).

b) Störungen von $\dot{V}/\dot{Q}$ durch einen Lungenstrombahnverschluß:
Hinweise auf das Vorliegen eines gestörten Ventilations-Perfusions-Verhältnisses infolge eines Gefäßverschlusses in der Lungenstrombahn kann das Auftreten eines alveolo-arteriellen CO_2-Druck-Gradienten AaD_{O_2} ($= P_{aCO_2} - P_{ACO_2}$) geben. (J. W. SEVINGHAUS, et al.); bei gesunden Personen sind nämlich P_{ACO_2} und P_{aCO_2} gleich groß (W. T. ULMER). Die hierzu notwendige Messung des arteriellen CO_2-Druckes P_{aCO_2} ist relativ einfach durchzuführen (S. 46). Die außerdem notwendige alveoläre CO_2-Spannung P_{ACO_2} ist angenähert der vom URAS aufgezeichneten exspiratorischen CO_2-Konzentrationskurve zu entnehmen (S. 22). Der Wert der beschriebenen Methode wird jedoch dadurch eingeengt, daß die der Lunge eigenen Regelmechanismen eine teilweise Umverteilung der Inspirationsluft in gut durchblutete Lungenabschnitte vornehmen und dadurch die endexspiratorisch meßbare CO_2-Konzentration nicht genau der alveolären CO_2-Spannung entspricht.

c) Störung von $\dot{V}/\dot{Q}$ durch eine Störung der ventilatorischen Verteilung:
Auch eine Störung in der ventilatorischen Verteilung kann zu einem gestörten Belüftungs-Durchblutungs-Verhältnis führen, wenn die Kompensationsmechanismen nicht voll ausreichen; man spricht dann von der partiellen Hypoventilation oder der Partialinsuffizienz der Lunge (S. 144). Dieser Zustand ist durch ein Absinken des arteriellen O_2-Druckes P_{aO_2} bei normaler arterieller CO_2-Spannung P_{aCO_2} gekennzeichnet.

Weitere Hinweise für eine inhomogene ventilatorische Verteilung sind dem Kapitel B. 1. e. zu entnehmen.

4. Atmung und Säure-Basen-Haushalt

Neben dem Hämoglobin in den Erythrocyten und den Plasma-Eiweiß-Körpern sorgt das Puffersystem Kohlendioxyd/Kohlensäure/Bikarbonat für die Konstanz des Säure-Basen-Haushaltes im Blut.

$$CO_2 + H_2O \rightleftharpoons H_2CO_3 \rightleftharpoons H^+ + HCO_3^-$$

Die Anwendung des Massenwirkungsgesetzes hierauf ergibt:

$$\frac{[H^+] \cdot [HCO_3^-]}{[CO_2]} = K'$$

Durch eine Umwandlung und Logarithmierung dieser Massenwirkungsgleichung erhält man:

$$-\log [H^+] = -\log K' + \log \frac{[HCO_3^-]}{[CO_2]}$$

Die Einführung von $-\log H^+ = pH$ und $-\log K' = pK'$ führt zur HENDERSON-HASSELBALCH-schen Gleichung:

(63) $$pH = pK' + \log \frac{[HCO_3^-]}{[CO_2]}$$

oder

(64) $$pH = pK' + \log \frac{[HCO_3^-]}{\alpha \cdot P_{aCO_2}}$$

(da $[CO_2] = \alpha \cdot P_{aCO_2}$)

Für Blutplasma bei 37° C gilt, $pK' = 6{,}1$, sodaß sich bei einem pH-Wert des Plasmas von 7,4 für das „normale" Verhältnis von $[HCO_3^-] : [CO_2]$ 20 : 1 ergibt (log 20 = 1,3 = 7,4 – 6,1).

Jede Änderung in der Atmung, der eine Änderung des CO_2-Druckes folgt, bedingt eine Änderung im Säure-Basen-Haushalt des arteriellen Blutes und damit eine Änderung zurückgekoppelter Atemantriebe (H.-P. KOEPCHEN). Unter der Kontrolle der Formatio reticularis folgen dann entsprechend den Erfordernissen des Säure-Basen-Haushaltes Anpassungsreaktionen der Atmung.

Auch die O_2-Bindungskapazität hängt eng mit dem Säure-Basen-Gleichgewicht des Blutes, (mit dem pH-Wert und der CO_2-Spannung) zusammen. Eine Erhöhung der CO_2-Spannung bewirkt eine geringere Affinität des Hämoglobins zum Sauerstoff; bei gleichem P_{O_2} bindet dann das Hämoglobin weniger Sauerstoff.

Auf weitere Einzelheiten, insbesondere auf Zusammenhänge mit metabolischen Stoffwechselvorgängen, kann aus Gründen der Begrenzung nicht eingegangen werden; es wird auf entsprechende Literatur (J. PIIPER oder K. MENGELE u.a.) verwiesen.

Eine kurze tabellarische Klassifizierung der Störungen des Säure-Basen-Haushaltes ist dem Tabellenanhang (Seite 146) zu entnehmen.

II. Die Herz-Kreislauf-Funktion

Zunächst sollen die nachfolgend beschriebenen mechanokardiographischen Untersuchungsmethoden eine kurze Erwähnung finden. Hierunter verstehen wir die Registrierung von Herzschall, mechanischen Äußerungen der Herz- und Kreislaufaktion und der Atmung. Allgemein gesprochen handelt es sich damit um die Registrierung von Schwingungen sowohl an der Körperoberfläche wie bei den Druckkurven in dem Inneren des Herzens und der großen Gefäße. Eine ideale Aufzeichnung der genannten Vorgänge ist erst durch die moderne Verstärkertechnik ermöglicht worden. Trotzdem sollte die Kunst der früheren Arztgenerationen nicht vergessen werden allein aus der Palpation und Inspektion des Pulses, sowohl des Arterien- wie Venenpulses, wesentliche hämodynamische Folgerungen ziehen zu können. Diese klassischen Methoden einer jeden gründlichen Untersuchung müssen auch heute noch vor der Anwendung der nachfolgend zu besprechenden technischen Verfahren vorangestellt werden. Jedoch sind auch hier die Grenzen einer möglichen Diagnostik gezogen. Die Festlegung eines Vitiums nur durch die Auskultation ist für reine Formen im allgemeinen ohne Schwierigkeiten. Allerdings muß bekanntlich auch ein durch ein punctum maximum scheinbar klappenbezogenes Systolicum immer eine differentialdiagnostische Abgrenzung erfahren. Maßgeblich für die endgültige Festlegung ist nicht nur die Exaktheit der Untersuchung, ebenso müssen Alter des Pat., Schalleitungsbedingungen des Thorax, schließlich auch die Unvollkommenheit des üblichen Stethoskops wie die Unzulänglichkeiten unseres Gehörsinns berücksichtigt werden. Es ist trotz aller Bemühungen nicht immer möglich, zusätzliche Geräusche oder überzählige Herztöne zu registrieren, die damit die Beurteilung eines scheinbar einfachen Vitiums sowohl in hämodynamischer wie funktionsdiagnostischer Hinsicht wesentlich ändern. Es ist ein großes Verdienst von HOLLDACK durch die Einführung eines elektronischen Stethoskops die Möglichkeit geschaffen zu haben, bestimmte Frequenzgänge getrennt zu untersuchen und durch eine sog. Diskriminatorschaltung leise Geräusche zu verstärken. Diese verfeinerte Auskultationstechnik enthebt natürlich nicht der Verpflichtung der eingangs betonten subtilen allgemeinen Untersuchung wie der Einbeziehung weiterer Untersuchungsverfahren, auf die wir jetzt zu sprechen kommen und die damit lediglich in die zusammenfassende Beurteilung zu koordinieren sind. Es ist z. B. völlig abwegig aus einer Venenpulskurve, die durch arterielle Schwingungen weitgehend entstellt ist, bindende Schlüsse ziehen zu wollen, vor allem wenn die Anfertigung ohne eigene Anweisung einer medizinisch technischen Hilfskraft überlassen worden ist. Auf die notwendigen Voraussetzungen wird später noch eingegangen werden.

Wenn wir damit schon auf die Registrierung der Einzelkurve eines Pulses zu sprechen kommen, so setzen wir die normalen und pathologischen Pulsformen als allgemein bekannt voraus. Trotzdem wollen wir auch bereits Bekanntes bewußt wiederholen um aufbauend zu einer mechanokardiographischen Diagnostik zu gelangen. Wir wollen damit, dem Einzelfall angepaßt, folgende Registrierung vornehmen:

1. Zentraler und peripherer Arterienpuls.
2. Venenpuls.
3. Spitzenstoß.
4. Herzschall und Elektrokardiogramm.
5. Atmung.
6. Druck im rechten Herzen und in der Art. pulmonalis.

Auf das Ösophagussphygmogramm wie das Ballistokardiogramm haben wir verzichtet, da uns die Beschreibung beider Methoden im Rahmen dieses Buches entbehrlich scheint.

Schon die Einzelkurve ergibt bestimmte hämodynamische Hinweise, insbesondere in der von der Norm abweichenden Form. Eine wesentliche Erweiterung erfährt die Diagnostik durch die Kombination verschiedener Kurven, vergleichsweise einer Flächenprojektion mit einer räumlichen Betrachtungsweise. In diesem Zusammenhang erübrigt es sich auf die überragende Bedeutung der Einzelbeurteilung von Elektrokardiogramm und Phonokardiogramm einzugehen. Die nicht mehr zu übersehende Literatur ist insbesondere mit den Namen HOLZMANN, HOLLDACK, MICHEL, WOLF, ZIMMERMANN u. a. verbunden. In unserer Betrachtung werden diese Verfahren überwiegend als Bezugskurven genützt. Kombinationskurven, damit die mechanokardiographische Synopsis, sollen uns zur mechanokardiographischen Diagnostik führen. Es liegt nahe, daß die entgültige Diagnose sich nur auf die weitere Einbeziehung des klinischen Befundes aufbauen kann. Neben der bereits angedeuteten Berücksichtigung sog. klassischer Untersuchungsmethoden, die auch heute hochaktuell sind, werden EKG- und Herzschallinterpretation, Farbstoffverdünnungskurven, Belastungstests, röntgenologische und spirographische Untersuchungen einbezogen. Natürlich nicht als schematisches Routineprogramm aller angeführten Methoden, vielmehr im Sinne der gezielten Anwendung. Bei diesem Vorgehen erhalten wir bindende Auskünfte über die Physiologie und Pathologie der Hämodynamik und können damit häufig dem Patienten komplizierte Untersuchungsmethoden wie Angiokardiographie und Herzkatheterismus mit transseptalem Vorgehen ersparen.

Damit mechanische Äußerungen des Herzens und der Gefäße durch einen Wandler in elektrische Potentiale umgewandelt, nach Verstärkung und gegebenenfalls Filterung mit einer oder mehreren Bezugskurven mittels eines Mehrfachschreibers registriert werden können, ist eine zeitrichtige und weitgehend trägheitslose Übertragung Voraussetzung für die Erstellung einwandfreier Kurven. Die entstehende mechanische oder akustische Energie wird entweder direkt (Kondensator, Mikrophon) oder über eine Luftsäule (Franksche Kapsel) dem Wandler zugeführt oder es wird wie bei der Venenpuls- und Atmungskurve ein Lichtstrahl, dessen Intensitätsänderung durch eine Photozelle registriert und in elektrische Energie umgewandelt wird, als Kopplungsglied benützt. Die Erstellung guter Kurven wird durch die gleichzeitige Verwendung eines Kathodenstrahloszillographen erleichtert.

Es wurde bereits erwähnt, daß die Erstellung der Kurven nicht dem technischen Hilfpersonal überlassen werden darf, allein aus dem Grunde, daß das Anlegen des Wandlers nach lokalisatorischen bzw. anatomischen Gesichtspunkten erfolgen muß. Auch unter dieser Voraussetzung ist neben einwandfreien Apparaturen viel Sorgfalt und Geduld des ausübenden Arztes notwendig und muß jede nicht einwandfreie Kurve neu erstellt werden. Wir empfehlen entsprechend unserem Vorgehen mechanokardiographische Untersuchungen für einen längeren Zeitraum einem bestimmten Arzt gemeinsam mit einer erfahrenen technischen Assistentin zu überlassen. Nur so wird neben der Aneignung der manuellen Geschicklichkeit auch die Kenntnis für die Beurteilung und Auswertung der Kurven erworben.

Gehen wir nun zur detaillierten Beschreibung der Mechanokardiographie über, die als klinische und wissenschaftliche Untersuchungsmethode unbestreitbar ist.

A. Die Pulsschreibung

Wenn man früher den Arterienpuls global als Druckpuls auffaßte, müssen wir jetzt in jeder arteriellen Pulsaufzeichnung eine Mischung von Druck und Volumen sehen. Die Aktion des linken Ventrikels ist nur zum Teil für die Form des Pulses bestimmend, hinzu kommen Eigenschwingungen der Arterien d. h. eine aktive Beteiligung der Gefäßwand. Diese beiden Komponenten Druck und Volumen bestimmen weitgehend die Form der Pulskurven. Dabei muß berücksichtigt werden, daß die Druck- und Volumenkurve wesentliche Formunterschiede aufweisen können. Der arterielle Druckverlauf in den Gefäßen ist nicht gleich den pulsatorischen Querschnittsveränderungen der Gefäße, da die Volumenelastizitätskurve der Arterien nicht linear verläuft, wahrscheinlich bedingt durch die genannten Eigenschwingungen der Gefäßwand (Reflexionen, Resonanz zwischen den einzelnen Gefäßprovinzen nach GADERMANN). Wir schließen uns damit der Auffassung von HARTLEB an, aus diesen Abweichungen zu folgern, daß die Registrierung von Druckänderungen naheliegender ist als die einer Volumenschwankung der Gefäße. Es ist z. B. abwegig bei einem arteriosklerotisch starren Gefäß einen Volumenpulsabnehmer zu benützen, da ein solches Gefäß keine Volumenschwankungen hat. Andererseits kann man ohne Nachteil bei der Pulsregistrierung an elastischen Gefäßen auf die Aufzeichnung von Volumenänderungen verzichten und die Pulsaufzeichnung auf die Aufzeichnung der Druckschwankungen abstellen. Aus diesen Überlegungen resultieren auch z. T. abweichende Pulsformen bei Verwendung von Pulsabnehmern verschiedener Systeme. Damit kommen wir zur

Methodik der Pulsschreibung

Für die Pulsschreibung sind drei grundsätzliche Bedingungen Voraussetzung. Die für die Registrierung benutzte Apparatur muß eine genügende Empfindlichkeit des gesamten Systems haben. Die Eigenfrequenz muß etwa 100 Hz. betragen. Schließlich sollte die Formtreue der Kurven durch eine Zeitkonstante von mindestens 1,5 sec. gewährleistet sein. Unter der Zeitkonstante versteht man die Zeit, in der die Pulskurve vom höchsten Punkt des Ausschlags bis auf ein Drittels dieses Ausschlages absinkt.

Wir benützen zur Aufnahme der Pulskurven das Infrarot-Kondensator-Mikrophon nach BOUCKE und BRECHT. Druckschwankungen der pulsierenden Arterie werden durch einen starren Pulsfühler auf einen elastisch deformierbaren Kondensator übertragen. Diese Herstellungstechnik ergibt Kondensatormikrophone, die ohne komplizierte Trägerfrequenzschaltung bis herab zu niedrigsten Frequenzen des Infraschallgebietes arbeiten (Infraton-System). Das System eignet sich sowohl für die Aufnahme herznaher und peripherer Pulse wie in einer Sonderausführung durch einen Pulsfühler in der Form eines elastischen Kunststoffbügels für die Aufzeichnung des Venenpulses.

Neuerdings benutzen wir den photoelektrischen Pulsabnehmer nach PORTHEINE, der nach dem Reflexionsverfahren arbeitet. Ein schmales Lichtbündel fällt auf die pulsierende Hautstelle, das diffus reflektierte Licht verändert proportional Meßspannungen eines im Abnehmer angebrachten Photoelementes. Besonders wertvoll erweist sich dieses Verfahren neben der Aufnahme von Arterienpulsen für die Registrierung des Venenpulses.

An sonstigen Systemen ist neben dem klassischen optischen Registriersystem nach MAREY und FRANK die Pulsaufzeichnung mittels Kristallmikrophon und Elongationsmesser zu erwähnen. Die erstere benutzt eine den piezoelektrischen Kristall enthaltende Kapsel, durch einen Schlauch mit einem Aufnahmetrichter verbunden, der auf das Gefäß aufgesetzt wird. Der Elongationsmesser verwendet als Kopplungsglied Licht, dessen Intensitätsänderungen mittels Photozelle einen modellierten Strom entstehen lassen. Die letztgenannten Systeme können alle an die üblichen Elektrokardiographen angeschlossen werden und sind hinsichtlich Empfindlichkeit, Zeitkonstante und linearem Frequenzgang gleichwertig.

Wesentlich ist noch die Anlage des Rezeptors. Der Anlagedruck darf keinesfalls zu hoch sein, ansonsten eine Deformierung und auch eine zeitliche Verschiebung der Kurve eintreten kann. Bei einem reinen Druckpulsabnehmer kann man leicht unter dem vorherrschenden systolischen Blutdruck bleiben und erhält so einwandfreie Arteriensphygmogramme. Eine Einarbeitung ist aus technischen Gründen erforderlich. Die Verwendung einer Halterung mittels Gurt, Bügel oder beweglichem Arm ist bei längerer Registrierung notwendig, jedoch muß auf das Vorhergesagte zurückkommend ein zu starker Auflagedruck vermieden werden. Für kurze Registrierungen genügt das Andrücken des Rezeptors mit der Hand (Einzelheiten der Technik s. bei GADERMANN). Die Abnahmestelle ist im allgemeinen die A. carotis in Höhe des Schildknorpels, gegebenenfalls bei schlechter Wiedergabe der Kurve die A. subclavia. Wichtig ist, daß der Rezeptor der Arterie genau aufgesetzt ist, ansonsten die Kurve u. U. umgekehrt erscheint. Wie schon erwähnt, ist bei allen Pulsaufzeichnungen die Verwendung eines Sichtgerätes sehr zu empfehlen, um so nach mehrmaligem Anlegen des Rezeptors die von Artefakten freie Kurve, die typische Merkmale in gleicher Form wiederholt aufweist, festzuhalten.

1. Der zentrale Puls

(A. carotis. A. subclavia)

Das normale Karotissphygmogramm wird als herznahe Pulskurve in bezug auf Druck und Zeitablauf dem Verhalten in der Aorta ascendens gleichgesetzt (Abb. 22).

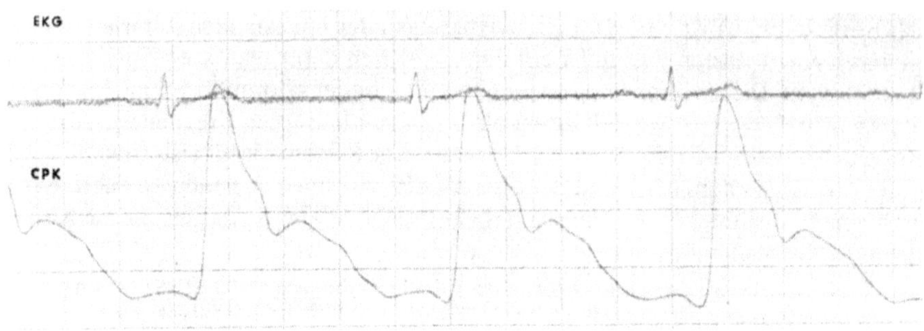

Abb. 22. Normaler Verlauf einer Arterienpulskurve (aufgenommen an der Arteria carotis)

Der eigentlichen Pulswelle gehen ein bis zwei Vorschwingungen voraus. Es folgt der Steilanstieg, der anakrote Schenkel, der mitunter durch eine anakrote Schulter ausgebogen ist. Der Steilanstieg endet im Gipfel (systolischer Gipfel), oft plateauartig, der in den Steilabfall, den katakroten Schenkel, übergeht. Häufig besteht auch hier eine Ausbiegung, die katakrote Schulter, die bei bestimmten Kreislaufzuständen, z. B. der Aortenstenose, als spätsystolischer Buckel den Hauptgipfel überragen kann. Abgesehen von der Aortenstenose ist dieser spätsystolische Buckel ein Hinweis für altersbedingte regressive Gefäßveränderungen. Der weitere Verlauf des Steilabfalls wird durch die Incisur unterbrochen, die dem Aortenklappenschluß entspricht. Es folgt eine aufwärts gerichtete Nachschwingung, der frühdiastolischen Buckel oder die Dikrotie als Ausdruck der arteriellen Grundschwingung, auf die nachfolgend noch zurückgekommen wird und ein weiterer Abfall der Kurve bis zu den genannten Vorschwingungen.

Die Incisur stellt sich im abfallenden Kurvenschenkel bis zur Hälfte der Kurve dar. Ein Absinken darunter spricht für einen Verlust der Windkesselfunktion wie wir ihn bei der Aorteninsuffizienz und Aortensklerose finden; allerdings auch als funktionelles Zeichen beim hyperkinetischen Kreislaufsyndrom Jugendlicher und auch bei der Anwendung sympathikolytischer Pharmaka (MICHEL). Für die Ausbildung der Dikrotie ist ein guter Gefäßtonus maßgeblich, der Verlust einschließlich der vorgenannten mangelhaften oder fehlenden Windkesselfunktion ist die hämodynamische Folge der Aorteninsuffizienz (MICHEL). Erwähnenswert ist noch die Dikrotenpfropfung d. h. ein Verschmelzen der dikroten Welle im nachfolgenden Puls.

Dem Zweck dieses Buches entsprechend verzichten wir auf eine ursächliche Formanalyse, die von GADERMANN-JUNGMANN hervorragend beschrieben ist. Bei der späteren synoptischen Betrachtung werden jedoch die einzelnen Kurvenabschnitte, insbesondere die Incisur, im Hinblick auf ihre feststehende hämodynamische Bedeutung immer wieder Erwähnung finden. Gerade die normale Karotispulskurve als Standardkurve sollte man sich fest einprägen um die genannte synoptische Betrachtung der Kombinationskurven zu erleichtern.

2. Der periphere Puls

(A. femoralis. A. dorsalis pedis.)

Der periphere Puls steht in der hier geübten Funktionsdiagnostik in seiner Bedeutung weit hinter der des zentralen Pulses zurück.

Der Femoralispuls weicht in seiner Form wesentlich vom Karotispuls ab (Abb. 23).

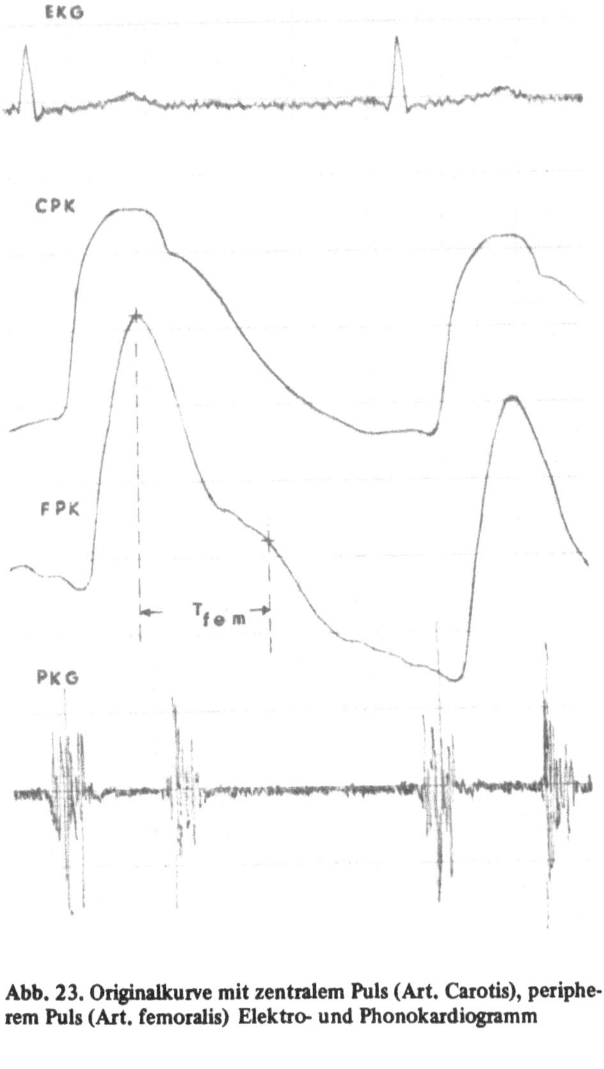

Abb. 23. Originalkurve mit zentralem Puls (Art. Carotis), peripherem Puls (Art. femoralis) Elektro- und Phonokardiogramm

Nach einer Vorwelle erfolgt ein gegenüber dem Karotispuls überhöhter Hauptanstieg, der gradlinig, d. h. ohne anakrote Schulter, in den Hauptgipfel übergeht. Nach dem weitgehend gleichmäßigen Gipfel fällt die Kurve ohne Incisur in das prädikrote Tal ab, aus dem die dikrote Welle hervorgeht, die dann in die erstgenannte Vorwelle übergeht. Bei Bradycardie schließt sich im Anschluß an die dikrote Welle eine weitere flache Welle an (GADERMANN-JUNGMANN).

Auch hier verzichten wir auf eine ursächliche Formanalyse des peripheren Pulses und verweisen wiederum auf die Arbeiten von GADERMANN und JUNGMANN. Nur die Entstehung durch eine oder mehrere stehenden Wellen, die nach FRANK sich der ursprünglichen Pulswelle überlagern, muß besonders erwähnt werden, da diese stehende Welle bekanntlich als arterielle Grundschwingung bezeichnet wird. Die Grundschwingungsdauer wird aus dem Zeitabstand zwischen Hauptgipfel und höchstem Gipfel der dikroten Welle bestimmt (T_{fem}).

Dieser Zeitwert spielte für uns wie für alle kardiologisch Interessierten eine besondere Rolle bei der Bestimmung des Schlag- und Minutenvolumens nach WEZLER-BÖGER. Diese Methode, wie die nach BROEMSER-RANKE, entsprechen nicht mehr unseren exakten Forderungen, es wird in dem einschlägigen Abschnitt dieses Buches darauf zurückgegriffen. Andererseits ist die Bedeutung der arteriellen Grundschwingung für die Hämodynamik schon aus dem Grunde einer festen zeitlichen Bindung an die Pulsfrequenz ungeschmälert. Nach GADERMANN-JUNGMANN wird normalerweise eine "rhytmische Koordination" zwischen Grundschwingung und Pulsfrequenz angestrebt.

Die Pulskurve der A. dorsalis pedis gleicht im wesentlichen der des Femoralispulses und es erübrigt sich die Darstellung der Kurve. Wann und unter welchen Voraussetzungen wir Arterienpulse registrieren wollen, wird Gegenstand der weiteren Betrachtungen sein.

Es ist selbstverständlich, daß bei Herzschallregistrierungen grundsätzlich eine Karotispulskurve geschrieben wird, nicht nur zur Errechnung bestimmter Kreislaufzeiten und Festlegung hämodynamischer Werte, auf die wir noch zu sprechen kommen. Allein Formänderungen der Kurve wie die Hahnenkammform, das Fehlen der Incisur bei Aortenvitien, das Auftreten einer Schleuderzacke, der sog. Wasserhammereffekt bei erniedrigtem peripheren Widerstand und andere Formänderungen, auf die wir später noch zurückkommen werden, sind eine besonders eindrucksvolle Bestätigung bei entsprechenden klinischen bzw. phonokardiographischen Hinweisen.

Die charakteristische Formabweichungen entnehmen wir der Tabelle von GADERMANN-JUNGMANN(Abb. 24).

Zusammenstellung der wichtigsten Formmerkmale des Arterienpulses und ihr Vorkommen

A) Carotispuls

Symptom	Vorkommen
Markante 2. Vorschwingung	Lange Anspannungszeit Hypertonie
Fehlende 2. Vorschwingung	Sehr kurze Anspannungszeit Aorteninsuffizienz
Wasserhammereffekt	Starke periphere Vasodilatation Kollapsneigung
Pulsus celer	Periphere Vasodilatation Hyperthyreose Aorteninsuffizienz
Spätsystolischer Buckel	Hypertonie Arteriosklerose Aortenstenose
Hahnenkamm	Aortenstenose
Fehlen der Klappenschlußincisur	Aorteninsuffizienz
Hochliegende Klappenschlußincisur	Hypertonie bei nicht geschädigtem Arteriensystem
Tiefliegende Klappenschlußincisur	Niedriger peripherer Widerstand
Ausgeprägter frühdiastolischer Buckel	Gut regulierendes Arteriensystem
Fehlender frühdiastolischer Buckel	Arteriosklerose Aortenisthmusstenose
Rel. zu kurze Systolendauer	Sympathicotonie
Rel. zu lange Systolendauer	Verdacht auf Herzmuskelschädigung

Abb. 24. Formmerkmale des Arterienpulses (aus E. Gadermann, H. Jungmann: „Klinische Arterienpulsschreibung", J. A. Barth, München 1964)

Auf die in der Tabelle angeführte Systolendauer kommen wir bei der Betrachtung der Kombinationsformen noch zurück.

Der periphere Puls, hier der Femoralispuls, als Einzelkurve ist, wie schon gesagt, für uns von geringerer Bedeutung. Die nachfolgende Tabelle der vorgenannten Autoren veranschaulicht auch hier pathologische Formabweichungen (Abb. 25).

B) Femoralispuls

Symptom	Vorkommen
Druckanstiegsschwingungen (DAS)	Regulationsstörung, Kollapsneigung, Aorteninsuffizienz, Hyperthyreose (Auch direkt über Aneurysmen)
Pulsus tardus	Arteriosklerose Aortenisthmusstenose Stenosen im Bereich der Aorta abdominalis und A. Ilica
Anakrote Schulter	Arteriosklerose
Sichtbare Klappenschlußincisur	Schwere Sklerose der Aorta
Kräftige Dikrotie	Gute Regulationsfähigkeit der Arterien Hypertonie ohne Gefäßschädigung (Auch bei vagusbetonter Regulationsstörung)
Fehlende Dikrotie	Arteriosklerose Isthmusstenose und andere Stenosen proximal der Meßstelle Intoxikationen Regulationsstörung (Aber auch bei starker Beschleunigung der Pwg im Rumpf)
Dikrotuspfropfung	Regulationsstörung Stärkere Tachycardie

Abb. 25. Formmerkmale des Arterienpulses (aus E. Gadermann, H. Jungmann: „Klinische Arterienpulsschreibung“, J. A. Barth, München 1964)

Diese Tabelle bedarf noch einer besonders wichtigen Ergänzung, nämlich die von JUNGMANN und GADERMANN beschriebene dreieckige Verformung des Femoralispulses bei der Aortenisthmusstenose. Die Hypertonie an den oberen Extremitäten und der Dreieckspuls mit fehlender Dikrotie bei jugendlichen Patienten ist beweisend für eine Aortenisthmusstenose. Für den Erfolg einer Operation dieses Vitiums spricht das Normalwerden des Pulsbildes einschließlich des Auftretens der Dikrotie.

3. Die kombinierte Registrierung von zentralem und peripherem Puls

Gleichzeitige Registrierung der Karotis- und Femoralispulskurven unter Einbeziehung des Phonokardiogramms ermöglicht die Bestimmung der *Pulswellenlaufzeit* bzw. *Pulswellengeschwindigkeit* (Abb. 26 u. 27).

Wir bestimmen die Laufzeit in der Aorta und Karotis communis (zentrale Laufzeit) d. h. die Zeitdifferenz zwischen Incisur und Beginn des 2. Herztones (normal 0,02–0,04 sec.).

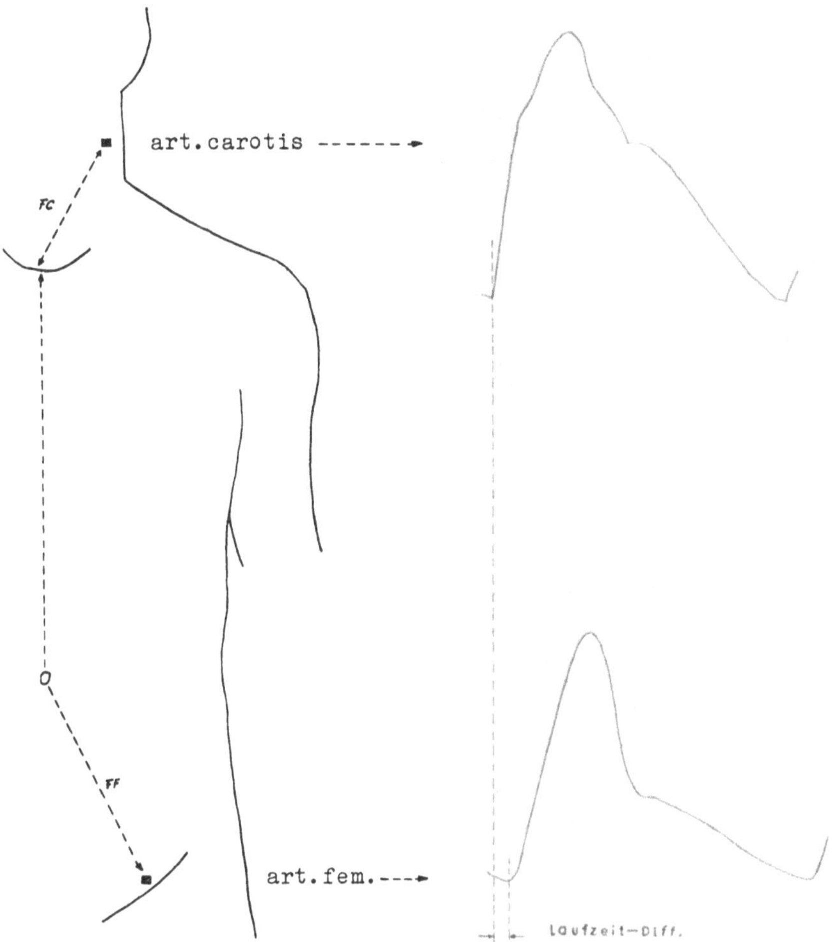

Abb. 26. Schema zur Bestimmung der Pulswellengeschwindigkeit

$$\text{Pulswellengeschwindigkeit} = \frac{\text{Wegdifferenz}}{\text{Laufzeit-Diff.}}$$

$$\text{Pwg} = \frac{\text{FF} - \text{FC}}{\text{Lzt. Diff.}} \quad (\text{cm/sec})$$

Für die Ausmessung ist es wichtig, daß bei der häufigen Spaltung des 2. Tones (bis 0,07 sec.) der erste Anteil berücksichtigt wird, der der Incisur vorausgeht und damit in der Regel auf den Schluß der Aortenklappe zu beziehen ist. Auf die Spaltungsumkehr soll hier nicht eingegangen werden.

Die Pulswellengeschwindigkeit (PWG) errechnet sich nach der Formel: PWG = Weg/Zeit. Weg ist die Arterienstrecke, Zeit die Verspätung des peripheren Pulses

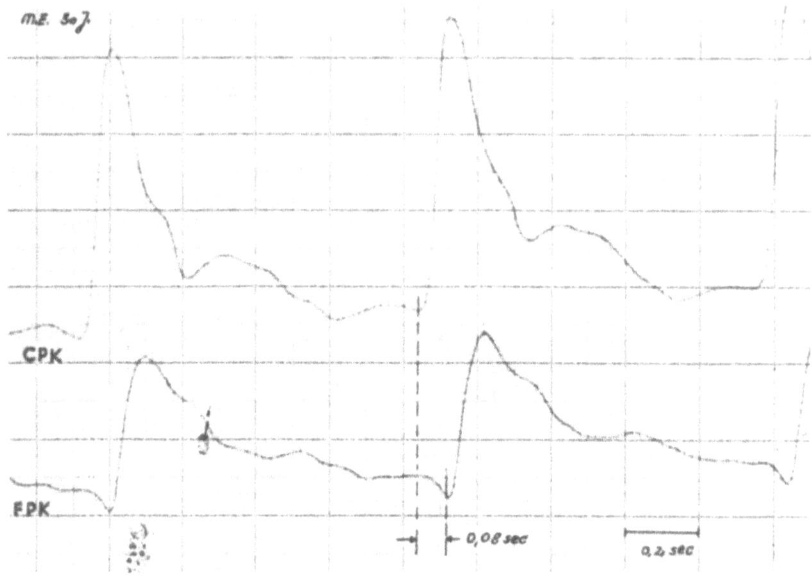

Abb. 27. Originalpulskurve zur Ermittlung der Pulswellengeschwindigkeit
Entfernung Fossa jugularis bis zum Abnahmepunkt an der arteria carotis (FC): 8 cm; Entfernung Fossa jugularis bis zur Abnehmestelle über der arteria femoralis (FF): 60 cm; Wegdifferenz = FF – FC = 80 – 8 = 52 cm;

$$\text{Pwg} = \frac{52}{0{,}08} = 650 \text{ cm/sec}$$

gegenüber dem zentralen Puls. Maßgeblich für die Verspätung sind die Fußpunkte der Kurven.

Nach FRANK kann die mitunter auftretende Schwierigkeit der Festlegung der Fußpunkte dadurch vermieden werden, daß die Gesamthöhe, sowohl des aufsteigenden Astes des Karotis- wie des Femoralispulses, in fünf Teile unterteilt wird und man den Zeitabstand zweier Punkte in einem Fünftel mißt.

Andererseits ist die exakte Bestimmung der Arterienlänge schwierig, da diese nicht direkt ausmeßbar ist. Man mißt zur Bestimmung der PWG des Rumpfes mit dem Bandmaß die Strecke zwischen Fossa jugularis und Nabel und die Strecke vom Nabel zum Leistenband (FF). Da der Pulsabnehmer der A. carotis aufgesetzt wird, muß die Strecke Jugulum-Karotis (FC) von der Strecke Jugulum-Femoralis in Abzug gebracht werden. Die Fehlermöglichkeiten liegen unter Einbeziehung einer unterschiedlichen Dicke des Abdomens auf der Hand. Die PWG, abhängig vom Blutdruck, speziell diastolischen Blutdruck, Kontraktionszustand der Gefäße und dem Alter, läßt Rückschlüsse auf die vegetative Tonuslage bzw. den Funktionszustand der großen Gefäße zu. Vor allem wichtig die Zunahme der PWG im Alter, dabei maßgeblich, wenn auch nicht ausschließlich beeinflußt durch

arteriosklerotische Gefäßveränderungen, da der Tonus der Gefäße bzw. der Gefäßmodul der Aorta, wie schon erwähnt, mitbestimmend sind.
Mittelwerte, errechnet durch verschiedene Autoren, zeigt folgende Abbildung (Abb. 28):

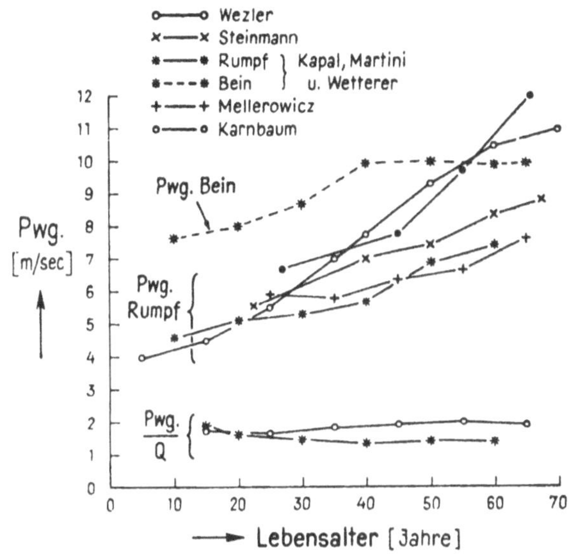

Abb. 28. Mittelwerte der Pulswellengeschwindigkeit im Rumpf und im Bein in Abhängigkeit vom Lebensalter. Die beiden untersten Kurven zeigen den Quotient aus Pwg im Rumpf und Aortenquerschnitt Q, der während des ganzen Lebens unverändert bleibt. (aus E. Gadermann, H. Jungmann: „Klinische Arterienpulsschreibung", J. A. Barth, München 1964)

Trotz der genannten Fehlermöglichkeiten ist die PWG bei vergleichenden Untersuchungen relativ konstant. Als Normalwert finden wir 600–900 cm/sec., Extreme von 600–1100 cm/sec. kommen vor. ENGER fand bei 50 männlichen gesunden Versuchspersonen

Altersbereich	bei
15–20 Jahre	578 cm/sec.
20–30 "	663 cm/sec.
30–40 "	743 cm/sec.
40–50 "	800 cm/sec.
50–60 "	1000 cm/sec.

In diesem Zusammenhang bedarf auch der elastische Kreislaufwiderstand (E') der besonderen Erwähnung, der als Elastizitätsmodul der Arterienwand, bezogen auf das Volumen des arteriellen Windkessels, ein Maß für den Tonus der großen Gefäße darstellt (GADERMANN-JUNGMANN).

Nach WEZLER-BÖGER errechnet sich der elastische Kreislaufwiderstand:

(65) $$E' = \frac{1{,}06 \cdot PWG \cdot 4}{T_{fem} \cdot Q}$$

dabei bedeuten 1,06 der Dichtefaktor des Blutes, T_{fem} wie bereits erwähnt die Dauer der arteriellen Grundschwingung T (s. Kurve der A. femoralis), 4 ist ein Faktor nach WEZLER-BÖGER (die Länge des Windkessels entspricht dem vierten Teil der Wellenlänge der arteriellen Grundschwingung), schließlich Q entsprechend dem Aortenquerschnitt nach SUTER (Abb. 29).

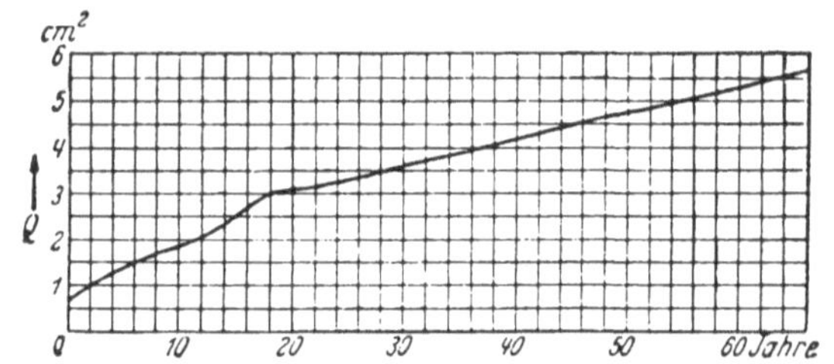

Abb. 29. Alterskurve des Querschnittes der Aorta ascendens (Nach K. Wezler: „Die Anwendung der physikalischen Methoden der Schlagvolumenbestimmung", Anhang zu: Verhandlungen der Deutschen Gesellschaft für Kreislaufforschung. Band 15, 18–90, D. Steinkopff, 1949, Frankfurt)

Auf die mathematischen Ableitungen dieser Beziehungen zu E' kann an dieser Stelle verzichtet werden, sie sind in den Originalarbeiten der Autoren ausführlich angegeben.

Die angeführte Zunahme der PWG im Alter wird durch den zunehmenden Aortenquerschnitt aufgehoben (Abb. 28).

Ohne auf die peripheren Strömungsverhältnisse näher eingehen zu wollen, haben wir lediglich den elastischen Kreislaufwiderstand wegen seiner Beziehung zur Pulswellengeschwindigkeit herausgegriffen. Nach WEZLER-BÖGER zeigt der Elastizitätskoeffizient wie die PWG einen typischen altersabhängigen Kurvenverlauf. Mit zunehmenden Alter steigt E' von 1600 dyn/cm^5 bei Jugendlichen auf etwa 4000 dyn/cm^5 bei Personen im Alter von 40–70 Jahren. Bei Patienten mit Minutenvolumenhochdruck und mit Widerstandshochdruck wurde 5000 dyn/cm^5 gefunden. Daraus geht hervor, daß bei allen Hochdruckformen die Werte für E' höher als bei normalen Jugendlichen liegen.

Im gleichen Zusammenhang wichtig die Untersuchungen von GERSMEYER bei verschiedenen Formen des Kreislaufkollapses. Der Spannungskollaps bei Oligämie durch Blutverlust zeigt eine erhebliche Steigerung der PWG, bedingt durch eine aktive Spannungszunahme der Gefäßwände und des Windkessels, einschließlich Zunahme des peripheren und elastischen Widerstandes. Beim Entspannungskollaps in der Form der einfachen Ohnmacht (vagovasale Synkope) ist die PWG deutlich verringert als Zeichen herabgesetzten Elastizitätsmoduls des arteriellen Windkessels. Untersuchungen beim paralytischen oder febrilen Kollaps bei Isovolämie ergaben eine Steigerung der zentralen PWG als Maßstab des Spannungszustandes des Windkessels. Durch Spannungszunahme der zentralen Gefäße bzw. Erhöhung des Wandmoduls des Aorta-Iliacalrohres soll die dringliche Versorgung der Peripherie ermöglicht werden. Das Gegenteil ist beim Acethylcholinkollaps durch Abnahme des Windkesselmoduls der Fall.

Je höher E' ist, um so stärker ist die Belastung für den linken Ventrikel. Eine weitere die Dynamik des arteriellen Windkessels beeinflussende Größe ist nach WEZLER der periphere Gesamtwiderstand. Während die herznahen Arterien durch ihre überwiegend elastische Wandbeschaffenheit ausgezeichnet sind, überwiegt bei den kleinen Arterien und Arteriolen die muskuläre Wandstruktur. Damit ist eine aktive Regulierung des Durchflußvolumens und die Erhaltung eines bestimmten Windkesseldruckes möglich. Die Arteriolen bestimmen damit überwiegend den peripheren Gesamtwiderstand. Der periphere Gesamtwiderstand (W) ist nach WEZLER maßgeblich für die Höhe des diastolischen Blutdruckes und die Amplitude, die Folge ist rückwirkend der Einfluß auf die Herzdynamik, umgekehrt auf die Höhe der Organdurchblutung. WEZLER zeigt in der folgenden Kurve einen stetigen Anstieg des peripheren Gesamtwiderstandes W vom 20. bis zum 70. Lebensjahr (Abb. 30).

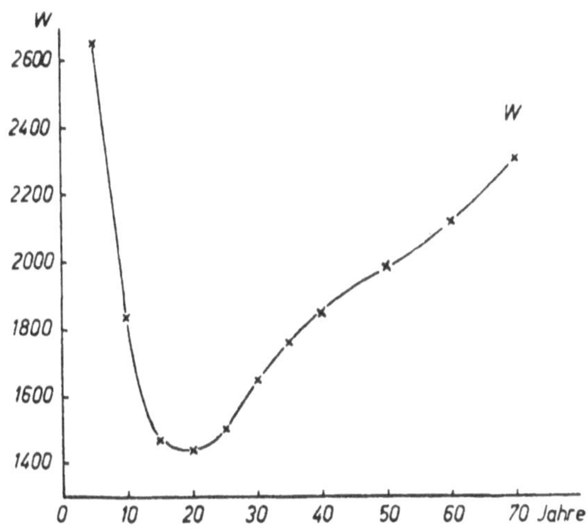

Abb. 30. Peripherer Gesamtströmungswiderstand W des art. Systems nach Wezler

Die Berechnung erfolgt angenähert durch das POISEUILLsche Gesetz nach der Formel:

(66) $$W = \frac{8 \cdot \eta \cdot l}{\pi \cdot r^4}$$

$\frac{8}{\pi}$ = Konstante, l = Länge der Strombahn, r = Querschnitt der Strombahn, η = Viskosität des Blutes.

Die Formel ist in folgender Abwandlung wesentlich einfacher:

$$W = \frac{P}{F} \cdot 80 \qquad (67)$$

P = Druck, F = Zeitvolumen.

Nach SIEGENTHALER und VERAGUT errechnet sich der periphere Gesamtwiderstand durch Umgruppierung der Formel von POISEUILLE aus obigem Quotienten von Mitteldruck und Zeitvolumen. Einzelheiten der Ableitungen sind bei dem genannten Autor angeführt. Für die klinische Praxis der Berechnung der Kreislaufwiderstände kann man die Rechenscheiben der Fa. Hartmann und Braun benutzen.

Nach Besprechung dieser für die Physiologie und Pathophysiologie des arteriellen Strombettes wichtigen Begriffe kommen wir zu weiteren Zeitanalysen der Herzdynamik anhand nachfolgender Kurvenauswertung. Wir folgen im wesentlichen den Untersuchungsergebnissen von HOLLDACK. Zunächst einige für die Klinik wichtige Zeitwerte aus der Karotispulskurve allein und in Verbindung mit Phono- und Elektrokardiogramm (Abb. 31–34).

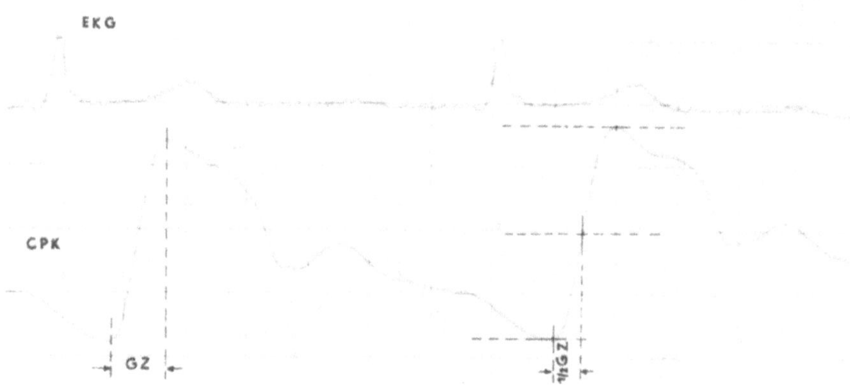

Abb. 31. Karotispulskurve mit den Hilflinien zur Ermittlung der Gipfelzeit und der halben Gipfelzeit

Pulskurvenanstiegszeit oder *Gipfelzeit* = Beginn des Steilanstiegs der Karotispulskurve bis zum Gipfel. Normalwert etwa *0,06* sec.

Im Hinblick auf die oft wechselnden Formen des Gipfels (Aufnahmetechnik) bestimmt man zweckmäßiger die *Halbgipfelzeit,* d. h. die Zeit vom Beginn des Steilanstiegs bis zur halben Höhe der Kurve (t), hier beträgt der durchschnittliche Wert beim Erwachsenen *0,03 – 0,04* sec.

Ein Wert unter 0,05 sec. ist als noch normal anzusehen, während ein Wert über 0,05 sec. beweisend für eine hämodynamisch wirksame Aotenstenose ist. Einschränkend muß jedoch auf die Frequenzabhängigkeit von t hingewiesen werden. Die exakte Messung ergibt sich aus dem korrigierten Wert:

$$t_{korr} = \frac{\text{gemessenes t}}{\sqrt{\text{Pulsperiodendauer}}} \tag{68}$$

Ein Wert über 0,04 sec. ist immer pathologisch (Michel).

Die Pulskurvenanstiegszeit ist verlängert bei verzögerter Entleerung des linken Ventrikels, insbesonders bei der valvulären Aortenstenose und bei Linksschenkelblock.

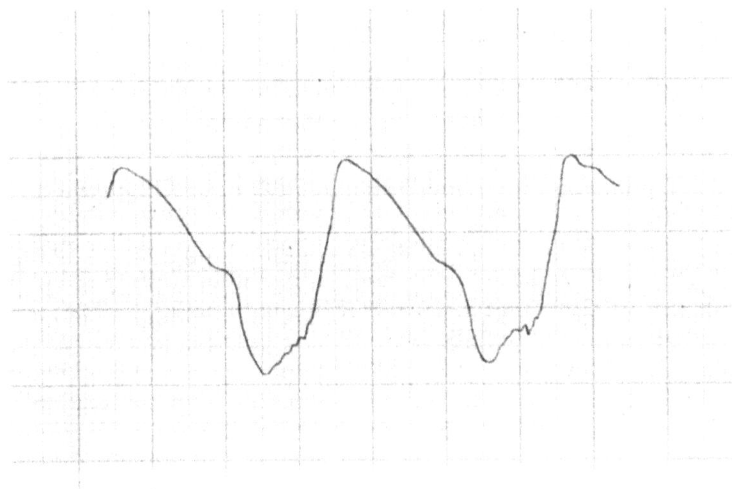

Abb. 32. Karotispulskurve bei Aortenstenose (sog. „Hahnenkammform")

Bei der Aortenstenose zeigt der Steilanstieg, abgesehen von der genannten Verzögerung, eine Aufsplitterung, die bereits genannte Hahnenkammform als Ausdruck des systolischen Austreibungsgeräusches. Die Incisur ist infolge der geringeren bzw. fehlenden Klappenbeweglichkeit weniger gut ausgeprägt, mitunter fehlend. Die *Austreibungszeit* ist erwartungsgemäß verlängert und entspricht in unserer Kurve der Zeit vom Beginn des Pulskurvenanstiegs bis zur Incisur. Der Normalwert ist frequenzabhängig und beträgt bei einer Frequenz von 60/min. etwa *0,28 bis 0,34* sec. Abgesehen von den sonstigen klinischen Merkmalen sind PWG und E′ normal. Im Femoralis- und Fußpunkt ist die Dikrotie kräftig ausgebildet.

Die Aorteninsuffizienz ist durch das Zurückströmen eines Teiles des systolisch ausgeworfenen Blutmenge gekennzeichnet, dadurch ist der linke Ventrikel volumenüberlastet. Infolge des fehlenden Schlusses der Aortenklappen fehlt in der Karotispulskurve die zweite Vorschwingung.

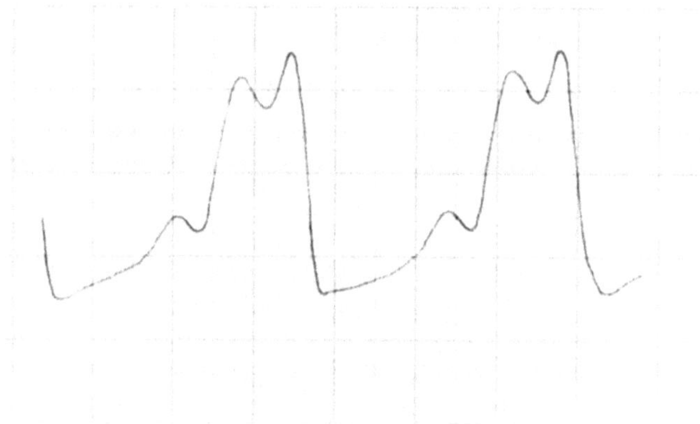

Abb. 33. Karotispulskurve bei Aorteninsuffizienz (sog. „Wasserhammereffekt")

Die Pulskurve zeigt einen steilen Anstieg, die Incisur ist unscharf oder fehlend, tiefliegend. Auch hier im Gipfel häufig die Hahnenkammform als Zeichen des gleichzeitig vorhandenen und fortgeleiteten systolischen Geräusches. Als Merkmal der schweren Aorteninsuffizienz ist ein zweiter Gipfel nach dem mesosystolischen Abfall, eine Schleuderzacke, auch wie schon erwähnt als Wasserhammereffekt bezeichnet, zu werten. Den Doppelgipfel finden wir jedoch auch bei der subaortalen muskulären Aortenstenose, die später besprochen wird sowie bei der Hypertonie. Wir verweisen gleichzeitig auf die in der allgemeinen Beschreibung der Karotispulskurve gegebenen Hinweise von Veränderungen der Incisur und der dikroten Welle bei der Aorteninsuffizienz.

Die Austreibungszeit ist infolge des großen Schlagvolumens verlängert, die Gipfelzeit auch im Femoralis- und Fußpuls verkürzt (pulsus celer et altus). PWG und E' sind verlangsamt bzw. erniedrigt.

Es würde dem Zweck dieses vornehmlich für die Praxis bestimmten Buches widersprechen, wollte man systematisch die Karotispulskurven bei allen Vitien, insbesondere kombinierten Klappfehlern, wiedergeben. Wir begnügen uns mit der Beschreibung der besonders bei reinen Aortenvitien charakteristischen Pulsformen.

Nach Besprechung der sich aus der Einzelbetrachtung der Karotispulskurve ableitbaren Pulskurvenanstiegszeit und Austreibungszeit ergibt die Verbindung mit dem EKG und Phono weitere für die Aufgliederung der Systole wichtige Zeitwerte.

Zunächst die *Anspannungszeit*, die die Zeit zwischen Beginn der elektrischen Erregung und Beginn der Auswurfphase links bezeichnet und die sich aus der Summe von Umformungs- und Druckanstiegszeit, auf die wir nachfolgend zu sprechen kommen, zusammensetzt. Die direkte Bestimmung der Anspannungszeit durch die direkte Messung des Druckverlaufs im rechten Herzen und der Pulmonalarterie

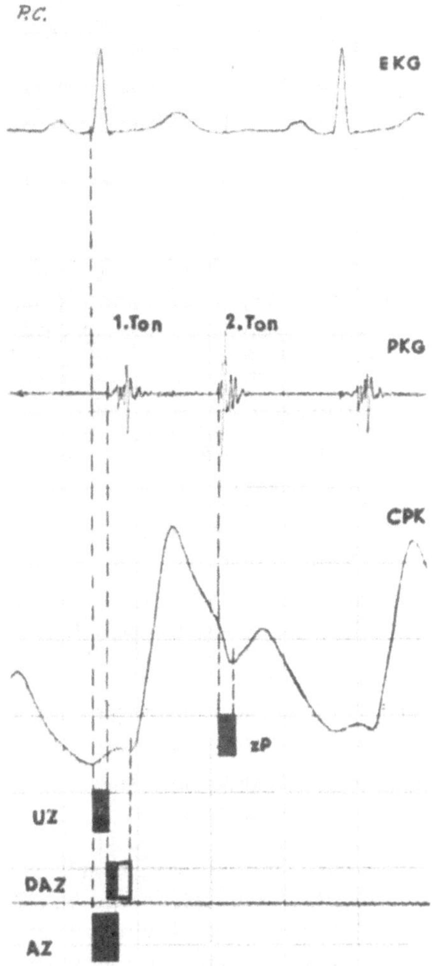

Abb. 34. Originalkurve mit Elektrokardiogramm, Phonokardiogramm und Karotispulskurve (UZ = Umformungszeit, zP = zentrale Pulswellenlaufzeit, DAZ = Druckanstiegszeit, AZ = Anspannungszeit)

mittels Katheter wird in einem späteren Kapitel erwähnt. Die indirekte Bestimmung erfolgt durch die Messung der Q-Zacke des EKG, beim Fehlen vom Beginn der R-Zacke, bis zum Steilanstieg der Karotiskurve. Von diesem Wert muß die Verzögerung, die durch die Fortleitungsgeschwindigkeit vom Herzen bis zur Registrierstelle der Karotispulskurve entsteht, in Abzug gebracht werden. Diese Verzögerung entspricht der bereits genannten zentralen Pulswellenlaufzeit d. h. dem Zeitintervall zwischen Beginn des 2. Herztones und der Incisur in der Karotispulskurve.

Für die Anspannungszeit beträgt der Normalwert bei Erwachsenen *0,08 – 0,12* sec. Keinesfalls darf jedoch die zunehmende Verlängerung der Anspannungszeit einer Störung der Kontraktilität des Herzmuskels gleichgesetzt werden. Nach REINDELL und KLEPZIG besteht bei Hypotonikern regelmäßig eine Verlängerung, jedoch nicht beim beginnenden Versagen des linken Ventrikels und bei Myokarditis. Nach HOLLDACK und WOLF ist die Anspannungszeit verkürzt bei Aortensklerose und Hochdruck. Als Parameter einer muskulären Herzinsuffizienz entfällt jedoch entsprechend Obengesagtem die Anspannungszeit.

Von wesentlicher Bedeutung ist dagegen die eine Teilkomponente der Anspannungszeit, die *Umformungszeit.* Es ist das Zeitintervall Q–I. Ton, bzw. nach LÜTHY et al. die Zeit der Erregungsausbreitung und Frühphase der Kontraktion links. Für die Ausmessung von Q-I muß das höhere Frequenzen enthaltende Hauptsegment des I. Herztones gewählt werden, das im allgemeinen aus ein bis zwei Schwingungsgruppen besteht.

Aus Gründen der exakten Festlegung des Beginns des Hauptsegments empfehlen wir bei Phonokardiogrammen als Bezugskurven einen Papiervorschub von 50 mm zu wählen.

Der Normalwert der Umformungszeit beträgt *0,04–0,07* sec., der auch hinsichtlich der oberen Wertes mit unseren Werten übereinstimmt. Ein Wert über 0,07 sec. ist pathologisch.

Die Zeitwerte variieren bei verschiedenen Untersuchern. Nach HOLLDACK ist die obere Begrenzung 0,06 sec. Von HAGER et al. wird ein Normalwert von 0,025–0,05, Mittelwert 0,04, ganz vereinzelt 0,06, festgestellt. Hier liegt der Fehler sicher in der Festlegung des Beginns des für die Messung maßgeblichen Teiles des I. Herztones.

Nach DIEKMANN ist bei herzgesunden Kindern die Umformungszeit gleichfalls normal, ein Wert über 0,07 sec. auch hier pathologisch.

Wir wiederholen, die Umformungszeit entspricht der Dauer der Umformungsphase des linken Ventrikels. In dieser Zeit formt sich das Herz bei gleichbleibendem Druck und Volumen von einer ovalen in eine runde Form um. Am Ende der Umformungszeit erfolgt die endgültige Drucküberschneidung zwischen linkem Vorhof und linkem Ventrikel, es tritt zu diesem Zeitpunkt der a-v Klappenschluß und gleichzeitig das genannte Hauptsegment des I. Herztones im Phonokardiogramm auf. Die Verlängerung der Umformungszeit spricht für einen verminderten Füllungsdruck des linken Ventrikels bzw. eine Erhöhung des linken Vorhofdruckes, insbesondere bei der Mitralstenose, beim Vorhofflimmern und beim Linksschenkelblock. Andererseits kann bei Hypertonie und Aortenstenose keine Verlängerung festgestellt werden. Die Dauer der Umformungszeit ist nach HOLLDACK unabhängig von Pulsfrequenz und Lebensalter, dagegen besteht nach HOLLDACK sowie nach HAGER et al. eine Abhängigkeit von der vorausgehenden Diastolendauer. Bei kurzer Diastole verlängert sich das Q-I Intervall, bei langer Diastolendauer ist es verkürzt.

Von besonderer klinischer Bedeutung ist die Umformungszeit für die Beurteilung der Mitralstenose. Bei reinen Mitralstenosen ist die Umformungszeit gegenüber der Norm signifikant verlängert. Ursächlich besteht entsprechend den anatomisch pathologischen Gegebenheiten durch die stenosierte Mitralklappe ein Abstromhindernis, eine dadurch bedingte Druckerhöhung im linken Vorhof und wiederum damit zusammenhängend eine später erfolgende Drucküberschneidung zwischen linkem Vorhof und linkem Ventrikel. Eine direkte Beziehung zwischen Länge der Umformungszeit und Schwere der Mitralstenose läßt sich jedoch nicht ableiten. Hier hilft uns die Bestimmung der *Mitralöffnungszeit* und des *Mitralindex* weiter.

Der Mitralöffnungston wird durch pathologisch veränderte Mitralklappen hervorgerufen, die jedoch beweglich geblieben sind. Der zeitliche Abstand zum Beginn des II. Herztones beträgt bis *0,12* sec. Dieser Abstand, die Mitralöffungszeit, ist abhängig von dem Druckgradienten an der Mitralklappe. Je höher der Vorhofdruck ist, umso kürzer die Mitralöffnungszeit. Der Mitralöffnungston kann in extremen Fällen mit dem II. Herzton verschmelzen, entsprechend der Schwere der vorliegenden Mitralstenose. Im Gegensatz zur Umformungszeit ist damit die Mitralöffnungszeit ein Maßstab für die Schwere der Stenose. Jedoch sollte man im Falle einer klinisch nachweislichen Mitralstenose ohne nachfolgenden Mitralöffnungston bzw. bei Verdacht der genannten Verschmelzung mit dem II. Herzton nach HOLLDACK versuchen durch Sedaraupin die Mitralöffnungszeit zu verlängern. Reserpin senkt den Druck im kleinen Kreislauf und kann u. U. die Verschmelzung aufgehoben, damit der Mitralöffnungston wieder abgegrenzt werden. In diesem Fall ist nach HOLLDACK-WOLF sowohl der Nachweis einer nicht fixierten pulmonalen Hypertonie erbracht wie die anatomische Feststellung getroffen, daß der Mitralöffnungston vorhanden ist und nicht wie bei verhärteten Klappen gänzlich fehlt.

Durchführung des Reserpinversuches nach HOLLDACK: 20 min. ruhiges Lagern des Patienten. Danach wiederholte Leerschreibung, dann 1,0 Reserpin i. m., in 5–10 min. Abständen Schallschreibung, mindestens bis zur 20 min. nach Injektion.

Entgegengesetzt zum Verhalten der Umformungszeit in Abhängigkeit von der vorausgehenden Diastole ist bei kurzer Diastolendauer die Mitralöffnungszeit kurz, bei langer Diastolendauer lang. Die Erklärung ergibt sich aus dem bei kurzer Diastolendauer während der Ventrikelsystole persistierenden hohen Vorhofdruck, der bei absinkendem Ventrikeldruck frühzeitig unterschritten wird, umgekehrt bei langer Diastolendauer. Ein weiterer, die Mitralöffnungszeit beeinflussender Faktor ist der periphere Blutdruck, der bei Erhöhung zur Verlängerung führt.

Eine direkte Relation zwischen Zeitdauer der Umformungszeit und Mitralöffnungszeit besteht nicht. Ergibt andererseits das Intervall Q-I. Herzton minus II. Herzton-Mitralöffnungston · 100 (Mitralindex) einen Wert von mehr als plus 1 wird nach MICHEL damit eine Mitralstenose, die durch einen erhöhten Vorhofdruck gekennzeichnet ist, angezeigt (MICHEL-ZIMMERMANN). Das Intervall Q-I minus II-MÖZ entspricht der Schwere einer Mitralstenose, bedingt wie schon erwähnt durch eine lineare Beziehung zwischen Höhe des Mitteldruckes im linken Vorhof und der Mitralöffnungszeit (MÖZ).

Wir haben bewußt der Beurteilung der Umformungszeit einen weiten Raum gelassen. Die Einbeziehung der Mitralöffnungszeit unterbrach vorübergehend die mechanokardiographische Aufgliederung der Kammersystole. Die Bedeutung beider Zeitwerte, insbesondere für die Beurteilung der Mitralstenose, sowohl des Schweregrades wie der postoperativen Bewertung erschien uns jedoch zu wichtig, um auf ein näheres Eingehen verzichten zu können.

Die zweite Komponente der Anspannungszeit ist wie erwähnt die *Druckanstiegszeit*. Maßgeblich für den Kontraktionsablauf am Herzen, speziell die linke Kontraktionsphase, entsprechend dem Zeitintervall Mitralklappenschluß bis zum Beginn der Austreibungsphase. Wir messen die Druckanstiegszeit von dem Beginn des Hauptsegments des I. Herztones im Phonokardiogramm bis zum Beginn des Steilanstiegs der Karotispulskuve minus zentrale Pulswellenlaufzeit oder der Differenzzeit, Anspannungszeit minus Umformungszeit. Der Normalwert beträgt *0,02–0,04* sec.

Aus einer Schädigung der Kontraktionskraft resultiert eine Verlängerung der Druckanstiegszeit z. B. bei schweren Hypertonien, Linksschenkelblock, Myokardfibrosen. Die Abhängigkeit von dem enddiastolischen Aortendruck läßt die Senkung bei der Aorteninsuffizienz (geringere enddiastolische Druckdifferenz) sich in einer Verkürzung der Druckanstiegszeit bis zum Verschwinden auswirken.

Wenn der Innendruck des Ventrikels den Aortendruck überschreitet beginnt die bereits vorher genannte Austreibungszeit, die das Zeitintervall Steilanstieg bis Incisur der Karotispulskurve erfaßt. Es wurde bereits die Frequenzabhängigkeit der Austreibungszeit erwähnt, jedoch ist diese Beziehung nicht allein maßgebend. Nach Blumberger ist die Zahl der Einflüsse auf die Austreibungszeit verwirrend, da die Abhängigkeit sich sowohl auf den Zustand des Herzens selbst (Kontraktilität) wie die Einflüsse durch die Herznerven und des Kreislaufs bezieht. Die Austreibungszeit kann verlängert sein bei Abnahme der Herzkraft durch verlangsamte Austreibung, bei höheren Widerständen bei gleichbleibendem Schlagvolumen, bei Verlangsamung des Abstromes in die Peripherie. Unter diese Vorraussetzungen fallen z. B. die Aortenstenose und Aorteninsuffizienz, der offene Ductus Botalli, weiterhin die vagoton bedingte Frequenzabnahme. Die Austreibungszeit ist unverändert bei Mitralinsuffizienz. Sie ist verkürzt bei Mitralstenose, dekompensierter Hypertonie und bei Thyreotoxikose, sie kann verkürzt sein bei gesteigerter Kontraktilität des Herzmuskels, Sympathicotonie, vermindertem Schlagvolumen und beschleunigtem Abstrom. Andererseits besteht keine lineare Abhängigkeit von der Stärke der Kontraktionskraft. Entsprechend dem Vorhergesagten wird bei kleiner Kontraktionskraft die Austreibungszeit länger, jedoch kommt es nach Holldack bei stärkerer Überlastung des Kammermyokards zu einer Verkürzung, damit zum vorzeitigen Abbruch der Systole. Wenn sich der Zustand des Myokards bzw. die Kontraktionskraft wieder bessert (Glykosidbehandlung), verlängert sich zunächst die Austreibungszeit um später, d. h. beim Fortschreiten der Besserung, wieder in eine Verkürzung überzugehen. Holldack spricht von einem zweiphasigen Verhalten der Austreibungszeit, damit ist auch die Beurteilung der Druckanstiegszeit gegenüber der Austreibungszeit eindeutiger und übersichtlicher. Andererseits besteht ein großer Wert der Zeitmessung bei der Verlaufskontrolle, nicht nur bezogen auf die zuletzt besprochene Austreibungszeit, vielmehr bei allen bis jetzt angeführten Meßwerten.

Nach der Aufgliederung der Systole, die sich wie erwähnt aus Anspannungszeit plus Austreibungszeit zusammensetzt, errechnet sich die Systolendauer aus dem Zeitintervall: Beginn der Q-Zacke im EKG bis zum Beginn des II. Herztones (BLUMBERGER). Die Normalwerte sind frequenzabhängig und werden nach der Frequenzabhängigkeit der Q-T Dauer nach dem bekannten Diagramm von HEGGLIN und HOLZMANN errechnet (Abb. 35).

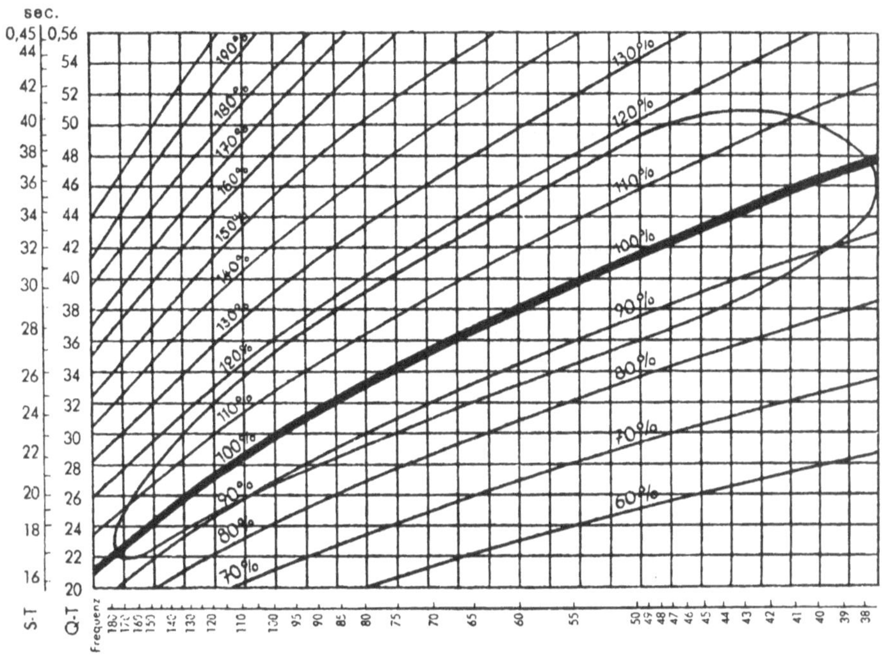

Abb. 35. Diagramm zur Bestimmung der relativen (frequenzbezogenen) QT-Zeit nach Hegglin und Holzmann (aus: D. Michel, W. Zimmermann: „Differentialdiagnose der Herztöne und Herzgeräusche", J. A. Barth, München 1968)

Dabei wird berücksichtigt, daß die mechanische Systole (Q-II) die gleichen Abweichungen zeigt, wie die elektrische Systole (Q-T). Nach MICHEL kann II_A bis 0,04 sec. dem Ende der T-Zacke vorausgehen oder ihm bis 0,05 sec. folgen.

In diesem Zusammenhang muß das sog. HEGGLIN–Syndrom Erwähnung finden. Ausgehend von dem Begriff dynamische und energetische Herzinsuffizienz spricht HEGGLIN von energetischer Herzinsuffizienz bei Schädigung des Myokardstoffwechsels, kenntlich durch Veränderungen der Q-T Dauer. Wenn zu dieser energetischen Herzinsuffizienz der II. Herzton vorzeitig einfällt, besteht nach HEGGLIN eine Kontraktionsschwäche des Ventrikels und wird dieser kombinierte Vorgang als energetisch-dynamische Herzinsuffizienz bezeichnet, zusammengefaßt: Veränderungen der Q-T Dauer (Verkürzung oder meist Verlängerung) und ein früheres Einfallen des II. Herztones entsprechend einem vorzeitigen Systolenabbruch. Diesem Symptom kommt eine prognostisch ungünstige Bedeutung zu. Entsprechend der angegebenen Streubreite kann nach MICHEL von einer energetisch-dynamischen Herzinsuffizienz im Sinne von HEGGLIN nur gesprochen werden, wenn der II. Herzton 0,04 sec. und mehr vor dem Ende der frequenzgebundenen elektrischen Systole (s. Diagramm) registriert wird.

Die Zeitanalyse der Diastole, die sich aus Entspannungs- und Füllungszeit zusammensetzt, spielt für unsere praktischen Anwendungen keine Rolle.

4. Der Venenpuls

Man kann die Registrierung des Venenpulses nicht ohne weiteres der arteriellen Pulsaufzeichnung gegenüberstellen. Die Problematik der Venenpulsregistrierung liegt in der stets vorhandenen Beimischung durch arterielle Pulsationen wie in der einleitenden Besprechung der Mechanokardiographie bereits angeführt, mithin handelt es sich nicht um eine „reine" Pulskurve. Diese arterielle Beimischung ist jedoch aufgrund der zeitlichen Beziehungen zu Phonokardiogramm und Elektrokardiogramm erkennbar, damit müssen bei jeder Venenpulsregistrierung beide Bezugskurven gleichzeitig mitgeschrieben werden. Es besteht außerdem die Möglichkeit die Karotisbeimischung auszuschalten (HOLLDACK-WOLF), auf dieses Verfahren kommen wir bei der Beschreibung der Venenpulskurve noch zurück. Weiterhin sollte man, wiederum unter Hinweis auf bereits Gesagtes, bei der Schreibung von Venenpulskurven besondere Sorgfalt walten lassen, keinesfalls darf die Registrierung bzw. die Wahl der Abnahmestelle Hilfpersonen überlassen bleiben.

Man muß sich vor Augen halten. daß durch die Registrierung von Volumenänderungen der herznahen Venen die hämodynamischen Vorgänge im Bereich des rechten Vorhofes erfaßt werden. Nach WEBER kann nur aus Venenpuls und Phonokardiogramm die Trikuspidalinsuffizienz mit Sicherheit diagnostiziert werden. Für die Arterienpulsschreibung (A. carotis, A. femoralis) und die synoptische Beurteilung zusammen mit EKG und Phono wurde die Bedeutung bei den Aortenvitien, der Aufgliederung der Systole und weiteren arteriellen Kreislaufgrößen bereits hervorgehoben. Die Venenpulsschreibung steht an diagnostischer Aussagekraft zurück. Auch die Zeitwerte spielen bei weitem nicht die Rolle wie bei der Interpretation des Karotispulses. Sie gibt jedoch wertvolle funktionsdiagnostische Aufschlüsse bei der Zuordung überzähliger Herztöne, bei Arrythmien, Perikarditis, beginnender und ausgeprägter Herzinsuffizienz. Schließlich auch bei Vitien, abgesehen von denen des rechten Herzens auch bei kongenitalen und erworbenen Klappenfehlern des linken Herzens. Wir kommen hierauf noch zurück. Im übrigen wird auf die ausführlichen Darstellungen von ALTMANN verwiesen.

Bevor wir auf die Technik der Venenpulsregistrierung zu sprechen kommen, sind einige Hinweise, die sich auf das zeitliche Verhalten des Pulses beziehen und die wiederum der Methode zugute kommen, notwendig. Wichtig ist der Vergleich des Halsvenenpulses zur Systole der Herzventrikel bzw. zur Pulsation der Arterien. Dieser Vergleich geschieht mit der Palpation der A. carotis der anderen Halsseite. Im übrigen gilt die einfache Feststellung, daß man bei der Palpation den arteriellen Druckpuls fühlt, während der venöse Volumenpuls schwindet. Sind die Karotiden schlecht zu tasten, kann die Halsvenenpulsation mit der Palpation des Spitzenstoßes oder dem Auskultationsbefund des Herzens verglichen werden.

Durch diesen Vergleich soll entschieden werden, ob es sich um einen echten oder falschen Venenpuls handelt. Der erstere kommt durch Aufstauung zustande, der letztere oder mitgeteilte Venenpuls durch Übertragung der Pulsation der tiefergelegenen A.carotis, mithin nur eine scheinbare Venenpulsation. Eine mitgeteilte Venenpulsation ist natürlich immer systolisch und erfolgt zur gleichen Zeit wie die Pulsation der A.carotis der anderen Seite.

Methodik der Venenpulsschreibung

Wir verwenden das photoelektrische Verfahren, bei dem in der Anordnung einer optischen Bank ein Lichtstrahl tangential die Vene, dann eine Photozelle trifft. Die Volumenschwankungen können durch Aufkleben eines kleinen Papierreiters verstärkt werden, insbesondere wenn die Volumenschwankungen kaum sichtbar sind. Da der Venenpuls im Gegensatz zum arteriellen Druckpuls einen Volumenpuls darstellt, soll im Interesse einer einwandfreien Aufzeichnung ein Druck auf die Venenwand vermieden werden. Diese Voraussetzung wird auch durch das bereits bei der Arterienpulsaufzeichnung erwähnte Reflexionsverfahren nach PORTHEINE erfüllt. Ein mechanoelektrischer Wandler, hier das Infraton-Verfahren nach BOUCKE-BRECHT, kann bei der Venenpulsaufzeichnung Verwendung finden, jedoch ist entsprechend dem Vorhergesagtem ein schwereloses Arbeiten Voraussetzung. Diese Kurven weisen geringfügige Veränderungen gegenüber den vorgenannten Verfahren durch einen geringeren Anteil an Karotispuls auf, sind aber für die Auswertung in gleicher Weise brauchbar. Andere Rezeptoren mit Druckwirkung sind ungeeignet. Wir geben den photoelektrischen Verfahren den unbedingten Vorzug, zumal die gleiche Methodik auch für die Registrierung der Atemkurve Verwendung findet.

Als Abnahmestelle wählt man am besten die rechte Jugularvene, zwischen beiden Ansätzen des M. sternocleidomastoideus, möglichst herznahe. Ein Verschieben des Rezeptors kranialwärts führt zur qualitativen Veränderung der Kurve. Der Patient liegt flach auf dem Rücken, die Registrierung erfolgt am Ende der Exspiration bei Atemstillstand. Mitunter erreicht man eine bessere Registrierung durch Anheben der Beine oder auch Hochlagerung des Oberkörpers, eine Kopftieflagerung entstellt jedoch die Kurve (MICHEL).

Das normale Venensphygmogramm weist in allgemeinen 3 Gipfel und 2 Täler auf (Abb. 36).

Die Gipfel werden mit a, c und d, bei Bradykardien auch ein 4. Gipfel d′, die Täler mit x und y bezeichnet.

Der 1. Gipfel erhebt sich mit oder nach der P-Zacke im EKG und liegt vor dem 1. Herzton, damit in der Präsystole und heißt entsprechend präsystolische Welle. Durch die Vorhofkontraktion wird der Druck im rechten Vorhof erhöht, es kommt zur Einstrombehinderung der benachbarten Venen. Das aus der Peripherie nachströmende Blut führt zur Volumenerhöhung dieser Venen, in der Venenpulskurve einer Aufwärtsbewegung entsprechend. Bei Vorhofflimmern ist diese a-Welle nicht vorhanden. (Frühere Auffassungen eines Rückstromes von Blut aus dem rechten Vorhof bei Schlußunfähigkeit der Bulbusklappen sind aus physiologischen und anatomischen Gegenbenheiten falsch).

Der 2. Gipfel fällt in die Anspannungszeit, die bekanntlich mit der Q-Zacke im EKG beginnt und wird als systolische Welle bezeichnet. Die systolische Welle ist normalerweise höher als die präsystolische Welle. Während der Anspannungszeit wölben sich die Trikuspidalsegel nach dem Vorhof zu, engen damit das Vorhoflumen ein und führen zur Einstrombehinderung des Blutes in den zuführenden Venen. Während

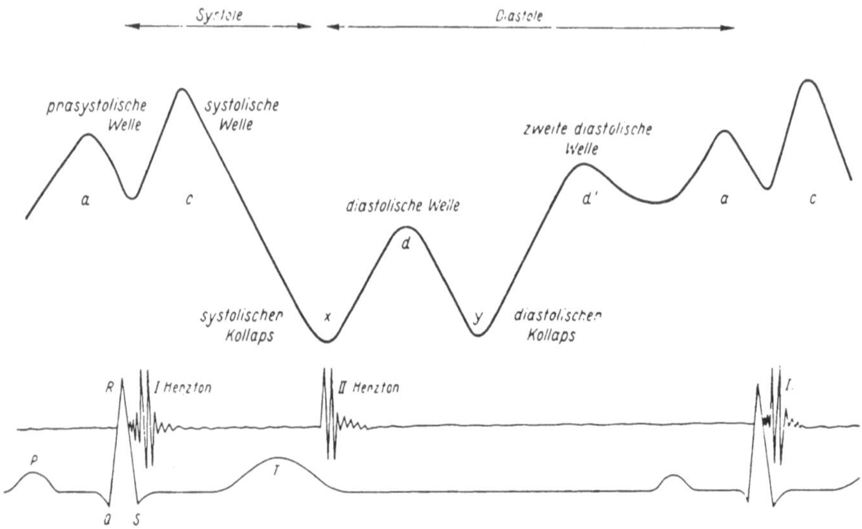

Abb. 36. Schema eines Venenpulses (Nach R. Altmann: „Der Venenpuls", Urban & Schwarzenberg, München–Berlin 1956)

der nachfolgenden Ventrikelsystole wird der Druck wie das Volumen in der A.carotis erhöht. Die genannte Rückstauung in den Venen wie der mitgeteilte Karotispuls führen zur 2. Aufwärtsbewegung in der Venenpulskurve, die im wesentlichen durch die Pulswelle der A.carotis bestimmt wird. Ist die systolische Welle gespalten entspricht der 1. Gipfel dem venösen, der 2. Gipfel dem arteriellen Anteil.

Der 3. Gipfel fällt in die Diastole, damit nach der T-Zacke im EKG, in seinem Beginn etwa mit dem 2. Herzton zusammen und wird als diastolische Welle bezeichnet. Die Genese isr unklar. Bei höhergetretener Ventilebene spiegelt sie den raschen Blutabstrom in der Diastole aus den Venen in den rechten Vorhof wieder, der aufgefüllt wird und sich frühdiastolisch in den rechten Ventrikel entleert. Der Gipfel der d-Welle entspricht der Trikuspidalöffnung, mit dem Öffnungston übereinstimmend.

Der vorher genannte 4. Gipfel d' bei Bradykardien zeigt das Ende der passiven Ventrikelfüllung an (2. diastolische Welle) und ist ohne Bedeutung.

Das zwischen den Kurvengipfeln liegende Tal x, auch systolischer Kollaps genannt, ist gleichfalls in seiner Genese nicht gesichert. Ausgelöst wahrscheinlich durch ein Absinken des intrathorakalen Druckes wie eine systolische Verschiebung der Ventilebene spitzenwärts, die wie eine Saugpumpe auf Vorhöfe und zuführende Venen wirkt, weiterhin mitverursacht durch den Abfall der Karotispulskurve. Der tiefste Punkt liegt je nach arterieller Beimischung später, im allgemeinen *0,03* sec.–*0,06* sec. nach dem II. Herzton.

Das 2. Tal y, auch diastolischer Kollaps genannt, entspricht zeitlich der frühen Diastole während sich der Vorhof entleert. Der tiefste Punkt y bedeutet das Ende der raschen Füllungsphase (d–y). Die Zeitdauer des diastolischen Kollapses, gemessen vom Wellengipfel d bis zum tiefsten Punkt y variiert nach ALTMANN zwischen 0,10 bis 0,22 sec.

Nach der Beschreibung der normalen Venenpulskurve die Methode der Elimination der Karotisbeimengung nach HOLLDACK-WOLF. Durch zeichnerische oder elektronische Subtraktion der Karotispulskurve von der Venenpulskurve wird die Karotisbeimischung praktisch ausgeschaltet, dabei verschwindet u. U. die c-Welle völlig oder es bleibt nur der vorgenannte venöse Anteil erhalten, der Punkt c wird vorverlegt. Nach unseren Erfahrungen sehen wir jedoch keinen Vorteil aus diesem Verfahren, weder in diagnostischer noch funktionsdiagnostischer Hinsicht.

Der Verlauf der bereinigten Venenpulskurve soll nach Auffassung der Autoren der Druckkurve des rechten Vorhofes entsprechen. Wir selbst können hierzu keine Stellung nehmen, da wir für die Druckmessung des rechten Vorhofes den Mikrokatheter benutzen, auf das Verfahren kommen wir später zurück. Andererseits ist die Bestimmung des Vorhofdruckes wichtig für die Festlegung der Trikuspidalöffnungszeit in Analogie zur bereits besprochenen Mitralöffnungszeit, auch hierauf werden wir noch zurückkommen. Wir betonten bereits, daß eine quantitative Analyse der Venenpulskurve, insbesondere im Vergleich zur Karotispulskurve, in den Hintergrund tritt. Die diagnostische Anwendung bezieht sich auf die Formveränderungen der Venenpulskurve bei gestörter Dynamik des rechten wie des linken Herzens, weiterhin auf die Festlegung von Extratönen und bestimmter Zeitwerte in Verbindung mit Phono-, Apex- und Elektrokardiogramm.

Die klinische Anwendung der Venenpulsregistrierung ist von ALTMANN in derart hervorragender Weise beschrieben, daß wir uns hier nur stichwortartig und schematisch auf die wesentlichen klinischen Merkmale bei Formabweichungen beschränken.

a-Welle: eine quantitative Aussage ist nicht möglich. Überhöhung bei mangelhafter Entleerung des rechten Vorhofes wie bei Trikuspidalstenose und -insuffizienz, überhaupt bei allen Formen der Rechtsinsuffizienz bei bestehendem Sinusrhytmus. Weiterhin bei Vorhofpfropfung d. h. bei gleichzeitiger Kontraktion von Vorhof und Kammer bei Reizbildungs- und Reizleitungsstörungen wie bei der a-v Dissoziation. Bei der Linksdekompensation bzw. bestimmten Klappenfehlern des linken Herzens. Bei der reinen Mitralstenose durch Einengung des rechten Vorhoflumens, dadurch eine die c-Welle an Größe überragende a-Welle, zumal die c-Welle schon durch das kleine Schlagvolumen bei Mitralstenose niedrig ist. Kommt es bei Mitralstenose zum pulmonalen Hochdruck und den Zeichen der Rechtsinsuffizienz und diastolischen Druckerhöhung nimmt die a-Welle weiterhin an Höhe zu, da der rechtsseitige Vorhofdruck ansteigt. Zusammenfassend handelt es sich bei jeder Erhöhung der a-Welle um eine Erhöhung des enddiastolischen Druckes im rechten Ventrikel entsprechend wiederum der Erhöhung des Vorhofdruckes, da die Venen sich nicht entleeren können. Andererseits wird durch die Erhöhung eine noch wirksame Vorhofkontraktion zum Ausdruck gebracht, die je nach Insuffizienzgrad auch fehlen kann. Dieser Vorgang trifft auch auf jede Form der ausgeprägten Linksinsuffizienz zu. Bei der Mitralinsuffizienz in reiner Form ist die Venenpulskurve normal, bei kombinierten Mitralvitien kann durch den Höhenvergleich der a- und c-Welle eine gewisse Abgrenzung des Insuffizienz- und Stenoseanteils ermöglicht werden, jedoch nicht im streng quantitativen Sinn nach PÜSCHEL.

Eine Erniedrigung und Verbreiterung der a-Welle besteht nach ALTMANN bei Stauungszuständen und starker Venendruckerhöhung, bedingt durch eine bei Vorhofüberlastung insuffiziente Kontraktion. Ein Fehlen der a-Welle registrieren wir, wie bereits betont, bei Vorhofflimmern.

c-Welle: im Hinblick auf die überwiegend arterielle Beimischung ohne wesentlichen klinischen Wert. Bei geringer Kontraktion des linken Ventrikels niedrig, mithin die Schlußfolgerung auf die Kontraktionskraft des linken Ventrikels je nach Höhe dieser Welle.

Systolischer Kollaps-x: Bedeutsame Schlußfolgerung auf die Kontraktionskraft des linken Ventrikels. Bei Kontraktionsschwäche des linken Herzens bzw. geringem Schlagvolumen und großem Restvolumen kommt es zur Buckelbildung im sonst gradlinigem Verlauf des systolischen Kollapses (Abb. 37).

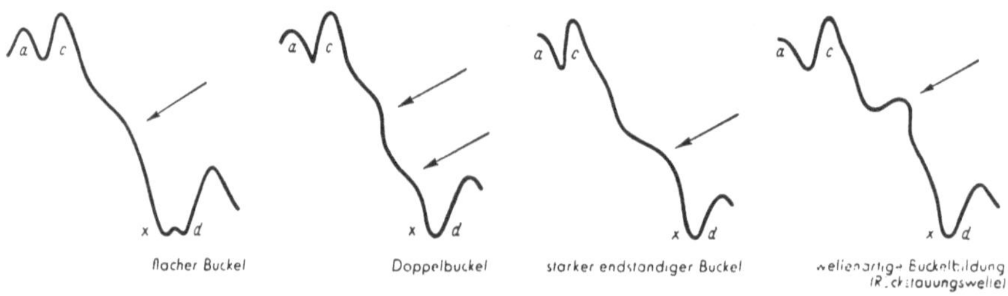

Abb. 37. Formvariationen der Buckelbildung am systolischen Kollaps (nach R. Altmann: „Der Venenpuls", Urban & Schwarzenberg, München–Berlin 1956)

Diese Buckelbildung ist ein prägnantes Frühsymptom der Linksinsuffizienz. Weiterhin bei nachlassender Kontraktionskraft des linken Ventrikels Vorverlagerung von x, das vor dem II. Herzton in die Systole hineinwandert. Gleichzeitig Abschwächung der c-Welle und Vorverlagerung von d. Diese Abschwächung kann bis zur Nivellierung führen, in diesem Fall ist die nicht sinngerechte Bezeichnung positiver Venenpuls zum Begriff geworden. Es ist dieser Vorgang Ausdruck einer Stauung, einer Dekompensation. Als niedrigster Punkt der Venenpulskurve ist nur das diastolische Tal y vorhanden, da x verschwunden ist.

Der positive Venenpuls ist für uns der Prototyp der Trikuspidalinsuffizienz und stehen wir damit gemeinsam mit MICHEL im Gegensatz zu ALTMANN, der als charakteristisch für dieses Vitium eine Insuffizienzwelle, beginnend mit dem I. Herzton ansieht. Diese 2. Welle liegt zwischen der a- und c-Welle, wir konnten sie jedoch nur in wenigen Fällen nachweisen.

Diastolische Welle-d und diastolischer Kollaps-y: bei mangelhafter Ausprägung Zeichen von Rechtsinsuffizienz bzw. Stauung im rechten Ventrikel. Erklärt damit ungenügendes Abfließen des Vorhofblutes bei Öffnung der Trikuspidalklappe. Die sich daraus ergebene Rückstauung führt neben dem Kleinerwerden der d-Welle auch zur Abflachung oder Verschwinden des diastolischen Kollapses.

Damit können aus den Veränderungen von c (Abflachung) und x (Vorverlagerung), weiterhin von d und y, wie beschrieben, Schlüsse auf Überwiegen einer Links- oder

Rechtsinsuffizienz gezogen werden. Die Bedeutung dieser Feststellung ist jedoch klinisch nicht allzu groß, da wir andere Möglichkeiten zur Erkennung haben (Karotispuls- und Herzspitzenstoßkurve).

Auf Veränderungen der Venenpulskurve bei den verschiedenen Erkrankungen des Herzens verweisen wir wiederum auf die maßgebliche Schilderung von ALTMANN.

Wichtig ist noch die Zuordnung überzähliger Herztöne mittels der Venenpulskurve. Wir erwähnten bereits, daß der Gipfel der d-Welle dem Trikuspidalöffnungston entspricht, der Mitralöffnungston liegt vor der d-Welle. Die Trikuspidalöffnungszeit errechnet sich aus der Distanz pulmonaler Anteil des II. Herztones-Gipfel von d. Andererseits in Analogie zur Mitralöffnungszeit ist die Trikuspidalöffnungszeit abhängig vom rechtsseitigen Vorhof- und Pulmonalisdruck. Die Strecke d-y entspricht wie erwähnt der schnellen Füllungsphase, ein 3. Herzton im absteigenden Teil von d-y ist linksseitig, in der Höhe von y rechtseitig. Ein 4. Herzton (Vorhofton) läßt sich in einen rechts- und linksatrialen Ton unterscheiden. Der rechtsatriale Ton liegt vor der a-Welle, der linksatriale mit oder nach der a-Welle. Diese Unterscheidung ist von erheblicher Bedeutung, da der linksatriale Ton (Mitralstenose) ohne Bedeutung ist, der rechtsatriale Ton einer Erhöhung des enddiastolischen Druckes entspricht.

Aus Gründen der Übersicht veranschaulicht die nachfolgende Abbildung nochmals die sich aus der Kombination der Kurven ergebenen Zeitwerte (Abb. 38).

Wir verweisen an dieser Stelle auch auf die im Kapitel IV (Tab. VII) zusammengestellten wichtigsten hämodynamischen Zeitwerte.

5. Das Apexkardiogramm

Eine besondere Stellung nimmt die Herzspitzenstoßkurve ein, die wohl lange bekannt, jedoch auch lange Zeit in Vergessenheit geraten war. Bedeutsam durch die Aussagekraft in diagnostischer und funktionsdiagnostischer Hinsicht. Wir registrieren die durch die Herzspitze ausgelöste Bewegung der Brustwand, dabei überwiegend die vom linken Ventrikel gebildete Herzspitze.
Die Bewegung der Herzspitze nach vorne entspricht einer aufwärts gerichteten, die Bewegung nach rückwärts einer abwärts gerichteten Kurve.

Die Registrierung erfolgt mit den gleichen Rezeptoren wie bei der Aufzeichnung der Karotispulskurve (piezoelektrisch, Infratonverfahren) nach Exspiration in Apnoe. Wir tasten den Spitzenstoß entweder in Rücken- oder linken Seitenlage des Patienten, im letzten Fall ist jedoch häufig eine Mitbeteiligung des rechten Ventrikels vorhanden. Mitunter ist für die Entscheidung eines links- oder rechtsventrikulären Apexkardiogramms die Unterstützung durch das EKG (links-rechtstypisch) erforderlich. Bei dem nicht palpablen Spitzenstoß (Adipositas, Emphysem) ist die Registrierung nicht möglich. Wesentlich ist die Abnahme der Kurve im Zentrum des Spitzenstoßes. Schon kleine Verschiebungen des Rezeptors führen zu Verfälschungen bis zu spiegelbildlichen Kurven. Simultan mit dem Apexkardiogramm (Akg) werden Elektro- und Phonokardiogramm mitgeschrieben.

Karotispuls: 1 = erste Vorwelle; 2 = zweite Vorwelle; 3 = Steilanstieg mit anakroter Schulter; 4 = Kurven-Gipfel; 5 = katakrote Schulter; 6 = Inzisur; 7 = Dikrotie (frühdiastol. Welle).

Venenpuls: a = praesystol. Welle; c = systolische Welle; x = systol. Kollaps; d = diastol. Welle; y = diastol. Kollaps.

Elektrocardiogramm:

Öffnung der Pulmonalkl (P_1), Aortenkl (A_1) Trik. kl (T_2), Mitralkl (M_2).

Schluß der Mitralkl (M_1), Trik. kl (T_1), Aortenkl (A_2), Pulmonalkl (P_2).

4. Ton = Vorhofton (re. u. li. Anteil).
3. Ton = Füllungston (re. u. li. Anteil).

Umformungszeit (UZ)

Anspannungszeit (AZ)

Druckanstiegszeit (DAZ)

zentrale Pulswellenlaufzeit (zP)

Entspannungszeit (E)

Austreibungszeit (S)

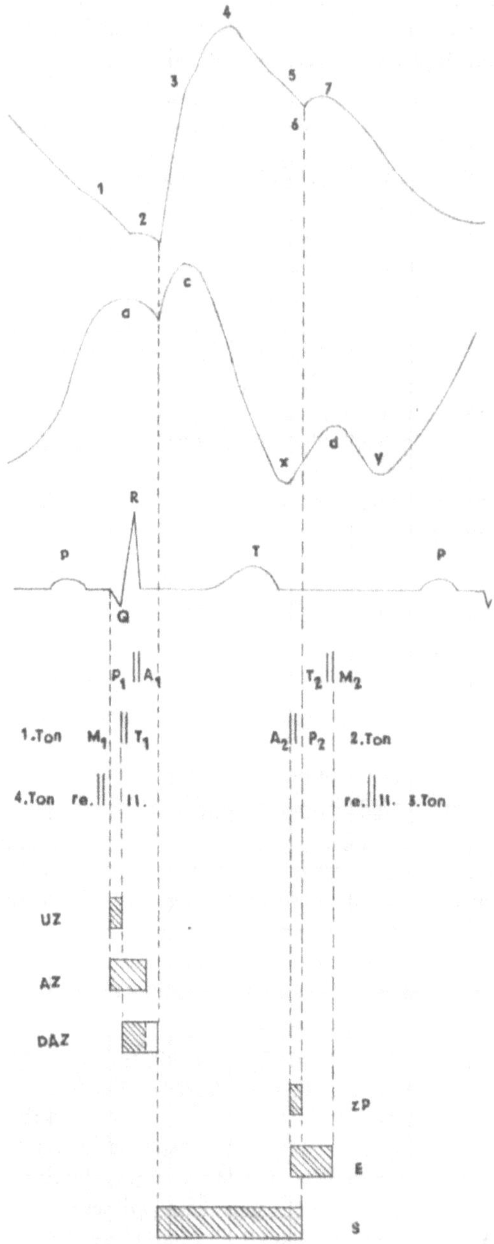

Abb. 38. Schematische Darstellung der Beziehungen zwischen Karotispuls, Venenpuls und Elektrokardiogramm

Von GLEICHMANN wird zur Registrierung des Akg ein anderes Meßprinzip beschrieben, das im Gegensatz zu der Technik mittels Pulsmikrophonen, mit denen die Verschiebungen der Thoraxwand gemessen werden, mittels eines modifizierten Statham-Druckwandlers die Kraft gemessen wird, mit der diese Verschiebungen hervorgerufen werden, mithin diese Methode ein quantitatives Meßprinzip darstellt. Wir selbst verfügen über keine Erfahrung mit dieser Methode, die Vorteile durch Wegfall der Zeitkonstante, einer verzögerungs- und dämpfungsfreien Aufzeichnung liegen auf der Hand.

Die Bedeutung des Akg wird insbesondere von MICHEL hervorgehoben und eingehend beschrieben, wir folgen damit zunächst im wesentlichen diesen grundsätzlichen Ausführungen.

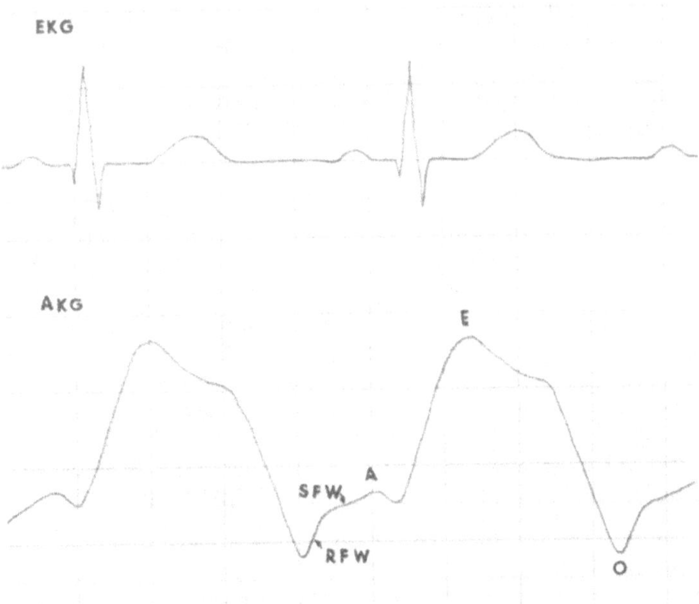

Abb. 39. Apexkardiogramm mit zeitlicher Beziehung zum Elektrokardiogramm

Das normale Akg besteht aus der Vorhofwelle A, die auf die Vorhoferregung im EKG folgt. Das Fehlen dieser Welle ist ohne Bedeutung, andererseits die Prominenz wichtig, wir kommen hierauf noch zurück. Die A-Welle, die der Ventrikelfüllung durch die Vorhofkontraktion entspricht, geht in einen steilen Anstieg, Beginn der Ventrikelkontraktion, über. Das Ende der isometrischen Kontraktionphase ist durch den Punkt E (ejection point) gekennzeichnet, mit dem die Austreibungsphase beginnt. Dieser erste Gipfel ist von einem abfallenden Plateau mit einem zweiten Gipfel oder Buckel gefolgt, dem sich eine negative Welle mit dem tiefsten Punkt 0 anschließt. Dieser Punkt 0 (opening point) kennzeichnet die Öffnung der a-v-

Klappen, entsprechend dem Beginn der Ventrikelfüllung. Die weitere Kurve teilt sich in die schnelle Füllungswelle RFW (rapid filling wave), gefolgt von der langsamen Füllungswelle SFW (slow filling wave), die leicht ansteigt bis die nächste Vorhofkontraktion erfolgt.

Aus dem Akg ergibt sich sowohl die Möglichkeit der Zuordnung überzähliger Herztöne wie die Erkennung bestimmter diagnostischer und funktionsdiagnostischer Merkmale.

Ein IV. Herzton, der mit der A-Welle zusammenfällt, enspricht dem linken Vorhofton. Da der rechte Vorhof sich früher kontrahiert als der linke fällt der rechte Vorhofton vor die A-Welle.

Wesentlich die Unterscheidung der in den ersten vier Dezenien harmlosen Spaltung des I. Herztones von dem klinisch bedeutsamen frühsystolischen Klick (postvalvulärer Dehnungston, pathologischer Öffnungston). Der Klick fällt mit dem Gipfel E zusammen, bei der Spaltung liegt der 2. Teil des I. Herztones vor E. Allerdings ist die Unterscheidung zwischen einem rechts- oder linksventrikulären Klick nicht möglich.

Der Punkt O entspricht wie erwähnt der a-v Klappenöffnung. Der Mitral- bzw. Trikuspidalöffnungston fällt mit dem Punkt O zusammen, allerdings muß eine mäßige Variationsbreite vor oder nach O, die sich aus der Abhängigkeit der Mitralöffnungszeit u. a. bei Hypertonie und Aorteninsuffizienz ergibt, berücksichtigt werden. Die Unterscheidung zwischen Mitralöffnungston und Spaltung des II. Herztones ist mitunter schwierig, da bei weiter Spaltung (0,07–0,08) der zweite Spaltungsanteil mit O zusammenfallen kann. Hier kann der Stehversuch weiterhelfen, da hierbei die Spaltung enger, die Mitralöffnungszeit weiter wird (s. a. Atmungskurve). Ein Fehlen des Mitralöffnungstones kommt wie erwähnt durch Verschmelzung mit dem 2. Ton bei erheblicher Stenose bzw. starker Druckerhöhung im linken Vorhof vor, in diesem Fall folgt der Punkt O direkt dem 2. Ton.

Ein III. Herzton linksventrikulär fällt mit dem Gipfel RFW zusammen, rechtsventrikulär vor RFW, gleichfalls mit RFW zusammen der Summations-Galopp, d. h. die Verschmelzung des III. mit dem IV. Herzton. Zusammenfassend wird festgestellt, daß bei fraglichen Extratönen immer die Spitzenstoßkurve geschrieben werden sollte.

Im funktionsdiagnostischen Bereich spielt die Höhe der A-Welle eine besondere Rolle als Parameter des enddiastolischen Druckes des linken Ventrikels. Aus der Beziehung der Höhe der A-Welle zum Gesamtausschlag lassen sich nach MICHEL folgende Schlüße ziehen: bis 8% ist als normal zu werten, ab 10% verdächtig, über 15% beweisend für eine linksseitige Erhöhung des enddiastolischen Druckes.

Speziell bei der Aortenstenose ist damit der Schluß auf einen hohen Druckgradienten an der Aortenklappe möglich, der bei 15% eine absolute Operationsindikation abgibt. Bei der coronarsklerotischen Kardiopathie ist die hohe A-Welle (über 10–12%) ein wesentlicher Ausdruck der Erhöhung des muskulären Widerstandes bzw. der inneren Reibung und damit ein spezifisches funktionsdiagnostisches Merkmal. Das Ergebnis kann durch Belastung noch verbessert werden, damit lassen sich nach

MICHEL bis 95% der genannten Kardiopathien erfassen. Umgekehrt wird nach der Einnahme von Nitrokörpern ein Kleinerwerden der A-Welle beobachtet. Bei den Mitralvitien schließt andererseits eine A-Welle eine wesentliche Stenose aus.

In Analogie zu den Zeitwerten des Karotispulses wird beim Akg die Zeit vom Beginn des Steilanstiegs bis zum Beginn des Hauptsegments des I. Herztones bestimmt. Ein Zeitintervall von *0,02–0,03* sec. ist normal. Eine Verlängerung sehen wir beim Linksschenkelblock, vor allem bei der Mitralstenose. Hier ist das Zeitintervall von 0,04–0,07 sec. beweisend für eine hämodynamisch wirksame Stenose und übertrifft nach MICHEL in seiner Aussagekraft die früher von uns angeführte Umformungszeit.

Nach GLEICHMANN et al. wird die Anstiegszeit entsprechend der Zeitberechnung bei der Karotispulskurve errechnet d. h. aus der halben Anstiegshöhe vom Beginn der systolischen Welle bis zum Gipfel. Wir folgen jedoch den Hinweisen von MICHEL, da der Kurvengipfel oft nicht sicher festlegbar ist.

Zurückkommend auf die Aortenstenose ist der Anstieg der systolischen Welle verzögert, der Punkt E wird damit verspätet erreicht. Der Kurvengipfel ist oft plateauartig verbreitert, hinzu kommt eine Ausbuchtung im absteigenden Schenkel der Kurve, der Abfall zum Punkt O ist verzögert, Erscheinungen als Ausdruck der Linkshypertrophie.

Bei der Aorteninsuffizienz sind die A-Welle sowie die Füllungswellen RFW und SFW uncharakteristisch. Die systolische Welle steigt schneller an, der Gipfel ist breit, es folgt ein steiler Abfall zum Punkt O, mithin in etwa das umgekehrte Bild wie bei der Aortenstenose. Der Vergleich des Akg mit der Karotispulskurve läßt im wesentlichen eine Übereinstimmung erkennen.

Entsprechend dem Vorhergesagten überschneiden bzw. ergänzen sich die funktionsdiagnostischen und diagnostischen Merkmale des Akg. Eine besondere Bedeutung spielt dabei die RFW-Welle, die vom Volumen des die a-v Klappe passierenden Blutes abhängig ist und damit Rückschlüsse auf die Füllungsphase des linken Ventrikels erlaubt. Das Intervall O-RFW ist bei schwerer Mitralstenose verkürzt oder fehlt, beträgt es mehr als 0,06 sec. kann die Stenose nicht erheblich sein (s. a. A-Welle). Bei der Mitralinsuffizienz ist die RFW-Welle verlängert, oft spitz. Diese spitze rasche Füllungswelle kann entsprechend dem Vorhergesagten im Phonokardiogramm mit einem Füllungston zusammenfallen, der Mitralöffnungston fällt bekanntlich mit dem Punkt O zusammen. Eine schnelle Füllungswelle sehen wir auch beim Ventrikelseptundefekt ohne Hypertonie sowie bei Jugendlichen mit großem Schlagvolumen.

Bei der Mitralinsuffizienz ist noch folgende Veränderung der systolischen Welle als Ausdruck der Mitralregurgitation wichtig. Im ansteigenden Schenkel der systolischen Welle besteht eine mehr oder weniger stark ausgebildete anakrote Welle, nach GLEICHMANN et al. in der Stärke ihrer Ausbildung in direkter Beziehung zum Schweregrad der Insuffizienz stehend. Nach den gleichen Autoren lassen sich weiterhin aus der Lage des Gipfelpunktes der systolischen Welle Rückschlüße auf den Schweregrad der Mitralinsuffizienz ziehen. Bei leichter Mitralinsuffizienz fällt der Gipfelpunkt in die frühe Systole, bei mittelschwerer Insuffizienz liegt er mesosystolisch, bei schwerer Insuffizienz in der späten Systole und kann mit dem Aortenklappenschluß zusammenfallen. Wichtig ist diese Feststellung bei der Differenzierung kombinierter Mitralfelder, da damit der Insuffizienzanteil abgeschätzt werden kann.

Die klinische Bedeutung der rechtsseitigen Akg ist wesentlich geringer. Wir verweisen nochmals auf die Zuordnung zum rechten oder linken Ventrikel mittels des EKG, abgenommen über der Abnahmestelle. Nach GLEICHMANN et al. tritt bei funktionell bedeutsamer Trikuspidalinsuffizienz im rechtsventrikulären Akg die gleiche Regurgitationswelle auf. Bei Trikuspidalstenose ergibt sich die typische Abflachung der schnellen Füllungswelle bis zum Verschwinden. Auch bei der Hypertrophie des rechten Ventrikels (Druckbelastung) finden wir die gleichen Verhältnisse einschließlich Ausbuchtung im absteigenden Kurvenschenkel wie linksseitig vor.

Eine ganz besondere und durch andere Registriermethoden nicht zu übertreffende Bedeutung kommt dem Akg bei der subvalvulären muskulären (nicht fibrösen) Aortenstenose zu. Dieses Vitium wurde erst in den letzten Jahren bekannt, speziell durch eine verbesserte Diagnostik mittels Herzkatheter und Angiokardiographie. Im Akg ist eine hohe A-Welle, die mehr als 15% des Gesamtausschlages ausmacht, obligatorisch. Weiterhin besteht ein mesosystolischer kamelhöckerartiger zweiter Gipfel, der vor den Aortenschlußton fällt (MICHEL). Es muß jedoch erwähnt werden, daß nach MAHLICH gleiche Kurvenveränderungen auch nach Isoproteronol auftreten können.

Nach HAUSEN und KÜHN wird die Karotispulskurve als wichtigstes differentialdiagnostisches Kriterium der Subaortenstenose angesehen. Diese Kurve zeigt eine Doppelgipfeligkeit in der Systole, damit vor der Incisur. Verschwindet nach Propranolol (Dociton) der zweite Gipfel oder wird er wesentlich kleiner ist die Diagnose wahrscheinlich. Wir selbst sehen jedoch im Akg die maßgebliche diagnostische Methode.

Wichtig ist das Akg bei kombinierten Aortenfehlern, da sich aus den genannten Formänderungen der Stenose- bzw. Insuffizienzanteil abschätzen läßt. Zusammenfassend stellen wir nochmals die Bedeutung des Akg tabellarisch fest:

Identifizierung von Extratönen

Zusammenfallend mit der	A-Welle	linker Vorhofton,
vor der	A-Welle	rechter Vorhofton.
Zusammenfallend mit dem	Gipfel E	frühsystolischer Klick,
vor dem	Gipfel E	Spaltung des I. Herztones.
Zusammenfallend mit dem	Punkt O	Mitral- oder Trikuspidalöffnungston. Gegebenenfalls auch weite Spaltung des I. Herztones (Unterscheidung durch Stehversuch).

Zusammenfallend mit des schnellen Füllungswelle RFW III. Herzton (Ende der schnellen Füllungsphase), auch bei Verschmelzung von III. und IV. Herzton (Summationsgalopp).

Funktionsdiagnostische und diagnostische Merkmale

A-Welle – Größe entsprechend der Höhe des enddiastolischen Druckes im linken Ventrikel. Wesentlich bei valvulärer und subvalvulärer Aortenstenose und coronarsklerotischer Kardiopathie. Eine vorhandene A-Welle schließt andererseits eine wesentliche Mitralstenose aus.

Ansteigender Kurvenschenkel – Anstiegszeit verlängert bei Aortenstenose, Mitralstenose, Mitralinsuffizienz, Linksschenkelblock. Verkürzt oder normal bei Aorteninsuffizienz.
Anakrote Welle als Ausdruck der Regurgitation bei Mitral- und Trikuspidalinsuffizienz.

Kurvengipfel – Doppelgipfel (Kamelhöcker) bei subvalvulärer, muskulärer Aortenstenose. Plateaubildung als Ausdruck von Hypertrophie des linken oder rechten Ventrikels.

Absteigender Kurvenschenkel – Ausbuchtung als Ausdruck von Hypertrophie des linken oder rechten Ventrikels. Verzögerter Abfall zum Punkt O bei Aortenstenose. Steiler Abfall zum Punkt O bei Aorteninsuffizienz.

Schnelle Füllungswelle RFW – verkürzt oder fehlend bei Mitralstenose und Trikuspidalstenose. Verlängert-spitz bei Mitralinsuffizienz, Trikuspidalinsuffizienz, Ventrikelseptumdefekt ohne Hypertonie, großem Schlagvolumen bei Jugendlichen.

Die besondere Bedeutung des Akg für die Beurteilung des Schweregrades von Vitien und die Abgrenzung des Stenose- und Insuffizienzanteiles bei kombinierten Formen.

B. Die Atmungskurve (Pneumographie)

Die einfache Atmungskurve, ohne Beziehung zur Atemfunktion, soll uns lediglich als hämodynamisches Hilfsmittel dienen. Bereits in der Einleitung wiesen wir auf die Möglichkeit der differenzierten Beurteilung einer Spaltung des II. Herztones und eines Geräusches der Trikuspidalklappe mittels der Atmungskurve hin.

Zunächst muß vorausgestellt werden, daß inspiratorisch das Schlagvolumen des rechten Ventrikels größer als das des linken Ventrikels ist. Die Austreibungszeit des rechten Ventrikels ist damit verlängert, der Pulmonalklappenschlußton tritt verspätet auf. Die weitere Folge ist, daß die physiologische Spaltung des II. Herztones inspiratorisch zunimmt und in der Exspiration wieder schwindet (Normalwert der physiologischen Spaltung 0,05–0,07 sec.).

Auf die pathogenetischen Voraussetzungen einer abnorm weiten Spaltung des II. Herztones durch eine Verlängerung der rechtsseitigen oder Verkürzung der linksseitigen Systolendauer soll hier nicht eingegangen werden. Wir weisen nur auf die im vorherigen Kapitel erwähnte physiologische Verkürzung des Spaltungsintervalles im Stehen hin.

Eine fixierte Spaltung ist pathologisch (links-rechts Shunt bei Vorhofseptumdefekt, Rechtsschenkelblock). Bei inspiratorischer Verkleinerung oder einem Verschwinden des Spaltungsintervalles (paradoxe Spaltung) geht der Pulmonalklappenschlußton dem Aortenklappenschlußton voraus (linksventrikuläre Druck- oder Volumenbelastung, Linksschenkelblock). Während der Exspiration wird hier die Spaltung wieder breiter, mithin ein umgekehrtes Verhalten gegenüber einer physiologischen Spaltung.

Das inspiratorisch vermehrte Schlagvolumen des rechten Ventrikels ist weiterhin Ursache einer Verstärkung rechtsseitiger Geräuschphänomene während der Inspiration. Diese Verstärkung bezieht sich sowohl auf das systolische Insuffizienzgeräusch und das diastolische Stenosegeräusch der Trikuspidalklappe wie auf den Trikuspidalöffnungston. Nach HOLLDACK-WOLF läßt sich der rechtsseitige Vorhofton durch sein Amplitudenmaximum im Beginn des Inspiriums von dem Maximum des linksseitigen Vorhoftones zum Zeitpunkt der tiefsten Inspiration abgrenzen. Die genannten Schallphänomene lassen sich nach BLÖMER durch den bekannten MÜLLERschen Saugversuch noch verstärken.

Die Technik der Aufzeichnung einer Atmungskurve ist denkbar einfach. Wir benutzen den photoelektrischen Pulsabnehmer der Venenpulsaufzeichnung. Hier wird die Thoraxoberfläche, auf die ein Papierreiter aufgesetzt ist, tangential von dem Lichtstrahl getroffen. Die Aufwärtsbewegung der Kurve entspricht dem Inspirium (Abb. 40).

Zusammenfassend gibt uns damit die Atmungskurve die Möglichkeit unseren Auskultationsbefund durch die zeitliche Festlegung bestimmter überzähliger Herztöne zu ergänzen, weiterhin vom rechten Herzen ausgehende Geräuschbildungen durch inspiratorische Amplitudenzunahme zu erkennen und festzulegen.

C. Der Rechtskatheterismus mittels Einschwemmkatheter

Anstelle der klassischen Sondierung des rechten Herzens mit dem COURNAND-Katheter wird in letzter Zeit der Einschwemmkatheter (Mikrokatheter) nach GRANDJEAN in zunehmenden Maße gebraucht. Der Vorteil liegt in der Einfachheit der Methode, auf die wir nachher noch zurückkommen. Die Belastung durch diesen Katheterismus ist für den Patienten gering und in keiner Weise zu vergleichen mit der traditionellen Methode. Die häufige Wiederholung dieser Sondierung ist ebenso möglich wie das u. U. tagelange Liegenbleiben des Katheters als Verweilkatheter, weiterhin sind ergometrische Belastungsuntersuchungen, die wir in dem einschlägigen Kapitel noch erwähnen werden, einfach durchzuführen.

Der Mikrokatheter gestattet die exakte Messung aller Druckwerte im oberen Hohlvenensystem bzw. im rechten Vorhof, im rechten Ventrikel, in der Lungenarterie und, wenn auch nicht in allen Fällen, im Lungenkapillargebiet. Die Lage des

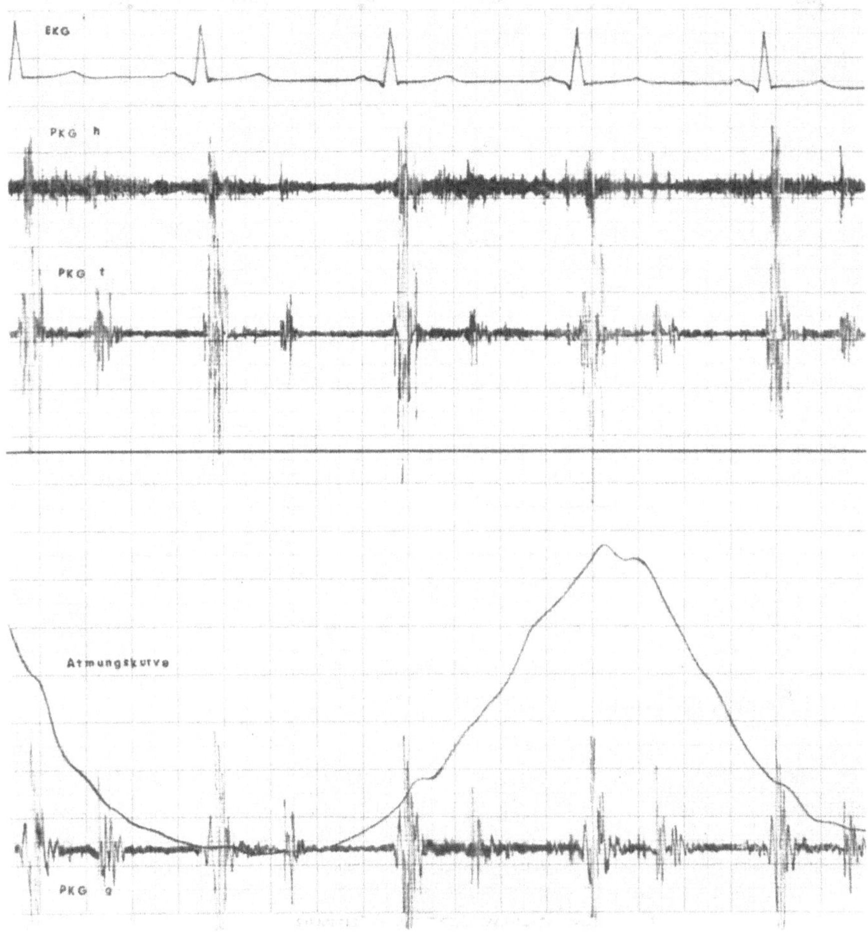

Abb. 40. Originalkurve mit simultaner Registrierung von Atmungskurve, Elektro- und Phonokardiogramm (beachte die Spaltung der II. Töne im Inspirium)

Katheters wird durch das Erscheinen entsprechender Druckkurven auf dem Oszilloskop angezeigt, eine Röntgenkontrolle des Katheters entfällt (Abb. 41).

Der Mikrokatheter kann den klassischen Rechtskatheter nicht bei allen Indikationen ersetzen, jedoch werden die damit verbundenen Einschränkungen durch die eben genannten Vorteile ausgeglichen. An Einschränkungen sind zu beachten:

Die Natur eines Einschwemmkatheters gestattet nicht die Sondierung gegen den Strom d. h. das Einführen durch einen Vorhof- oder Ventrikelseptumdefekt in das

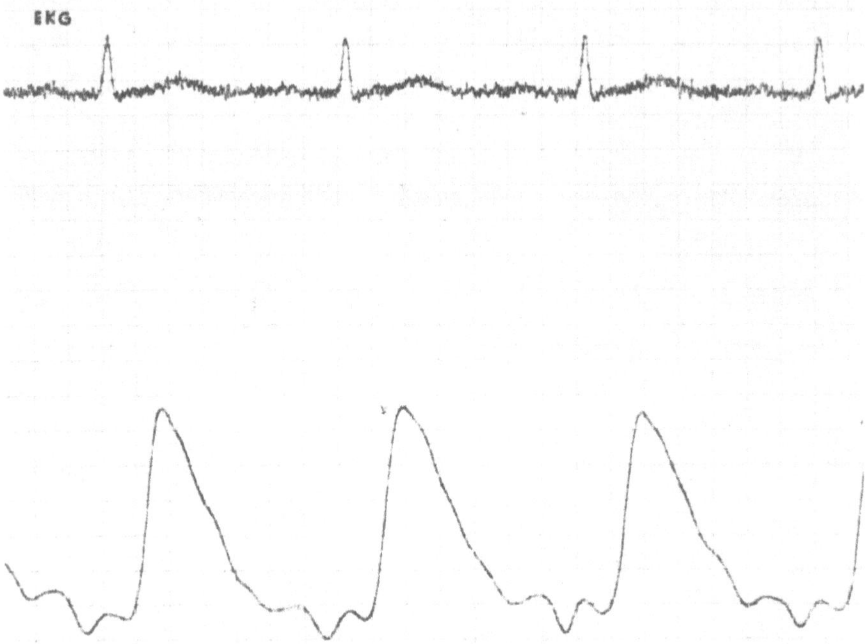

Abb. 41. Rechtsventrikulärer Druck und EKG

linke Herz. Jedoch ist der Nachweis eines links-rechts Kurzschlußes, abgesehen von dem in dem Kapitel über die Oxymetrie beschriebenen Verfahren, auch mittels eines speziellen Mikrokatheters möglich, auf die Methode kommen wir noch zu sprechen. Aus dem gleichen Grund gelingt in wenigen Fällen bei hochgradiger pulmonaler Hypertonie oder extremer Rechtsinsuffizienz die Messung des Druckes in der Lungenarterie und des Lungenkapillardruckes nicht, die wertvolle Aufschlüsse über den Funktionszustand des linken Herzens geben. Auch das Einbringen von Kontrastmitteln durch die Sonde (Angiokardiographie) ist infolge des kleinen Lumens nicht möglich.

Weiterhin ist es mittels des Mikrokatheters möglich, kontinuierliche Blutdruckmessungen durchzuführen und die Werte telemetrisch auf einen Empfänger mit Registriervorrichtung zu übertragen, besonders wichtig für Belastungsuntersuchungen wie sie in dem Kapitel über Telemetrie noch Erwähnung finden.

Die Technik der Mikrokatheter-Methode

Wir verwenden den „*Sirecust MM1*" der Fa. Siemens, ein Gerät, das speziell für die Einschwemmkatheterisierung entwickelt wurde. Der Anwendungsbereich umfaßt die Katheterisierung des rechten Herzens, der Lungenarterie und des Lungenkapillargebietes. Außerdem werden EKG und Pulsfrequenz dargestellt. Außerdem erlaubt die Methode eine Langzeit-Blutdrucküberwachung bei der Intensivpflege schwerkranker Patienten. Eine besondere Vorbereitung des Patienten, abgesehen von einer Sedierung mit Valium, ist nicht notwendig. Wir verzichten im allgemeinen auch auf die prophylaktische Anwendung eines Antiarrythmicums (Xylocain) trotz der bei der Ventrikelpassage des Katheters häufig auftretenden Extrasystolen.

Nach Punktion einer Armvene (Vena basilica), die in den meisten Fällen ohne lokale Anästhesie durchgeführt werden kann, wird der mit physiologischer Kochsalzlösung gefüllte hochelastische Mikrokatheter durch die Punktionskanüle in die Vene eingeführt und vorwärts geschoben (5–10 cm/sec.). Ohne Röntgenkontrolle, vom Blutstrom mitgeschwemmt, erreicht der Mikrokatheter, dessen geringer Außendurchmesser vom 0,9 mm ein widerstandsfreies Vordringen ermöglicht, nach etwa 75 cm Länge den rechten Vorhof. Anschließend gelangt der Katheter durch die Kammer und die Lungenarterie in das Lungenkapillargebiet. Progression und Lage des Mikrokatheters werden am Elektromanometer und am Oszilloskop durch spezifische Druckwerte bzw. typische Druckkurven angezeigt. Die ausgezeichnete Elastizität des Mikrokatheters gewährleistet eine reibungslose Progression, die vom Patienten nicht wahrgenommen wird. Voraussetzung hierfür ist eine entspannte Lage des Patienten, dessen rechter Arm, mit leichter Drehung nach innen, nahe am Körper liegen sollte, um das Passieren der Axilla zu erleichtern. Die Progression kann durch tiefe Inspirationen kräftig unterstützt werden. Diese tiefen Inspirationen bewirken größere Druckveränderungen im Thorax, die den venösen Blutstrom zum Herzen beschleunigen. Nach Erreichen der Lungenarterie können Messungen und Analysen, wie vorher erwähnt, durchgeführt werden.

Der Katheter wird kontinuierlich mit einer physiologischen Kochsalzlösung durchströmt, um seine Verstopfung und eine Thrombenbildung zu vermeiden. Die Menge der Infusionsflüssigkeit ist gering (3–5 ml/h), so daß der Katheter wie erwähnt lange Zeit liegen bleiben kann. Ist die Infusionslösung verbraucht, besteht keine Gefahr einer Luftembolie, da bei Verwendung von Plastikbeuteln mit Druckmanschette die eingeschlossene Luft im Tropfgefäß verbleibt.

Besondere Hinweise: Bei der Applikation des Katheters ist besonders darauf zu achten, daß der Katheter während die Nadel noch in der Vene ist, nicht ruckartig oder gegen den Widerstand zurückgezogen wird. Durch die scharfe Kanülenspitze kann der Katheter u. U. abgeschert werden und dann zu einer sog. Katheterembolie führen. Schlingenbildungen und Knotungen können vorkommen, lösen sich jedoch bei vorsichtiger Handhabung immer von selbst. Zurückkommend auf das erwähnte Auftreten von Extrasystolen während des Katheterismus muß je nach Zustand des Herzens gegebenenfalls auch mit dem Auftreten von Kammerflimmern gerechnet werden. Aus Vorsichtsgründen schließen wir deshalb bei jedem Katheterismus den Patienten an den Defibrillator an.

Eine Verbesserung, jedoch auch eine Verteuerung des Verfahrens, ist der Gebrauch eines Ballonkatheters statt des konventionellen Mikrokatheters. Dieser von SWAN und GANZ entwickelte Katheter mit einer Länge von 110 cm und einem Außendurchmesser von 2 mm trägt an der Spitze einen Latexballon, der durch eine getrennte Zuleitung mit maximal 0,8 ml Luft oder CO_2 aufgeblasen wird. Der aufgeblasene Ballon überdeckt die Spitze des Katheters und verteilt damit die auf das Endokard einwirkenden Kräfte auf eine größere Fläche. Durch die geringere mechanische Irritation wird das Auftreten von Extrasystolen reduziert. Der Ballon wirkt als Zugmaschine und erleichtert das Vorwärtsgleiten des Katheters bis in die Lungenarterie.

Technik: Der Katheter wird mit Hilfe eines perkutanen Katheter-Einführungsinstrumentes DESILETS-HOFFMANN in eine Ellenbeugevene eingeführt. Nach einer eingeführten Länge von 20 cm wird der Ballon mit 0,4 ml Luft gefüllt, um die Passage in der Axilla zu erleichtern. Liegt der Katheter im rechten Vorhof entsprechend einer Entfernung von etwa 40 cm von der Ellenbeuge wird der Ballon mit 0,8 ml Luft ganz entfaltet. Die jeweilige Lage des Katheters wird wie üblich durch die Druckkurve registriert. Nun wird der Katheter mit voll aufgeblasenem Ballon weiter vorgeschoben, so daß er durch den rechten Ventrikel und die Pulmonalklappe in die Lungenarterie gelangt und eine distale Arterie verschließt und sich festsetzt, hier geht die Druckaufzeichnung von Pulmonalarteriendruck in den Pulmonalkapillardruck über.

Durch Entlüftung des Ballons wird die Blutpassage des Pulmonalarterienastes wieder frei, der gemessene Druck entspricht wieder dem Arteriendruck. Überhaupt soll nach registriertem Kapillardruck der Ballon sofort entfernt werden, um den Verschluß eines Lungensegmentes zu vermeiden.

Während beim konventionellen Mikrokatheter die Sondierung eines Lungenarterienastes nicht immer gelingt, erreicht der Ballonkatheter schneller und regelmäßig die Arterie, wichtig für die Bestimmung des Druckes und die nachfolgend zu besprechende daraus abzuleitende Korrelation zwischen diastolischem Pulmonalarteriendruck und enddiastolischem Druck im linken Ventrikel. Neben den genannten Vorzügen sind Blutentnahmen (Blutgasanalysen) leicht und wiederholt zur Bestimmung des Herzminutenvolumens nach FICK in Ruhe und nach Belastung möglich.

Das Standart Modell des SWAN–GANZ Katheters steht in 2 Größen zur Verfügung, das größere Modell hat eine vorgeformte Spitzenkrümmung, um das Einführen in den rechten Ventrikel zu erleichtern, außerdem gibt es ein kleineres Modell für pädiatrische Zwecke. Weiterhin wurde ein gleicher Katheter für die Lungen-Arterien-Angiographie entwickelt, schließlich gibt es einen Drei-Lumen-Vielzweckkatheter, der sowohl Druckmessungen, Blutentnahmen und die Injektion von Kontrastmitteln erlaubt. Trotzdem ist für uns das konventionelle Einschwemmverfahren mit Mikrokatheter das Routineverfahren, den Ballonkatheter benützen wir entsprechend den gegebenen Indikationen, dabei sind sowohl das wesentlich teuerere Verfahren als auch eine mäßige Schmerzhaftigkeit beim Gebrauch des perkutanen Katheter-Einführungsinstrumentes besonders zu berücksichtigen.

Der Hauptvorteil des Mikrokatheters liegt in der Messung der Druckwerte, des zentralen Venendruckes (ZVD), identisch mit dem Druck im rechten Vorhof, wiederum gleichzusetzen mit dem Füllungsdruck des rechten Ventrikels, der Messung des Druckes in der Lungenarterie und im peripheren Arteriensystem. Die direkte Messung der Anspannungszeit des rechten Ventrikels ist damit gleichfalls möglich.

Die bisherigen Verfahren der Messung des ZVD beruhten auf der Flüssigkeitsmanometrie (MORITZ und v. TABORA u. a.), die allgemein bekannt sind und auf die hier nicht näher eingegangen wird, dabei wird nur der Mitteldruck bewertet. Die Messung mittels Elektromanometer (STATHAM) erfaßt ein wesentlich verbreitertes Spektrum des venösen Druckes als Druckwellen, in der Form abhängig von der Katheterlage.

Allgemein ist zu sagen, daß der ZVD dem Füllungsgrad des venösen und damit des gesamten Kreislaufsystems entspricht. Ein Absinken des ZVD bedeutet einen ungenügenden, ein Ansteigen einen übermäßigen Füllungsgrad entsprechend den Begriffen Hypo- und Hypervolämie. Oder erweitert ausgedrückt stellt der ZVD das Verhältnis zwischen dem venösen Zustrom und der Leistungsfähigkeit des rechten Herzens dar (BURI).

Bekanntlich kommt es bei der Herzinsuffizienz zu einem Absinken des Schlagvolumens und einem Ansteigen des diastolischen Füllungsdruckes. Bei der Linksherzinsuffizienz wirkt sich der erhöhte Füllungsdruck des linken Ventrikels über den erhöhten linken Vorhofdruck auf ein Ansteigen des Druckes in den Lungenvenen und der kapillaren Lungenstrombahn im Sinne der Lungenstauung aus. Bei der Rechtsherzinsuffizienz ist die venöse Stauung, d. h. ein erhöhter Füllungsdruck im rechten Ventrikel, im rechten Vorhof sowie den zentralen Venen maßgeblich. Der ZVD entspricht dem Grade der Rechtsherzinsuffizienz.

Zwei verschiedene Situationen sind für die Messung des ZVD von besonderer Bedeutung, das Absinken und die Erhöhung der Druckwerte.

Das Absinken des ZVD im Schockzustand entweder bei akutem Herzversagen (kardiogener Schock) oder bei Flüssigkeitsverlust (hypovolämischer Schock). Gerade im letztgenannten Fall ist die Messung des ZVD bzw. die Normalisierung durch Flüssigkeitszufuhr maßgeblich für ein wiederhergestelltes und ausreichendes Herzminutenvolumen.

Die Erhöhung des ZVD entspricht wie schon erwähnt dem Grade der Rechtsherzinsuffizienz z. B. beim akuten und chronischen Cor pulmonale, bei Lungenembolie, Trikuspidalvitien usw.. Bei der chronischen Linksherzinsuffizienz hypertrophiert der rechte Ventrikel und ist damit in der Lage ohne Änderung seines Füllungsdruckes große Druckschwankungen im kleinen Kreislauf zu kompensieren. In diesen Fällen ist die Messung des ZVD normal. Steigt der Druck im kleinen Kreislauf bei schwerer Linksherzinsuffizienz um mehr als 15–20 mm Hg an, wird auch der rechte Ventrikel insuffizient, der Füllungsdruck und damit der ZVD steigen an.

Damit kann durch die Messung des ZVD ein wenig ausgeprägtes Versagen der linken Herzens nicht erfaßt werden. Jedoch besteht auch ohne direkte Druckmessung im linken Ventrikel (Linksherzkatheterismus) die Möglichkeit der Erkennung der Linksherzinsuffizienz durch die Messung des diastolischen Lungenarteriendruckes.

Die Ähnlichkeit des Lungenarteriendruckes mit dem Lungenkapillardruck wurde bereits vor Jahren von HARVEY et al., COURNAND, DEXTER et al. erwähnt. Bei Fehlen einer Mitralstenose oder eines pulmonalen Hochdruckes auf dem Boden einer obstruktiven Lungengefäßerkrankung (Arteriolopathie) stimmt der diastolische Druck in der A.pulmonalis mit dem enddiastolischen Druck im linken Ventrikel nahezu überein. Auch nach LÜTHY et al. entspricht die Pulmonalkapillardruckkurve dem linkseitigen Vorhofdruck in bezug auf Mitteldruck und Form der Kurve. Am Ende einer normalen Diastole gleichen sich die Drucke in der Lungenarterie, im linken Vorhof und in der linken Kammer praktisch aus, nach KALTMANN bis auf weniger als 3 mm Hg. HANRATH et al. konnten eine derartige Übereinstimmung an Hand von 51 Messungen mittels Ballonkatheter nachweisen.

In diesem Zusammenhang beziehen wir uns auf die im Anhang angeführten Druckwerte und verweisen insbesondere auf die Bedeutung des enddiastolischen Füllungdruckes des linken Ventrikels.

Wenn am Ende der Systole der Ventrikeldruck abfällt und den Vorhofdruck unterschreitet, kommt es zur passiven Öffnung der A-V-Klappe und zum Einströmen des Vorhofblutes, das sich mit der Restblutmenge des Ventrikels mischt. Damit sind für den in dem Ventrikel bestehenden Druck maßgeblich das Restblutvolumen, die Zuflußmenge und der diastolische Tonus der Ventrikelmuskulatur. Die enddiatolische Füllung und damit der enddiastolische Druck steht in direkter Beziehung zur Herzmuskelfunktion, zur Kontraktionsstärke.

Hier ist der linksventrikuläre enddiastolische Druck (LVEDP) ein wichtiger Parameter für die Suffizienz des linken Ventrikels, andererseits allein nicht immer entscheidend, da eine Erhöhung entsprechend dem Vorhergesagten auch bei einer Steigerung des peripheren Widerstandes unter normalen Kontraktionsverhältnissen auftreten kann.

KÜHN, NIEDERBERGER und RICHTER ergänzen deshalb die Bestimmung des diastolischen Pulmonalarteriendruckes (PADP) entsprechend dem linksventrikulären enddiastolischen Druck durch die Bestimmung der maximalen linksventrikulären Druckanstiegsgeschwindigkeit (LVdp/dt max.).

Ein Kontraktilitätsindex als Quotient aus diastolischen Blutdruck und Druckanstiegszeit stellt einen Annäherungswert für die LVdp/dt max. dar und besitzt die gleiche Dimension wie dp/dt, nämlich mm Hg/sec.

$$\frac{\text{diastol. RR (mm Hg)}}{\text{DAZ (sec)}} \quad \text{Beispiel} \quad \frac{70}{0{,}035} = 2000 \text{ mm Hg/sec} \tag{69}$$

Die Bestimmung der Druckanstiegszeit wurde bereits in dem Kapitel über Pulsschreibung im Rahmen der mechanokardiographischen Untersuchungen erwähnt (s. Seite 70).

Die genannten Autoren registrieren die Werte von diastolischen Pulmonalarteriendruck sowie den Kontraktilitätsindex in Ruhe und am Ende einer ergometrischen Belastung mit 75 Watt, Zeitdauer 6 Minuten. Nach 20 Minuten Erholungspause nach Injektion von „Inderal"-(Propranolol) erneute Messungen in Ruhe und nach gleicher Belastung.

Die Ergebnisse der Untersucher bei gesunden Normalpersonen zeigen normale Ruhewerte von PADP, nach Belastung tritt nur eine unbedeutende Erhöhung bis 15 mm Hg ein.

Kommt es durch die negativ inotrope Wirkung von INDERAL zu einer latenten kardialen Insuffizienz, dann steigt der Wert nach Belastung über 15 mm Hg an, während der Ruhewert nur unwesentlich gesteigert ist.

Hinsichtlich des Kontraktilitätsindex gibt es keine bindenden Normalwerte, da der Streubereich von verschiedenen Faktoren u.a. Katecholaminausschüttung, psychischen Einflüssen u.a. abhängig ist.

Die Autoren beobachten bei Belastung einen Anstieg (68 %). Nach INDERAL ist der Wert des Kontraktilitätsindex bereits in Ruhe signifikant gesenkt, unter Belastung ist der Anstieg geringer als vor INDERAL (38%),. Diese Untersuchungen zeigen einen Unterschied zu den Verhältnissen beim PADP, da der Kontraktilitätsindex unter INDERAL als Ausdruck der negativen Inotropie absinkt, andererseits ein Anstieg von LVEDP bzw. noch nicht erfolgen muß. Erst die zusätzliche Belastung führt zu einer Steigerung von PADP.

Diese Feststellungen sind vor allem für die Diagnosestellung wichtig und zeigen die Bedeutung des Belastungstests auf. Für die technische Durchführung ist die Möglichkeit wesentlich, den Mikrokatheter als „permanenten Rechtsherzkatheter" für kontinuierliche ergometrische Untersuchungen zu gebrauchen. Wir verweisen auch auf den Abschnitt in dem Kapitel über Belastungsuntersuchungen.

Weitere Anwendungsmöglichkeiten des Mikrokatheters:

Es wurde bereits auf die Möglichkeit der Erkennung eines links-rechts Shunts hingewiesen. GLEICHMANN et al. benutzen zur Bestimmung dieses Kurzschlusses einen einschwemmbaren Platin-Elektrodenkatheter und gebrauchen als Indikator Wasserstoff.

An der Spitze des ansonsten unveränderten Polyaethylen-Einschwemmkatheters ist eine Platinelektrode montiert, als elektrischer Leiter dient eine dünne Hochfrequenzlitze, die die Flexibilität des Katheters nicht spürbar verändert. Bei dem Prinzip der Methode handelt es sich um ein potentiometrisches Meßverfahren. Bei Kontakt mit Platin wird gasförmiger Wasserstoff, der während eines tiefen Atemzuges appliziert wird, ionisiert, dadurch entsteht ein elektrischer Strom. Das Meßsignal ist so groß, daß die Registrierung mit einem üblichen Elektrokardiographen möglich ist. Der Katheter wird an das Kabel einer Brustwandelektrode angeschlossen und erfüllt damit die Aufgabe der Registrierung eines intrakardialen EKG, wichtig auch für die Lagebestimmung des Katheters. Die Elektrodenspitze darf nicht bis in das Gebiet der Pulmonalkapillaren vorgeschoben werden, ansonsten falsch positive Kurven entstehen. Der Beginn der Wasserstoffinhalation aus einem Gummibeutel über einen Nebenschluß eines Atemventils wird mit der Eichmarke des EKG registriert. Nach GLEICHMANN et al. beträgt die Erscheinungszeit für Wasserstoff in Fällen mit links-rechts Kurzschluß 0,8–3,4 sec., die Rezirkulation erfolgt nach 2,5–12 sec.. Wir verweisen hier gleichzeitig auf das Kapitel über Oxymetrie.

Eine weitere Anwendungsmöglichkeit dieser Kathetertechnik ergibt sich durch die Verwendung eines Mikrostimulationskatheters. EFFERT et al. verwenden einen ähnlichen Katheter wie vorher beschrieben mit einer Platinseele und einer Spitze aus Gold. Gleichzeitig mit der Notfallstimulation können die gleichen Untersuchungen wie einleitend erwähnt durchgeführt werden.

D. Die Kreislaufzeiten und das Herzminutenvolumen

(Oxymetrische Untersuchungsverfahren und Indikator-Methoden in der kardiologischen Diagnostik)

In dem immer größer werdenden Bereich der Herz-Kreislauf-Diagnostik haben heute neben dem EKG, dem PKG und anderen mechanokardiographischen Untersuchungsverfahren solche Methoden eine besondere Bedeutung erlangt, denen eine fortlaufende Registrierung der Konzentration eines ins Gefäßsystem injizierten Farbstoffes oder Messungen von O_2-Sättigungsänderungen im Blut zugrunde liegen. Je nach klinischer Fragestellung wird man hierbei entweder die „unblutige" Messung mit der Ohreinheit (S. 44) oder das „blutige" Durchflußküvetten-Verfahren anwenden. Durch geeignete Wahl von Injektionsort und Meßstelle ist die Feststellung einer links- oder rechtsseitigen Herzinsuffizienz und die Erkennung eines Herzklappenvitiums, manchmal auch seines Schweregrades oder seiner Lokalisation, möglich (S. 125).

Bei der Indikator-Methode wird ein Farbstoff in den venösen Schenkel des Blutkreislaufes injiziert und die Verteilung dieses Farbstoffes im Kreislauf an einer Stelle des arteriellen Schenkels gemessen. Die fortlaufend registrierte Konzentration des Indikators führt zur Aufzeichnung der sog. Farbstoffverdünnungskuve. Die hierzu notwendigen Farbindikatoren können Grün- oder Blau-Farstoffe sein.

Die Blau-Farbstoffe absorbieren das Licht in einem Wellenlängenbereich zwischen 600 nm und 660 nm. Von Nachteil ist, daß in diesem Bereich die Extinktion des reduzierten und des oxydierten Hämoglobins unterschiedlich groß ist, so daß atmungsabhängige O_2-Sättigungsschwankungen im Blut die Messung der Indikatorkonzentration stören.

Die Lichtextinktion der Grün-Farbstoffe hingegen kann am isobestischen Punkt des oxydierten und reduzierten Hämoglobins bei 805 nm gemessen werden, wodurch O_2-sättigungsunabhängige Farbstoffverdünnungskurven gewonnen werden.

Bei den oxymetrischen Untersuchungsverfahren spielt das oxydierte Hämoglobin die Rolle des Farbstoff-Indikators. Änderungen im Grad der O_2-Sättigung des Blutes entsprechen den Farbstoffkonzentrations-Änderungen und der Farbstoffinjektion entspricht eine gezielt manipulierte Veränderung der O_2-Sättigung im Blut.

Es ist bei allen Indikatormeßverfahren empfehlenswert, mit Hilfe eines sog. Tiefpasses die Herzpulsationen elektronisch herauszufiltern; man erhält so pulsfreie Indikatorkurven, die eine einwandfreie Auswertung ermöglichen.

1. Messungen der Kreislaufzeiten

Die Kreislaufzeiten sind, wesentlich vereinfacht interpretiert, die von der Strömungsgeschwindigkeit des Blutes abhängigen „Reisezeiten" des Indikators zwischen dem Ort seiner Injektion und der Meßstelle. Sie geben somit, wenigstens orientierend, Auskunft über die hämodynamischen Verhältnisse, speziell im Kreislaufabschnitt zwischen Injektionsort und Meßstelle.

Allgemein bekannt sind die Messung der Arm-Zungen-Zeit mit Decholin und der Arm-Lungen-Zeit mit Äther (Hj. HOPPENRATH et al.). Beide Verfahren sind u. a. sehr von der individuellen Reizschwelle für die genannten Indikatoren und der Reaktionszeit des Probanden abhängig; sie haben somit nur grob orientierenden Charakter im Rahmen der Kreislaufzeitenbestimmung.

a) Der Apnoe-Test und die Lungen-Ohr-Zeit

Ein objektives und recht einfaches Verfahren der Kreislaufzeitenmessung stellt der Atemanhalte-Versuch, der sog. Apnoe-Test, dar.

Unter fortlaufender Registrierung (Papiervorschub etwa 2,5–10 mm/sec.) wird die arterielle O_2-Sättigung mit Hilfe einer Ohreinheit (S. 44) gemessen und ihre Änderung im Laufe einer 20–30 Sekunden andauernden Atempause aufgezeichnet. Für diesen Untersuchungsgang wird der Proband nach entsprechender Vorbereitung, wie Anlage der Ohreinheit und Eichung des Gerätes, aufgefordert, den Atem für etwa 20–30 Sekunden anzuhalten. Es kommt im Anschluß daran zu einem Absinken des alveolären O_2-Druckes und einem entsprechenden kontinuierlichen Abfall der ohroxymetrisch gemessenen arteriellen O_2-Sättigung. Nach Beendigung des Atemstillstandes, der auf dem Registrierpapier zu markieren ist, folgt einer kräftige Respiration des Probanden eine rasche Aufsättigung des arteriellen O_2-Gehaltes. Dieser am Ende der Apnoe einströmende Sauerstoff führt zu einem Anstieg des Gehaltes an oxydiertem Hämoglobin im Blut, dessen Ankunft an der Ohrmuschel von der Ohreinheit erfaßt wird. Die Zeitdauer, die zwischen der ersten Inspiration nach der Apnoe und dem Auftreten der ersten meßbaren O_2-Sättigungsänderung verstreicht, entspricht der Zeit, die der Sauerstoff für den Diffusionsweg von der Alveole zur Kapillare und das arterialisierte Blut von der Lungenkapillare über den linken Herzanteil bis zum Kapillargebiet der Ohrmuschel benötigt. Diese Zeitspanne wird *Lungen-Ohr-Zeit* LOZ genannt. Die in dieser LOZ enthaltene Diffusionszeit für den Weg von der Alveole zur Kapillare ist so kurz, daß ihr Einfluß auf die Größe der genannten Kreislaufzeit als unbedeutend anzusehen ist.

Bei einer kontinuierlichen Aufzeichnung des Abfalls bzw. des Anstiegs der O_2-Sättigung im Blut entsteht eine charakteristische Kurve, die sog. Apnoe-Kurve. Durch eine Verlängerung des absteigenden Schenkels dieser Apnoe-Kurve bis zum Schnittpunkt mit der Basislinie (Abb. 42) läßt sich eine weitere Kreislaufzeit ermitteln; diese nennt man aus physiologischen Gründen die *Wieder-Aufsättigungs-Zeit* WAZ.

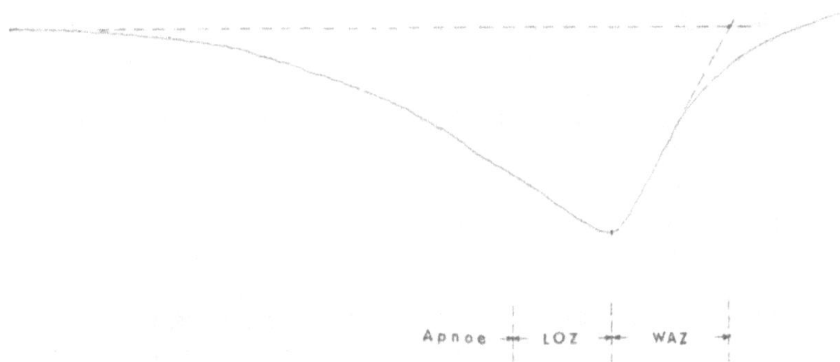

Abb. 42. Apnoekurve
Es bedeuten:
LOZ Lungen-Ohr-Zeit
WAZ Wiederaufsättigungs-Zeit

b) Die Kreislaufzeitenbestimmung mit Hilfe von Farbstoffen

Bei der Kreislaufzeitenmessung mit Hilfe von Farbstoffsubstanzen als Indikatoren hat sich der Blaufarbstoff Methylenblau in Form einer 1%igen sterilen Lösung gut bewährt. Neben dem Vorteil seiner raschen Eliminierung aus dem Körper hat er den Vorzug, daß man mit geringen Mengen (0,5–1,0 ml einer 1%igen Lösung) genügend aufschlußreiche Kurvenbilder mit einer großen Kurvenamplitude erhält. Die Messung der Extinktion dieses Blaufarbstoffes erfolgt bei einer Wellenlänge von 630–665 nm mittels einer entsprechenden Ohreinheit (S. 44). Da diese Messunggen somit nicht am isobestischen Punkt des oxydierten und reduzierten Hämoglobins stattfinden, ist ein gleichzeitiges Atmenlassen sauerstoffreicher Gasgemische von großem Vorteil, andernfalls führen atemcyclus bedingte Änderungen in der arteriellen O_2-Sättigung zu deutlichen Schwankungen im Verlauf der Farbstoffkurve. Unter der Atmung sauerstoffreicher Gasgemische jedoch sind einwandfrei beurteilbare Farbstoffkurven zu erhalten. Ein durch dieses Vorgehen entstehender Fehler in der Kreislaufzeitenbestimmung z. B. infolge des Absinkens der Pulsfrequenz und des Herzzeitvolumens durch die O_2-Atmung ist gering und durchaus vertretbar.

Untersuchungsgang:

Die Untersuchung führen wir am liegenden, ein sauerstoffreiches Gasgemisch atmenden Probanden durch. Nach Anlage des Ohroxymeters an das hyperämisierte Ohr (S. 44) und günstiger Verstärkereinstellung, die je nach Art des Gerätes zuvor empirisch zu ermitteln ist, wird in die am stärksten entwickelte Vene in der Ellenbeuge der Indikator injiziert. Es hat sich dabei bewährt, die venöse Farbstoffinjektion in der Phase einer reaktiven Hyperämie des Injektionsarmes vorzunehmen, d. h. 15–20 Sekunden nach der Öffnung einer zuvor 3–4 Minuten bestandenen arteriellen Drosselung. Durch ein derartiges Vorgehen wird der Einfluß möglicher extrakardialer Störfaktoren weitgehend verhindert.

Bei der Verwendung von Grünfarbstoffen (z. B. Cardiogreen) zur Bestimmung von Kreislaufzeiten findet die Extinktionsmessung bei einer Wellenlänge von etwa 805 nm statt, am isobestischen Punkt von reduziertem und oxydiertem Hämoglobin also; das Atmenlassen O_2-reicher Gasgemische während der Untersuchung ist daher nicht nötig. Im übrigen entspricht das Vorgehen dem bei der Verwendung von Blaufarbstoffen (s. o.).

Die Injektion des Farbindikators verändert in Abhängigkeit von seiner Konzentration die Lichtdurchlässigkeit des Blutes. Diese Änderungen in der Extinktion werden von den am Ohr des Probanden angelegten Fotozellen erfaßt und lassen sich durch entsprechende Registriermöglichkeit als sog. Farbstoffverdünnungskurve festhalten. Es hat sich bewährt, diese Farbstoffverdünnungskurve in einzelne Abschnitte einzuteilen und jedem funktionelle Teilvorgänge zuzuordnen (Abb. 43).

Erscheinungszeit EZ:

Zeitdauer zwischen der Injektion des Indikators und seinem ersten Auftreten an der Meßstelle.

Arm-Ohr-Zeit AOZ:

Erscheinungszeit (s. o.), wenn der Injektionsort der Arm und die Meßstelle am Ohr ist.

Konzentrationszeit KZ:
Zeitdauer zwischen der ersten meßbaren Konzentration und dem Erreichen der stärksten Indikatorkonzentration c_{max} an der Registrierstelle.

Verdünnungszeit VZ:
Zeitdauer zwischen dem Scheitelpunkt der Kurve (bei c_{max}) und dem Schnittpunkt der gradlinigen Verlängerung des aufsteigenden Kurvenscher kels mit der Basislinie.

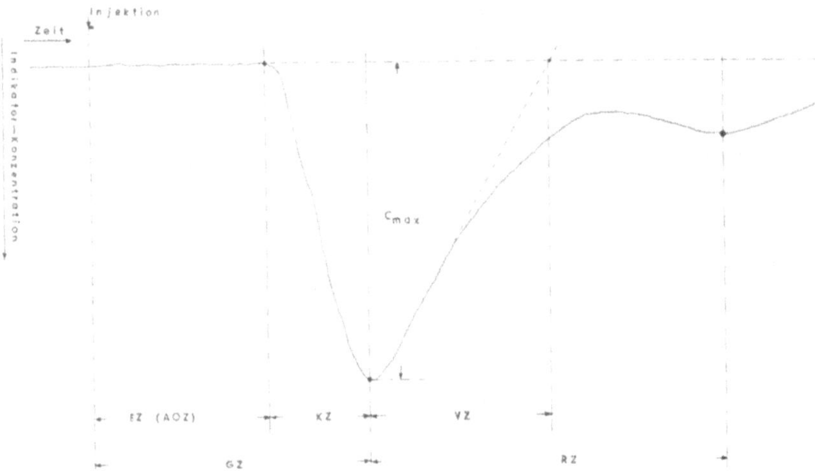

Abb. 43. Terminologie der Farbstoffverdünnungskurve
Es bedeuten:
EZ Erscheinungs-Zeit
AOZ Arm-Ohr-Zeit
KZ Konzentrations-Zeit
VZ Verdünnungs-Zeit
GZ Gipfel-Zeit
RZ Rezirkulations-Zeit
C_{max} maximale Farbstoff-Konzentration

Rezirkulationszeit RZ:
Zeitdauer zwischen dem Scheitelpunkt des ersten Kurvenausschlages und dem Scheitelpunkt der Rezirkulationswelle.

Gipfelzeit GZ:
Zeitdauer zwischen der Injektion des Indikators und dem Scheitelpunkt der Kurve.

Extremwert der Indikatorkonzentration c_{max}:
Maximale an der Meßstelle registrierte Indikatorkonzentration.

Für die diagnostische Auswertung der Farbstoffverdünnungskurve von Bedeutung sind auch die Verhältnisse Q_1 und Q_2:

Verdünnungszeit VZ zu Konzentrationszeit KZ

(70) $$Q_1 = VZ : KZ$$

Konzentrationszeit KZ zu Arm-Ohr-Zeit

(71) $$Q_2 = KZ : AOZ$$

2. Messungen des Herzminutenvolumens

Eine zentrale Bedeutung in der Funktion des Kreislaufes hat das Herzminutenvolumen HMV; seine Bestimmung ist daher von hohem diagnostischen Wert.

a) HMV-Bestimmung mittels Farbstoff

Im folgenden soll über die Bestimmung des Herzzeitvolumens nach dem Farbstoffverdünnungsverfahren unter der Verwendung von Indocyanin-Grünfarbstoffen (z. B. Cardiogreen) berichtet werden[1]; wir benutzten hierzu das Meßgerät Cardiognost R der Fa. Atlas-Werke.

Prinzipiell wurde so vorgegangen, daß nach der Injektion des Indikators in eine kräftige Armvene in der Phase der reaktiven Hyperämie (S. 94) des Armes sofort und fortlaufend unter Verwendung einer Durchflußmeßküvette und einer mechanischen Absaugpumpe die Farbstoffkonzentration im Blut der A. femoralis gemessen wurde. Da bei diesem Vorgehen die Messungen der Farbstoffkonzentrationen im Vollblut erfolgen, in dem die Lichtdurchlässigkeit (Extinktion) nicht allein von der Farbstoffmenge sondern u. a. auch von der Erythrozytenzahl und der Erythrozytengröße abhängig ist, ergibt sich die Notwendigkeit, eine Eichlösung aus dem Blut des Probanden mit einer bekannten Indikatormenge auszumessen. Liegen dann die Eichkurve und die eigentliche Farbstoffverdünnungskurve vor, so ist die Errechnung des Herzminutenvolumens nach der folgenden Formel (72) möglich; auf die Entstehung dieser Formel soll hier nicht näher eingegangen werden.

(72) $$HMV = \frac{F_E \cdot M_I}{F_M \cdot M_E} \cdot 60$$

es bedeutet

HMV	Herzminutenvolumen in l/min.,
F_E	Zeit-Konzentrationsfläche in mm^2 pro Sekunde der Eichkurve (S. 97),
F_M	planimetrisch meßbare Zeit-Konzentrationsfläche in mm^2 der Farbstoffverdünnungskurve (S. 97),
M_I	injizierte Farbstoffmenge in mg,
M_E	Farbstoffmenge in der Eichlösung in mg/l.

Untersuchungsgang:

Es ist empfehlenswert, am liegenden Probanden zunächst an den Punktionsstellen Armvene und arteria femoralis, jeweils eine dickere Kanüle in das Gefäß einzulegen;

[1] Sorgt man durch eine fortlaufende O_2-Atmung während der Untersuchung für eine konstante O_2-Sättigung des art. Blutes, so lassen sich auch mit Hilfe des Blaufarbstoffes Patentblau bei einer Wellenlänge um 640 nm gleich gut auswertbare Farbstoffverdünnungskurven registrieren (F. BENDER, et al.).

wir bevorzugen dabei das Einlegen von Braunülen der Größe Nr. 1; diese Kanülen werden bis zur Messung mit einem entsprechenden Mandrin verschlossen. Zuvor sind dem Probanden 35–40 ml Blut unter Heparinschutz (d. h. etwa 2–3 Tropfen Liquemin) zu entnehmen. Von diesem Blut sind exakt 10 ml Blut in ein Glasgefäß (z. B. Erlenmeyerkolben) abzufüllen und ihm die Eichfarbstoffmenge M_E beizugeben. Als Eichfarbstoffmenge M_E sind 20 μl der Lösung empfehlenswert, von der zur Untersuchung 2 ml injiziert werden, wenn diese 5 mg Farbstoff in diesen 2 ml enthält. Beim genannten Verfahren enthält die Eichlösung die Konzentration von 1 mg Farbstoff auf 1 Liter Blut.

Man gewinnt die Eichkurve, indem durch die Meßküvette zunächst die ungefärbte, heparinisierte Restblutmenge gesaugt wird; es ergibt sich so die Nullinie der Registrierung. Im Anschluß daran wird die gefärbte Eichblutprobe durchgesaugt. Der an der Registrierung entstehende Zeigerausschlag entspricht der Farbstoffkonzentration von 1mg Farbstoff pro 1 Liter Blut. Die für die Berechnung des HMV erforderliche Eichfläche F_E ist nun das Produkt aus der Ausschlagamplitude in mm während des Durchflusses der Eichlösung und dem Papiervorschub der Registrierung in mm pro Sekunde.

Es folgen nun die Injektion von 2 ml der Indikatorlösung, die die Farbstoffmenge M_I von 5 mg enthält, und die Aufzeichnung der Farbstoffverdünnungskurve. Da der Blutkreislauf ein geschlossenes System darstellt, kommt es nach einer gewissen Zeit, der Rezirkulationszeit RZ, zu einem erneuten Durchgang eines Indikator-Konzentrationsmaximums an der Meßstelle; diese Rezirkulation verfälscht die Farbstoffverdünnungskurve. Da jedoch theoretisch der Verdünnungsschenkel der Farbstoffkurve einer Exponentialfunktion folgt, ist trotzdem die Ermittlung der zur Bestimmung des HMV's notwendigen Zeitkonzentrationsfläche F_M möglich; wir empfehlen das folgende Vorgehen:

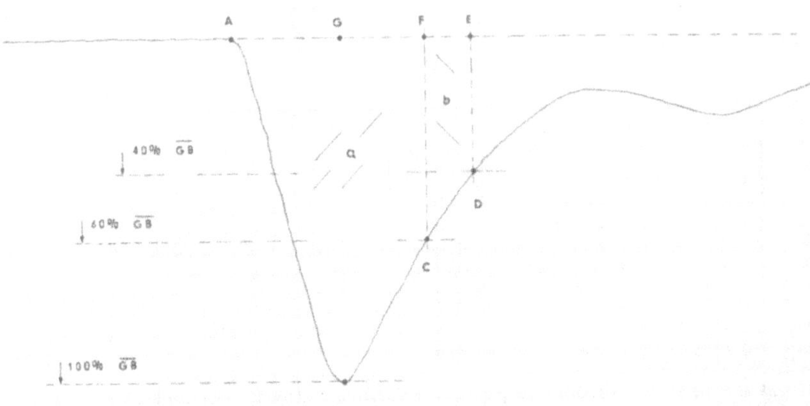

Abb. 44. Aufteilung der Zeit-Konzentrationsfläche zur Berechnung des Herzminutenvolumens

In die Farbstoffverdünnungskurve sind zunächst zwei Linien einzuzeichnen (Abb. 44), die zur Nullinie (Basislinie) parallel sind und von ihr den Abstand 40 % der Strecke GB (= 40 % c_{max}) bzw. den Abstand 60 % der Strecke GB (= 60 % c_{max}) haben. Es entstehen so die beiden Schnittpunkte C bzw. D mit der Kurve; die von diesen Punkten gefällten Lote auf die Nullinie führen zu den Punkten F bzw. E. Mit Hilfe eines Planimeters sind nun die Teilflächen a (Fläche ABCFG) und b (Fläche CDEF) zu bestimmen. Aus mathematischen Gründen ist dann die gesuchte Zeit-Konzentrationsfläche F_M:

(73) $$F_M = a + 3 \cdot b$$

Diese Fläche wird in der Literatur auch Primärkurvenfläche genannt.

Nachdem so alle für die Berechnung des HMV's notwendigen Einzelgrößen gefunden und ermittelt sind, ist die Bestimmung des HMV's mittels der vorgenannten Formel (72) möglich.

Bezieht man das Herzminutenvolumen auf die Körperoberfläche des Probanden, so erhält man den sog. cardiac index c. i. in l/min./m^2 (74).

(74) $$\text{c. i.} = \text{HMV} : \text{KOF}$$

(Herzminutenvolumen in Liter pro Minute; Körperoberfläche in m^2.)

b) HMV-Bestimmung nach Dow

Eine Möglichkeit der Bestimmung des Herzminutenvolumens ohne die mühevolle Planimetrierung der Farbstoffverdünnungskurve empfiehlt Dow (zit. nach R. HEGGLIN, et al.). Der Autor gibt hierzu die folgende empirisch gewonnene Formal (75) an:

(75) $$\text{HMV} = \frac{M_I \cdot (3{,}0 - 0{,}9 \cdot \frac{GZ}{EZ})}{GZ \cdot c_{max}} \cdot 60$$

es bedeutet

HMV	Herzminutenvolumen in l/min.,
M_I	injizierte Farbstoffmenge in mg,
GZ	Gipfelzeit in Sekunden (S. 95),
EZ	Erscheinungszeit in Sekunden (S. 95),
c_{max}	maximale Indikatorkonzentration in mg/l (Errechnung durch einen Vergleich mit der Eichkurve möglich).

c) HMV-Bestimmung mittels Kreislaufzeiten

Ein sehr approximatives Verfahren zum cardiac index (s. o.) und damit auch zum Herzminutenvolumen zu gelangen beruht auf den beiden folgenden empirisch gewonnenen Beziehungen (76) und (77) (R. HEGGLIN, et al.):

(76) $$\text{c. i.} = 34 : \text{AOZ}$$

oder

(77) $$c.\,i. = 14{,}5 : LOZ$$

Die hierzu notwendigen Kreislaufzeiten AOZ bzw. LOZ lassen sich, wie schon im Kapitel II. D. 1. (S. 92) ausgeführt worden ist, einfach mit Hilfe der Ohreinheit bestimmen.

d) HMV-Bestimmung nach Fick

Ein bekanntes Verfahren zur Herzminutenvolumenbestimmung ist das FICKsche Prinzip, dem jedoch eine Reihe Fehlermöglichkeiten anhaften.

Das Verfahren beruht auf der Überlegung, daß die Gasmenge V_{O_2}, die das Blutvolumen Q beim Durchfluß durch die Lunge aufgenommen hat, gleich ist dem Produkt aus Q mal O_2-Konzentrationsänderung c_{O_2}:

$$V_{O_2} = Q \cdot c_{O_2}$$

da $c_{O_2} = c_{vO_2} - c_{aO_2} = avD_{O_2}$ (arterio-venöse Sauerstoff-Differenz) ist, gilt:

$$V_{O_2} = Q \cdot avD_{O_2}$$

(Mit c_{vO_2} ist die O_2-Konzentration des venösen Mischblutes gemeint, das in die Lungen eintritt)

Bezogen auf eine Zeiteinheit ergibt:

$$\dot{V}_{O_2} = \dot{Q} \cdot avD_{O_2}$$

oder

(78) $$\dot{Q} = HMV = \frac{\dot{V}_{O_2}}{avD_{O_2}}$$

es bedeutet

HMV	Herzminutenvolumen in l/min.,
$\dot{V}_{O_2}$	O_2-Aufnahme in ml/min. (STPD),
$avDO_2$	arterio-venöse Sauerstoffdifferenz in Vol%.

e) HMV-Bestimmung mittels Bodyplethysmograph

Neu ist die Messung des Herzschlagvolumens und damit auch des Herzzeitvolumens mit Hilfe des Ganzkörperplethysmographen. Das Verfahren beruht auf der guten Löslichkeit von N_2O im Blut; 47 ml N_2O lösen sich in etwa 100 ml Blut.

Nachdem der Proband ein Gasgemisch aus 80% N_2O und 20% O_2 eingeatmet hat, verschwindet in der Folgezeit laufend ein Teil des N_2O-Gases im Lungenkapillarblut; dieser Volumenverlust ist im Ganzkörperplethysmographen meßbar, er ist ein Maß für die pro Herzschlag beförderte Blutmenge in der Lunge.

Einzelheiten des Verfahrens sind entsprechender Literatur (Y. KAWAKAMI, et al. und R. JUCHEMS, et al.) zu entnehmen.

E. Der periphere arterielle Kreislauf

Durch neuere Erweiterungen und Ergänzungen der therapeutischen Möglichkeiten, arterielle Durchblutungsstörungen zu bessern, werden an die Diagnostik obliterierender Gefäßerkrankungen wachsende Anforderungen gestellt. Oscillographen, Rheographen und Plethysmographen fanden in die Praxis der Durchblutungsmessung Eingang. Trotz laufender Verbesserungen dieser Meßgeräte sind jedem der apparativen Untersuchungsverfahren eine eingehende klinische Untersuchung voranzustellen. Eine Diagnostik der Durchblutungsstörungen sollte daher mit einer gezielten Anamnese, Inspektion, Gefäßpalpation und Gefäßauskultation sowie mit einfachen Funktionsprüfungen wie Lagerungsprobe oder Belastungsprobe beginnen.

1. Klinische Untersuchungsmethoden

a) Anamnese:

Eine genaue Anamnese kann schon wesentliche Hinweise auf die *Art* der peripheren Durchblutungsstörung, den *Schweregrad* und die *Lokalisation* derselben bringen. Sind anamnestisch arterielle Durchblutungsstörungen durch äußere Einwirkungen (mechan. oder thermische Traumen) oder durch eine veränderte Blutzusammensetzung (Polycythämie, Hyperlipidämie u.a.) auszuschließen, so deuten Beschwerden eines Probanden über anfallsartiges oder symmetrisches Auftreten von Schmerzen, Kälteempfindung, Blässe oder Cyanose in den Zehen oder Fingern auf eine funktionelle Gefäßlumeneinengung (Angioneuropathie) hin (R. KÖSTER).

Diesen funktionellen Formen der Gefäßveränderungen ist die Gruppe der *organischen* arteriellen Gefäßerkrankungen gegenüber zu stellen (Angioorganopathien). Hier lassen sich oft allein anamnestisch die *akuten* arteriellen Verschlüsse (Thrombose oder Embolie) von der häufigsten *chronischen* arteriellen Verschlußkrankheit, der Arteriosclerosis obliterans, abgrenzen.

Auch die Einordnung einer chronischen arteriellen Verschlußkrankheit in die gebräuchliche *Stadieneinteilung* nach *Fontaine* ist nicht an ein apparatives Verfahren gebunden; die Anamnese liefert die wichtigsten Anhaltspunkte:

Im *Stadium I* ist die Durchblutung in der Peripherie kompensiert. Es werden von Probanden allenfalls kurzfristige Schmerzanfälle im Anschluß an eine längere Haltearbeit oder kurzdauernde Parästhesien bei bestimmten Extremitätenlagen vorgebracht.

Das *Stadium II* ist an den unteren Extremitäten durch die klassische Claudicatio intermittens mit ihrer Schmerzlosigkeit unter Ruhebedingung (Ruhekompensation) charakterisiert; an den oberen Extremitäten sind die Beschwerden entsprechend.

Im *Stadium III* ist die Durchblutung schon unter Ruhebedingungen unzureichend (Ruhedekompensation); die Ruheischämie führt besonders zu nächtlichen Schmerzen.

Im *Stadium IV* einer chronischen arteriellen Verschlußkrankheit führt eine fehlende Durchblutung zu trophischen Gewebsuntergängen (Nekrosen, Gangrän).

Für die Art des therapeutischen Vorgehens bei der Behandlung einer arteriellen Verschlußkrankheit ist außer der Klärung der Ursache und der Einordnung des Schweregrades eines arteriellen Verschlußleidens das Auffinden der *Lokalisation* der Obliteration von entscheidender Bedeutung; auch hierbei kann die Anamnese wertvolle Anhaltspunkte liefern.

Peripherer Verschluß-Typ:
Bei einer Schmerzlokalisation in den Fußknöcheln, Fußballen oder in dem Bereich der Fußsohlen liegt der Gefäßverschluß distal der arteria poplitea; meistens handelt es sich um den Verschluß mehrerer Unterschenkelarterien (A. KAPPERT). Dieser periphere Bein- oder Unterschenkel-Typ findet sich bei etwa 20 % der an Arteriosclerosis obliterans Erkrankten (A. KAPPERT).

Am Unterarm (periph. Unterarm-Typ) führen ebenfalls erst kombinierte Arterienverschlüße zu Symptomen, während der Verschluß einer einzelnen Arterie wegen der guten Kollateralbildung meist symptomlos bleibt.

Oberschenkel-Typ:
Obliteriert die arteria femoralis superficialis, so kommt es zum Auftreten eines dumpfen Schweregefühls, einer leichten Ermüdbarkeit des Beines und zu Parästhesien in der Wade, die sich bis zur Claudicatio intermittens steigern können (K. CAESAR). Die Prädilektionsstelle für einen derartigen Verschluß ist das Segment der arteria femoralis superficialis im Adductorenkanal (A. KAPPERT). Dieser Verschluß-Typ ist die häufigste Form (etwa 50 %) der arteriellen Verschlußkrankheiten (K. CAESAR). Verschlüsse der arteria femoralis profunda verursachen nur selten und nur geringe Beschwerden.

Becken-Typ:
Die Beschwerden bei einem Verschluß der arteria iliaca externa (unterer Becken-Typ) sind denen des Oberschenkel-Typs sehr ähnlich; die Schmerzen werden ebenfalls in die Wade lokalisiert, sie strahlen jedoch zusätzlich krampfartig in die Oberschenkel aus (H. FRANKE, et al.). Liegt die Durchblutungsstörung hingegen im Bereich der arteria iliaca interna und arteria iliaca communis (oberer Becken-Typ), so werden Claudicatio-intermittens-artige Hüft- und Kreuzschmerzen sowie ischias-ähnliche Schmerzen im Oberschenkel angegeben (K. DONAT, et al.).

Aorten-Typ:
Eine Stenose der Aorta führt erst in einem fortgeschrittenen Stadium zu Symptomen (A. KAPPERT).

Eine hochgradige Schwäche der Beine, oft blitzartige, doppelseitige Schmerzen (H. FRANKE, et al.) in der Glutäalgegend und fehlende Leistenpulse sind kennzeichnend für diesen Lokalisations-Typ.

Schultergürtel-Typ:
Seltener als im Bereich der unteren Extremitäten sind Aterienverschlüsse im Bereich der oberen Extremitäten. Bei einer Lumeneinengung der art. subclavia, art. axillaris oder art. brachialis sind eine besondere Empfindlichkeit der Hände gegen Kälte und ein schnelles Ermüden des erhobenen tätigen Armes (Faustschluß o.ä.) vorhanden (K. DONAT).

Carotis-Typ:
Durch einen Verschluß der arteria carotis interna werden Kopfschmerzen, Paresen der Gegenseite und homolaterale Sehstörungen, besonders bei abrupten Kopfbewegungen oder speziellen Kopfhaltungen, ausgelöst (K. DONAT).

Die Zahl und die Möglichkeiten der verschiedenen Verschlußlokalisationen und -typen läßt sich noch weiter fortsetzen (A. KAPPERT); es würde jedoch an der Absicht dieses Kapitels, lediglich auf einige anamnestisch bedeutsame Gesichtspunkte hinzuweisen, vorbei führen, würde man sie alle aufzählen und erörtern.

b) Inspektion:

Haben subjektive Beschwerden Anhaltspunkte für das Vorliegen einer Verschlußkrankheit ergeben, muß die Diagnose durch weitere Untersuchungsmethoden objektiviert werden; die betroffene Extremität wird *inspiziert.*

Bei leichten Durchblutungsstörungen ist die Hautfarbe unauffällig; bei schweren Formen ist sie blaß, cyanotisch oder auch düster rot. Bei chronischer Mangeldurchblutung fehlt oft der trockenen, dünnen und faltigen Haut als Zeichen trophischer Störungen die Behaarung, die Finger- und Zehennägel werden rissig und wachsen deformiert (K. CAESAR). An Druckstellen einer mangeldurchbluteten Region kommt es zu Gewebsuntergängen (Nekrosen und Gangrän).

Ein vergleichendes Abschätzen der Hauttemperatur korrespondierender Hautareale stellt ein weiteres diagnostisches Hilfsmittel dar; im fortgeschrittenen Stadium einer art. Verschlußkrankheit ist die Haut der betroffenen Extremität immer kühl.

c) Gefäß-Palpation:

Arterienstenosen mit deutlicher Lumeneinengung (von über 50 %) (W. SCHOOP) reduzieren die Blutdruckamplitude und führen zur Abschwächung des Pulses (H. HAAGE); der Gefäßpalpation kommt daher eine besondere diagnostische Bedeutung zu.

Bei jeder gründlichen Patientenuntersuchung und besonders bei jedem Verdacht auf Vorliegen einer Durchblutungsstörung sollten die art. carotis, art. subclavia, art. axillaris, art. brachialis und die art. radialis an den Armen sowie die art. femoralis, art. poplitea, art. dorsalis pedis und die art. tibialis posterior an den unteren Extremitäten getastet werden. Ein Fehlen oder eine deutliche Abschwächung eines Pulses sprechen mit hoher Wahrscheinlichkeit für eine proximal der Palpationsstelle gelegene Gefäßobstruktion (W. SCHOOP). Da es zahlreiche Variationen im Verlauf einiger Arterien, besonders an den Füßen, gibt (H. LIPPERT), kann gelegentlich das Fehlen eines einzelnen Arterienpulses ohne weitere Verschluß-Symptomatik bedeutungslos sein.

d) Gefäß-Auskultation:

Eine Ergänzung zur Gefäßpalpation ist die Auskultation von Geräuschen, die über oder wenig distal einer Gefäßlumeneinengung am lautesten zu hören sind. Eine Strombahneinengung führt zur Turbulenz der Strömung und damit zum Geräuschphänomen. Es ist bei der Untersuchung darauf zu achten, daß beim Aufsetzen des Stethoskops zur Auskultation oder des Mikrophons zur Phonoarteriographie der Auflagedruck nicht schon zu einer Lumeneinengung führt. Auch überhöhte Blutströmungsgeschwindigkeit (z.B. nach körperlicher Arbeit, bei Hyperthyreose oder bei Anämie) verursacht Strömungsgeräusche bei normalem Gefäßlumen.

Bei langgestreckten Stenosen oder zusätzlicher Obstruktion weiter distal einer Gefäßobliteration fehlen hohe Strömungsgeschwindigkeit und sprunghafte Lumenerweiterung, das typische Geräuschphänomen bleibt dann aus (W. SCHOOP).

e) Einfache Funktionsprüfungen

Einfache zur Standarduntersuchung einer peripheren arteriellen Durchblutungsstörung gehörende Funktionsprüfungen sind die Lagerungsprobe und der Arbeitsversuch nach RATSCHOW:
Vor dem Beginn der Untersuchung soll sich der mit entblößten Beinen auf dem Bett liegende Patient in 10–15 Minuten an die Raumtemperatur akklimatisieren. Nach Ablauf dieser Ruhezeit wird der Proband aufgefordert, die Beine senkrecht hochzuheben und mit den Händen die Oberschenkel abzustützen; ggf. sind die Unterschenkel vom Untersucher oder einer Hilfsperson zu stützen. In dieser Haltung hat der Proband mit den Füßen 60 Rotationsbewegungen in 60 Sekunden auszuführen. Der *gefäßgesunde* Proband kann diese Bewegungen mindestens 5 Minuten lang ohne Beschwerden durchhalten; die Haut blaßt dabei nur gering ab.

Beim Vorliegen einer *Gefäßerkrankung* blaßt die Haut am Fußrücken und im Bereich der Fußsohle rasch und sehr deutlich ab. Es treten zunächst Schmerzen auf (Schmerz(zeit)punkt). Schließlich kommt es wegen einer Bewegungsunfähigkeit (Leistungsend(zeit)punkt) zum Abbruch der Fußrotationen.

Dann hat der Proband, sich auf die Bettkante zu setzen und die Beine herunterhängen zu lassen. Die einsetzende reaktive Hyperämie führt zur Hautrötung und zur Wiederauffüllung der Venen.

Beim *Gesunden* sind die Füße spätestens nach 5 Sekunden gerötet und die Venen nach 5–7 Sekunden prall gefüllt (H. FRANKE, et al.).

Eine Verzögerung der reaktiven Hyperämie auf 15–20 Sekunden findet sich beim hochsitzenden *Arterienverschluß* (Beckenbereich). Bei einer Gefäßobliteration im Unterschenkelbereich ist die reaktive Hyperämie erst nach 45–60 Sekunden zu beobachten; die Venenauffüllzeit ist in diesen Fällen ebenfalls verlängert (A. KAPPERT).

In analoger Weise verläuft die Untersuchung des Gefäßverhaltens an der oberen Extremität. Der Proband hat die Arme senkrecht zu heben und die Faust 60-mal in der Minute zu schließen.

2. Apparative Untersuchungsmethoden:

Es würde den gesteckten Rahmen überschreiten, wollte man alle apparativen Verfahren zur Messung peripherer Durchblutungsverhältnisse erläutern und ausführen. Die folgenden Kapitel werden jeweils Untersuchungsgang sowie Auswertungskriterien der *Oscillographie* (mechanische und elektronische), der *Rheographie* und *Venenverschlußplethysmographie* behandeln.

Eine kritische Wertung der Aussagekraft jedes der Verfahren erfolgt nicht, da der Wert jeder Methode wesentlich von den Erfahrungen des Untersuchers mitbestimmt wird und da die diagnostische Fragestellung die Wahl des Vorgehens mitentscheidet.

Andere Verfahren wie die Venenverschlußrheographie (K. OLESCH), Druckmessungen mit der Doppler-Ultraschall-Methode (W. SCHOOP, et al. und A. BOLLINGER et al.) sowie die Aorto-Arteriographie (A. KAPPERT) müssen aus Gründen der Begrenzung unberücksichtigt bleiben.

a) Oscillographie:

Die bei der Systole entstehende Druckwelle setzt sich von der Aortenwurzel ausgehend in die Peripherie des arteriellen Systems fort und führt in ihrem Verlauf zur Ausweitung und damit zu Volumenschwankungen in den Arterien. Diese Volumenschwankung ist außer von dem Schlagvolumen des Herzens, dem systolischen Druck, der Viscosität des Blutes auch von der Beschaffenheit des Gefäßes (Elastizität und Querschnitt) und dem peripheren Gefäßwiderstand abhängig (A. HILDENBRANDT et al.).

Aus der Aufzeichnung dieser Volumenschwankungen, wie sie beim oscillographischen Meßverfahren angestrebt wird, sind daher Aussagen über einige Gefäßeigenschaften möglich.

aa) Mechanische Oscillographie:

Die bekannteste Meßapparatur zur mechanischen Oscillographie ist die nach GESENIUS und KELLER. Bei diesem Gerät werden die pulsatorischen Gefäßvolumenschwankungen über eine mit Luft gefüllte cirkuläre Manschette auf ein Manometer mit angekoppelter Schreibvorrichtung übertragen. Um bei einer seitenvergleichenden Bewertung oscillographischer Befunde einen Teil der möglichen Störfaktoren (zeitliche Änderungen der Kreislaufverhältnisse oder der Raumtemperatur) auszuschalten, besteht die Apparatur nach GESENIUS und KELLER aus zwei synchron schreibenden Meßkanälen.

Untersuchungsgang:
Nach einer Ruhezeit von 10 bis 15 Minuten in flacher Lagerung auf einer Untersuchungsliege in einem normal temperierten Raum (20–22° C) sind dem Probanden die Meßmanschetten anzulegen. Die Manschetten[1] müssen streng symmetrisch an korrespondierenden Stellen und gleichmäßig fest um den zu untersuchenden Gefäßabschnitt gelegt werden. Da nur periphere große und mittelgroße Arterien der oscillographischen Messung zugänglich sind, ist die Wahl der Meßpunkte auf entsprechende Stellen begrenzt; als Standard-Ableitungspunkte haben sich die Oberarmmitte, die Oberschenkelmitte, der Unterarm in Handgelenknähe und die Unterschenkel im Bereich des distalen Drittes bewährt.

Spezialmanschetten erlauben auch die oscillographische Messung an den Fingern und der Großzehe; die Ergebnisse sind jedoch sehr kritisch zu bewerten. Nach dem Aufpumpen der wie beschrieben angelegten Manschetten mit Luft auf einen übersystolischen Druck (auf etwa 180–200 mm Hg) sind dann unter stufenweise abfallendem Manschettendruck (Stufenfolge etwa 20 mm Hg) die Meßausschläge festzuhalten. Es entsteht so ein Oscillogramm (s. Abb.:45).

Abb. 45. Mechanisches Oscillogramm beider Unterschenkel

[1] Da die Manschettenbreite einen nicht unwesentlichen Einfluß auf das Meßergebnis hat (A. HILDEBRANDT, et al.), sind Kontrollmessungen nur mit derselben Manschettenbreite durchzuführen.

Auswertung:
Die unter abfallendem Manschettendruck registrierten Ausschläge weisen eine unterschiedliche Höhe auf. Der größte Ausschlag wird der *Oscillometrische Index (O.I.)* genannt und seine Höhe in Millimetern angegeben.

Da der Absolutwert des Oscillometrischen Index von vielen Faktoren abhängt (H. HAAGE), die im einzelnen nicht zu standardisieren sind, kommt ihm bei der Trennung normaler Gefäßverhältnisse von krankhaften eine untergeordnete, grob orientierende Bedeutung zu. Nur bei sehr großer Abweichung vom Normalwert (s. Seite 159) darf er diagnostisch verwertet werden.

Auch ein Vergleich des linksseitigen O.I. mit dem korrespondierenden rechtsseitigen O.I. gibt bei einer Seitendifferenz der oscillometr.Indices von über 2,5 Millimeter bestenfalls einen groben Hinweis auf eine Differenz der Gefäßverhältnisse; mehrmalige Messungen möglichst mit kleiner Stufenfolge (etwa 10 mm Hg) oder eine Kontrolluntersuchung mit anderen Verfahren sind zusätzlich notwendig.

Ein Überschreiten des Grenzwertes von 2,5 mm Seitendifferenz ist bei insgesamt hohen Ausschlägen verständlicherweise weniger bedeutsam als bei insgesamt kleinen Ausschlägen. Diese Unsicherheit in der Bewertung der absoluten Seitendifferenz sollen die *oscillometrischen Quotienten* I und II umgehen. Der *I. oscillometrische Quotient (I.O.Q.)* ist das Verhältnis von linksseitigem zu rechtseitigem O.I. an sich entsprechenden Meßpunkten. Im Idealfall liegt der I.O.Q. bei 1,0. Da sich ein Teil methodischer Fehler nicht vermeiden läßt und da eine leichte Seitendifferenz physiologisch ist, schwankt der Normalwert für den I.O.Q. zwischen 0,6 und 1,8 (F. MATZDORF).

Oft sind beide unteren Extremitäten erkrankt; der I.O.Q. fällt dann normal aus. Um diese Schwäche des I.O.Q. zu umgehen, kann man die Summe der oscillometrischen Indices der Oberarme mit der der Unterschenkel vergleichen, da sich im Bereich der oberen Extremitäten seltener Gefäßveränderungen entwickeln. Man erhält so den *II. oscillometrischen Quotienten (II.O.Q.)*.

$$\text{II.O.Q.} = \frac{\text{O.I.}_{re} + \text{O.I.}_{li}\ \text{(Oberarm)}}{\text{O.I.}_{re} + \text{O.I.}_{li}\ \text{(Unterschenkel)}} \tag{79}$$

Als „normal" gilt ein II.O.Q. zwischen 0,5 und 2,5 (im Mittel 1,27) (F. MATZDORF).

Führt man die oscillatorischen Ausschläge mit den entsprechenden Manschettendruckwerten in einem Koordinatensystem auf und verbindet die einzelnen Punkte miteinander, so erhält man die sog. *Oscillometrische Kurve* oder *Hüllkurve.* Der Gipfel dieser Kurve fällt mit dem oscillometrischen Index zusammen (s. Abb. 46)

Wichtig für die Bewertung ist das Verhältnis der beiden Schrägen dieser Kurve zueinander. Im „Normalfall" verhält sich der Absolutwert der Kurvensteigung im Bereich der tiefen Manschettendrucke (St_t) zum Absolutwert der Steigung im hohen Druckbereich (St_h) wie 1 : 1 (H.D. BERGER et al.).

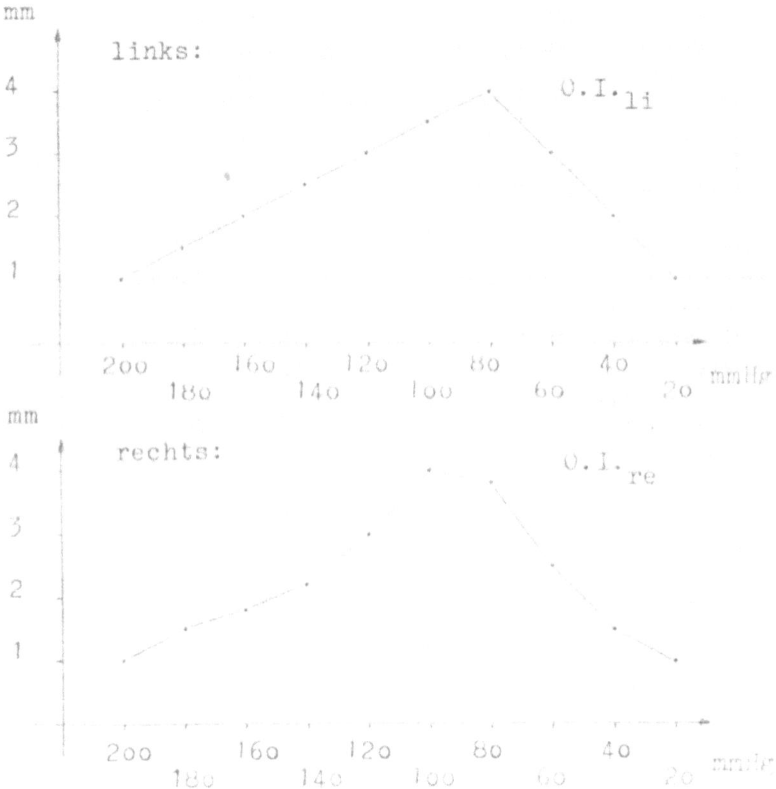

Abb. 46. **Hüllkurven zum mechanischen Oscillogramm der Unterschenkel**

Bei Abnahme des örtlichen Gefäßtonus und bei beginnender Arteriosclerose wandert der Gipfel der Kurve und somit auch der O.I. zu den tieferen Druckwerten hin und das Verhältnis der Steigungen wird größer als 1 (H.D. BERGER et al.). Das genannte Verhältnis wird kleiner als 1 bei Gefäßkonstriktionen, bei einer Zunahme des Gefäßtonus (art. Hypertonie) und bei fortgeschrittener Arteriosclerose (H.D. BERGER et al.). Das Auftreten einer breiten Zone maximaler Oscillationen (Verwaschung des O.I.) ist bei stark verminderter Weitbarkeit der Arterien (z.B. bei schwerer Arteriosclerose) zu beobachten.

bb) Elektronische Oscillographie:

Im Gegensatz zur mechanischen Oscillographie ist bei den elektronischen Verfahren eine weitgehend formtreue Wiedergabe der pulsatorischen Schwankungen möglich.

1. Photoelektrische akrale Oscillographie:
Bei der photoelektrischen Meßmethode wird die pulsatorische Änderung der Lichtdurchlässigkeit einer Hautfalte, an der Ohrmuschel, an einer Finger- oder Zehenspitze gemessen (akrale Oscillographie). Man registriert in der Regel im infraroten Wellenbereich, da hier Unterschiede in der Lichtextinction zwischen O_2-Hb und Red-Hb sich nicht störend bemerkbar machen und somit die Schwankungen des Photostromes den Änderungen des Blutgehaltes der Meßstelle (Volumenpuls) entsprechen (K. MATTHES).

Untersuchungsgang:
In Analogie zur Vorbereitung bei der mechanischen Oscillographie muß die Untersuchung in einem normal temperierten Raum vorgenommen werden. Lichtquelle und Photozelle sind locker, ohne zu einer Zirkulationsbehinderung zu führen, an einer Zehen- oder Fingerkuppe anzubringen und lichtdicht abzudecken. Die pulsatorischen Photostromänderungen werden dann mittels einer entsprechenden Registriereinrichtung mit einer Schreibgeschwindigkeit von 25 mm/sec festgehalten (s. Abb. 47).

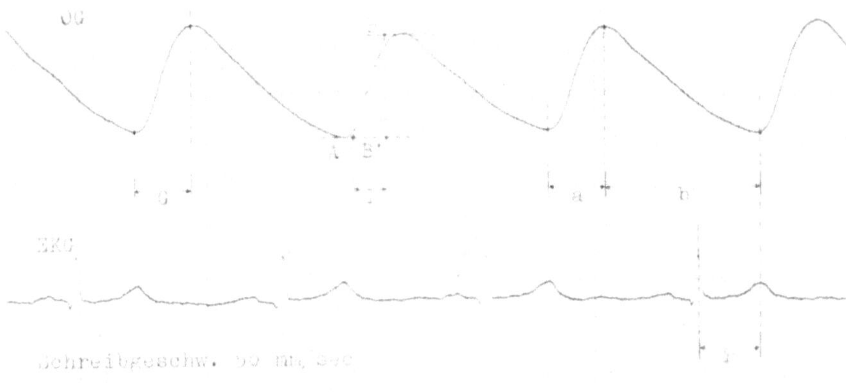

Abb. 47. Photoelektrisches akrales Oscillogramm

Von Vorteil ist es, wenn gleichzeitig eine EKG-Ableitung (Abl. I oder II) und das Oscillogramm der Gegenseite simultan mit aufgezeichnet werden (Abb. 47).

Auswertung:
Wie beim mechanisch registrierten Oscillogramm ist die Amplitudenhöhe von untergeordneter Bedeutung. Lediglich eine einseitige Höhenabnahme von über 30 % im Vergleich zur Gegenseite spricht für das Vorliegen einer unilateralen Gefäßobliteration (A. KAPPERT). Wichtig sind bei der Auswertung einer akralen Volumenpulskurve die amplituden-unabhängigen Parameter: *Kurvenform* und *Zeitwerte.*

Eine Auswertung der *Pulskurvenform* hat folgende Kriterien zu berücksichtigen:

> Steilheit des ansteigenden (anakroten) Kurvenschenkels, Steilheit des abfallenden (katakroten) Kurvenschenkels, Art und Lage einer Incisur mit dikroter Welle im katakroten Kurventeil.

Im normalen Oscillogramm folgt einem steil ansteigenden anakroten Schenkel ein langsam abfallender katakroter Kurventeil mit einer dikroten Welle (arterielle Grundschwingung[1]). Dieser „Normalkurve" lassen sich pathologische Kurventypen gegenüberstellen; Einzelheiten hierzu sind dem Tabellen-Anhang zu entnehmen (s. Seite 160).

Die gebräuchlichsten *Zeitwerte,* die sich aus einem rhythmisch wiederkehrenden akralen Oscillogramm entnehmen lassen, sind die Inklinationszeit I, die Gipfelzeit G, aus dem Verhältnis der Pulsanstiegszeit zur Pulsabfallszeit der Quotient Q und bei simultaner Registrierung mit dem EKG die Pulswellenlaufzeit P.

Im einzelnen lassen sich die Zeitwerte wie folgt bestimmen (s. auch Abb. 47).

> *Inklinationszeit I:* Tangente an den aufsteigenden Kurventeil legen; sie schneidet die Basislinie in A. Durch den Gipfelpunkt Parallele zur Basislinie ziehen; sie schneidet die Tangente in B. Die Projektion der Strecke AB ergibt die Strecke AB′, aus der bei Kenntnis der Schreibgeschwindigkeit die Inklinationszeit errechenbar ist.
>
> *Gipfelzeit G:* Sie ist der zeitliche Abstand der ersten Ablenkung der Kurve aus der Basislinie bis zum Erreichen des Gipfelpunktes.
>
> *Quotient Q:* Er läßt sich gemäß der Abb. 47 aus dem Verhältnis der Strecken a : b errechnen.
>
> *Pulswellenlaufzeit P:* Sie wird von der Spitze der R-Zacke des EKG bis zum Beginn des ansteigenden Pulsschenkels gemessen.

Die Normalwerte und die Bedeutung einer Abweichung von diesen sind dem Tabellen-Anhang (s. Seite 159) zu entnehmen.

2. Die Infraton-Oscillographie:
Ein wesentlicher Nachteil der photoelektrischen Oscillographie liegt darin, daß eine Volumeneichung nicht möglich ist. Durch die Kombination einer mechanischen Pulsabnahme mittels luftgefüllter Manschette mit einer elektronischen Meß- und Registriervorrichtung, wie sie im Infraton-Oscillographen verwirklicht ist, gelingen eine weitgehend formtreue Pulskurvenwiedergabe und eine Eichung des Meßvorganges.

[1] Beim gesunden Menschen steht die durchschnittliche Dauer eines Pulses mit der Grundschwingungsdauer in einem ganzzahligen, harmonischen Verhältnis (E. GADERMANN et al.).

a. *Untersuchungsgang zur Zeitwertmessung und Pulskurvenanalyse (sog. 60-mm-Technik):*
Das Vorgehen hierbei entspricht weitgehend dem, wie es auf Seite 105 beschrieben ist. Nach dem Anlegen der Meßmanschette wird diese jedoch nur auf einen subdiastolischen Druck (in der Regel auf 60 mm Hg) aufgepumpt. Mit einer Schreibgeschwindigkeit von 25–50 mm/sec werden dann die Pulskurven registriert (Abb. 48).

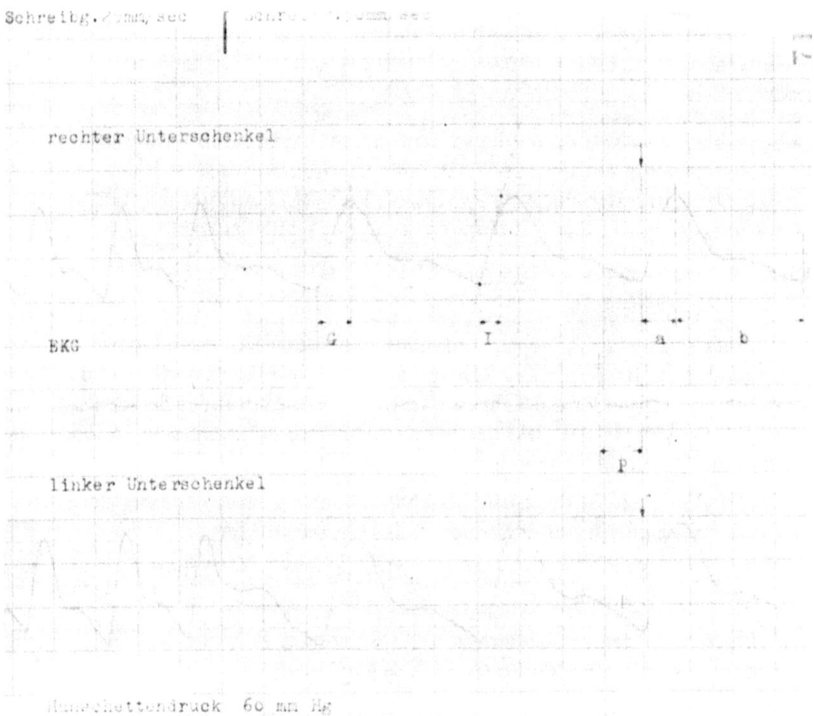

Abb. 48. Infraton-Oscillogramm zur Zeitwertmessung und Pulskurvenanalyse in „60-mm-Technik" (Manschettendruck von 60 mm Hg)

Auswertung:
Die Beurteilung der Kurvenform und die Bestimmung der Zeitwerte entspricht dem Vorgehen bei der Auswertung des photoelektrischen Oscillogramms (s. Seite 108).

Während die Pulswellenlaufzeit P umso kürzer wird, je näher die Meßstelle dem Herzen liegt, fallen die lagebedingten zeitlichen Verkürzungen der Inklinationszeit I und der Gipfelzeit G nicht nennenswert ins Gewicht; die Normalwerte für I und G sind ohne allzu großen Fehler denen der akralen Oscillographie gleichzusetzen (A. KAPPERT).

b. *Untersuchungsgang zur Bestimmung der Oscillometrischen Quotienten:*
Nach den Vorbereitungen wie bei der mechanischen Oscillographie (s. Seite 105) wird unter abfallendem Manschettendruck (von etwa 180–200 mm Hg ausgehend) in Abstufungen von 20 mm Hg ein Oscillogramm mit einem Papiervorschub von 2–5 mm/sec aufgezeichnet. Sofort im Anschluß an diese Registrierung ist ohne Änderung der Untersuchungsanordnung durch zusätzliches Eingeben eines Volumens V_E (je nach Manschettengröße 0,1–3,0 ml) in den Meßschlauch der Manschette eine Eichung der Meßeinrichtung vorzunehmen[1].

Auswertung:
Zur Bestimmung der Oscillometrischen Quotienten wird zunächst auf jeder Seite (links und rechts) die Amplitude der größten Pulsation ($O.I._{re}$ bzw. $O.I._{li}$) gemessen. Das am Ende der Untersuchung eingegebene Eichvolumen V_E hat linksseitig zu einem Ausschlag A_{Eli} und rechts zu dem Ausschlag A_{Ere} geführt. Durch eine Berücksichtigung dieser Eichamplituden lassen sich nun die oscillometrischen Indices $O.I._{re}$ und $O.I._{li}$ in ein rechtsseitiges und ein linksseitiges maximales Pulsationsvolumen (V_{re} und V_{li}) umwandeln:

(80) $$V_{li} = \frac{O.I._{li} \cdot V_E}{A_{Eli}}$$

(81) $$V_{re} = \frac{O.I._{re} \cdot V_E}{A_{Ere}}$$

es bedeutet:

V_{li} bzw. V_{re}	links- bzw. rechtsseitiges maximales Pulsationsvolumen in ml
$O.I._{li}$ bzw. $O.I._{re}$	Amplitude der links- bzw. rechtsseitigen größten Pulsation in mm
V_E	Eichvolumen in ml
A_{Eli} bzw. A_{Ere}	links- bzw. rechtsseitige Eichamplitude in mm

Durch das obengenannte Vorgehen läßt sich der methodische Fehler infolge eines unterschiedlichen Systemvolumens, der sich auch beim exakten Anlegen der Manschette nicht ganz vermeiden läßt, weitgehend eliminieren.

Zur Ermittlung der Oscillometrischen Quotienten sind in den Anweisungen auf Seite 106 die Oscillometrischen Indices durch die maximalen Pulsationsvolumina zu ersetzen.

1 Einzelheiten hierzu sind jeweils der Arbeitsanleitung des verwendeten Gerätes zu entnehmen.

rechter Unterschenkel

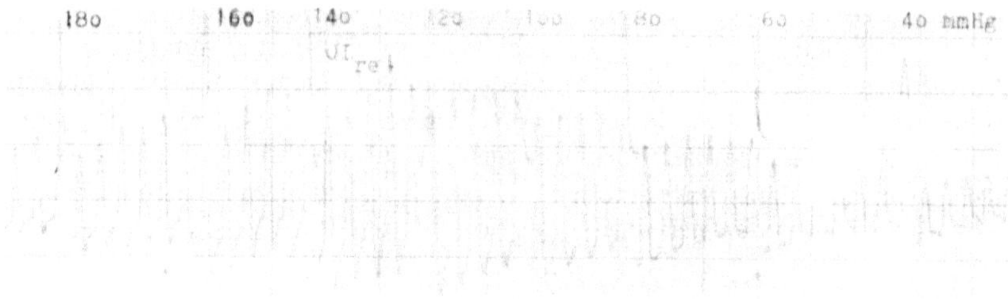

linker Unterschenkel

(Schreibgeschwindigkeit 5 mm/sec)
rechtsseitige Eichamplitude A_{Ere} = 16 mm bei einem Eichvolumen V_E = 1 ml
linksseitige Eichamplitude A_{eli} = 18 mm bei einem Eichvolumen V_E = 1 ml

$O.I._{re} = 34$ mm $\qquad$ $O.I._{li} = 38$ mm

$V_{re} = \frac{34 \cdot 1}{16} = 2{,}12$ $\qquad$ $V_{li} = \frac{38 \cdot 1}{18} = 2{,}10$

$$I.O.Q. = \frac{2{,}10}{2{,}10} = 0{,}99$$

Abb. 49. Infraton-Oscillogramm unter abfallendem Manschettendruck

$$I.O.Q. = \frac{V_{li}}{V_{re}} \tag{82}$$

$$II.O.Q. = \frac{V_{li} + V_{re}\ (\text{Oberarm})}{V_{li} + V_{re}\ (\text{Unterschenkel})} \tag{83}$$

Die Aufstellung einer oscillometrischen Kurve (Hüllkurve) kann von den Absolutwerten der Pulsationsamplituden (in mm) ausgehen; aus rechnerischen Gründen ist die Beachtung der Eichamplitude und des Eichwertes nicht notwendig (s. Seite 107).

cc) Oscillographische Funktionsprüfungen:

Funktionsprüfungen in Form von Belastungsproben erhöhen die Aussagekraft oscillographischer Messungen. Bei Gefäßgesunden führt eine *aktive Belastung* (am Ergometer, mehrmaliges Ersteigen eines Stuhls oder mehrmaliges Heben eines Gewichts) zu einer Zunahme des oscillometrischen Index von 20 % – 25 % (F. MATZDORF), zur sog. „positiven Reaktion". Bei einer arteriellen Gefäßobliteration kommt es im Anschluß an eine Belastung zu einer poststenotischen Drucksenkung (W. SCHOOP). Der oscillometrische Index nimmt ab und erreicht erst sehr spät (nach mehr als 30 Minuten) seinen Ausgangswert wieder (H.D. BERGER et al.), eine sog. „negative Reaktion" liegt vor.

Beim *oscillographischen Stautest* nach DORTENMANN wird nach etwa einminütiger Pause im Anschluß an eine erste oscillographische Messung eine zweite Messung in der gleichen Weise angeschlossen. Die aus der reaktiven Hyperämie resultierende Zunahme des oscillometrischen Index beträgt bei gesunden Gefäßabschnitten (am Oberarm oder am Unterschenkel) 1,5 – 4 mm, im Mittel 2,5 mm (F. MATZDORF). Wird diese Differenz (= Stautest-Zahl) nicht erreicht, so ist eine ungenügende Regulationsfähigkeit anzunehmen (sog. „negativer Stautest").

Bei schweren Durchblutungsstörungen liegt der oscillometrische Index der zweiten Messung sogar unter dem der ersten Messung (sog. „paradoxer Stautest").

b) Rheographie:

Die im Rhythmus der Pulswelle auftretenden Volumenschwankungen der Gefäße führen zu einer Schwankung der elektrischen Leitfähigkeit bzw. des elektrischen Widerstandes im peripheren Gefäßbereich; diese pulsatorischen Änderungen sind im Rheogramm festgehalten. Das hierzu benutzte Verfahren ist die Rheographie, eine Volumenpulsregistrierung (F. KAINDL, et al.).

Statt der Manschetten des oscillographischen Meßverfahrens werden bei der Rheographie Elektroden an die Extremitäten angelegt, die einen Meßstrom von etwa 10 mA mit einer Frequenz zwischen 20 000 und 30 000 Hz (zur Vermeidung sensibler Reize und zur Verringerung des Übergangswiderstandes zur Haut) durch einen Extremitätenabschnitt leiten. Grundsätzlich kann jeder beliebige Körperabschnitt zwischen den beiden Elektroden zu liegen kommen. Mit Hilfe einer entsprechenden Meß- und Schreibeinrichtung lassen sich die Widerstandsänderungen, die beim Gesunden nur etwa 1/1000-stel des Grundwiderstandes ausmachen, registrieren.

Je nach der Lage der Elektroden zueinander werden zwei Ableitungsarten unterschieden:

Bei der *Quer-Rheographie* stehen sich zwei Elektroden an derselben Extremität in gleicher Höhe gegenüber, wodurch bei einer Messung in verschiedenen Höhen eine genaue Lokalisation eines Gefäßverschlusses möglich sein soll (H.D. BERGER). Da aber die Quer-Rheogramme, auch bei Gesunden, in Form und Kurvenhöhe sehr stark variieren und sie eine große Abhängigkeit vom Auflagedruck und dem Sitz der Elektroden besitzen, (F. MATZDORF) ziehen wir die Längs-Rheographie vor.

Bei der *Längs-Rheographie,* auf die sich die weiteren Ausführungen beziehen, werden über zirkulär angelegte Elektroden, von denen die eine distaler liegt als die andere, an den Extremitäten die pulsatorischen Widerstandsänderungen gemessen. Dabei ist es vorteilhaft, wenn zeitgleich das Rheogramm des entsprechenden kontralateralen Gefäßabschnittes und eine EKG-Ableitung mitregistriert werden.

Untersuchungsgang:
Nach den Vorbereitungen (s. Seite 105) wird am Probanden jeweils ein 2 cm breiter (an den Zehen oder Fingern nur 1 cm breiter) Aluminiumstreifen zirkulär um den Anfang und das Ende des interessierenden Gefäßabschnitts gelegt und an den Rheographen elektrisch angeschlossen. Zur Verringerung des Übergangswiderstandes sind zuvor die Elektroden mit Kontaktpaste zu bestreichen oder in mit einem Elektrolyt gut durchfeuchtete Taschen zu stecken.

Für die Lage der Elektroden gibt es keine standardisierte Vorschrift, empfehlenswert ist das folgende Schema (in Anlehnung an F. MATZDORF):

Gliedmaßenabschnitt:		Elektrodensitz:
		4 QF unter (dist.) dem Damm
Oberschenkel	<	4 QF unter (dist.) der Patellamitte
Unterschenkel	<	4 QF über (prox.) dem Knöchel
Fuß	<	1 QF über (prox.) dem Zehenansatz

In analoger Weise kann ein Ableitungsprogramm für die obere Extremität aufgestellt werden.

Nach dem Abgleich der elektrischen Widerstandsbrücken[1] und der Eichung mit einer definierten Widerstandsänderung (0,1 oder 0,05 Ohm) im Patientenkreis werden die pulsatorischen Widerstandsschwankungen mithilfe eines Elektrokardiographen bei einem Papiervorschub von 25 mm/sec als Rheogramm aufgezeichnet (H. NEUMANN et al.).

Auswertung:
Die Beurteilung eines Rheogramms erfolgt nach ähnlichen Gesichtspunkten wie sie bei der Auswertung von elektronisch aufgezeichneten Oscillogrammen zur Anwendung kommen (s. Seite 108): nach der *Amplitudenhöhe,* die in den sog. *Rheographischen Quotienten RQ* eingeht, nach der *Kurvenform* und nach den *zeitlichen Verhältnissen.*

Da zwischen der Amplitudenhöhe A des Rheogramms, der Höhe der Eichzacke E_Z, der Größe des Grundwiderstandes R und des Eichwertes E_W Zusammenhänge bestehen, wurde für diese Beziehungen eine Formel entwickelt, die zu einem

[1]Einzelheiten hierzu sind der jeweiligen Arbeitsanleitung des verwendeten Gerätes zu entnehmen.

errechenbaren Parameter, dem rheographischen Quotienten RQ führt; in diese Rechenvorschrift wurden die Pulsperiodendauer T und die Papiergeschwindigkeit S zusätzlich aufgenommen (F. MATZDORF):

$$RQ = \frac{A \cdot E_w \cdot S}{E_z \cdot R \cdot T} \cdot 1000 \quad (84)$$

es bedeutet:

A	Amplitude der Pulswelle in mm
E_w	Eichwert in Ohm
E_z	Eichzackenhöhe in mm
R	Grundwiderstand im Meßbereich in Ohm
S	Papiervorschub in mm/sec
T	Pulsperiodendauer in mm (Abstand zweier R-Zacken in EKG)
RQ	Rheographischer Quotient
1000	Umrechnungsfaktor, der den RQ in eine praktischere Größenordnung umwandelt

Abb. 50. Längs-Rheogramm beider Unterschenkel

Der rheographische Quotient liegt normalerweise zwischen 0,5 und 2,0 (H. HEIDRICH et al.).

Zur Einteilung und Messung der zeitlichen Verhältnisse und zur Formanalyse der rheographischen Kurve gelten die im Kapitel „photoelektrische Oscillographie" (s. Seite 108) gemachten Ausführungen, da es sich bei beiden Untersuchungsverfahren um eine Aufzeichnung der Volumenpulskurve handelt (M. BARTOSCH et al.).

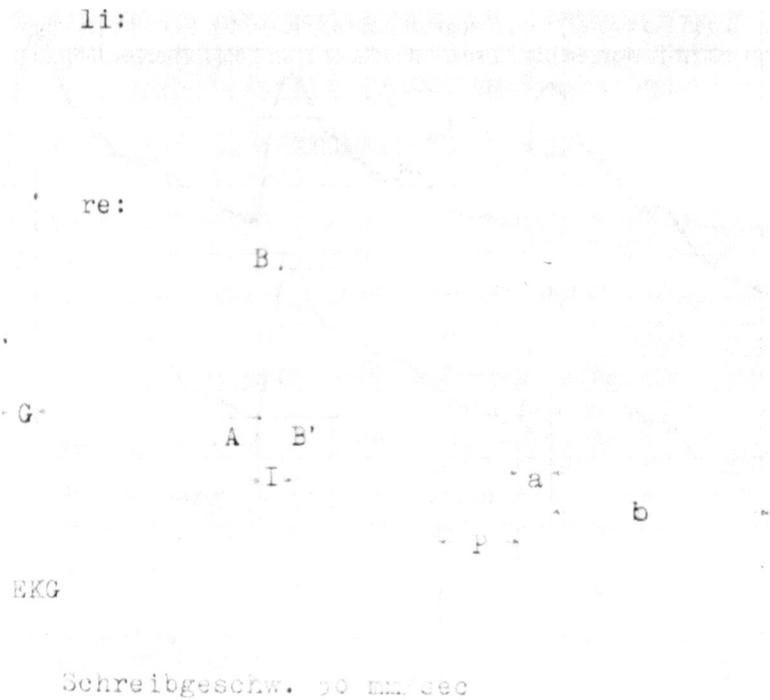

Abb. 51. Längs-Rheogramm beider Unterschenkel

c) Venenverschluß-Plethysmographie:

Die Venenverschluß-Plethysmographie ist ein Verfahren, das eine quantitative Aussage über den arteriellen Blutzustrom in eine Extremität zuläßt. Hierzu wird für die Dauer der Messung der venöse Blutabfluß durch eine Sperre mit einem subdiastolischen Staudruck verhindert. Gleichzeitig wird durch eine distal von dieser Staumanschette gelegene Meßmanschette die initiale Volumenzunahme, die dem arteriellen Blutzustrom (Durchblutung) proportional ist, gemessen (K. CAESAR). Zur Messung des arteriellen Bluteinstroms können außer einer luftgefüllten Meßmanschette[1] auch zirkulär angelegte Dehnungsstreifen (J. GUTMANN) oder eine Elektrodenanordnung wie bei der Längs-Rheographie benutzt werden (F. KAINDL, et al.).

Untersuchungsgang (mit dem Infraton-Venenverschluß-Plethysmographen „Vasoscript"):
Nach entsprechender Vorbereitung des Probanden (s. Seite 105) wird eine 5 cm breite Meßmanschette um den zu untersuchenden Gefäßabschnitt (Unterarm, Wade

[1] Wir benutzen beim Infraton-Venenverschluß-Plethysmographen „Vasoscript" eine luftgefüllte Meßmanschette.

oder Mittelfuß) gelegt. Diese wird dann auf einen Druck von etwa 10–15 mm Hg aufgepumpt und an ein empfindliches elektrisches Manometer mit angekoppelter Schreibevorrichtung angeschlossen.

a. *Messung der Ruhedurchblutung:*
Nach dem Einpegeln einer Nullage am Schreibgerät (Schreibgeschwindigkeit 20 cm/min) wird durch ein plötzliches, sehr rasches Aufpumpen der Staumanschette auf einen subdiastolischen Druck (etwa 50–60 mm Hg) der venöse Blutabfluß versperrt.

Anschließend kommt es durch eine Volumenzunahme der Extremität zu einem Druckanstieg in der Meßmanschette und am Schreibgerät zu einer entsprechenden Ablenkung aus der Nullage. Der Meßwert steigt zunächst linear an und nähert sich schließlich einer Asymptote. Nach dem Erreichen dieses Kurvenplateaus werden Eichvolumina in das Schlauchsystem der Meßmanschette eingegeben, die zu bestimmten Eichausschlägen führen (s. Abb. 52).

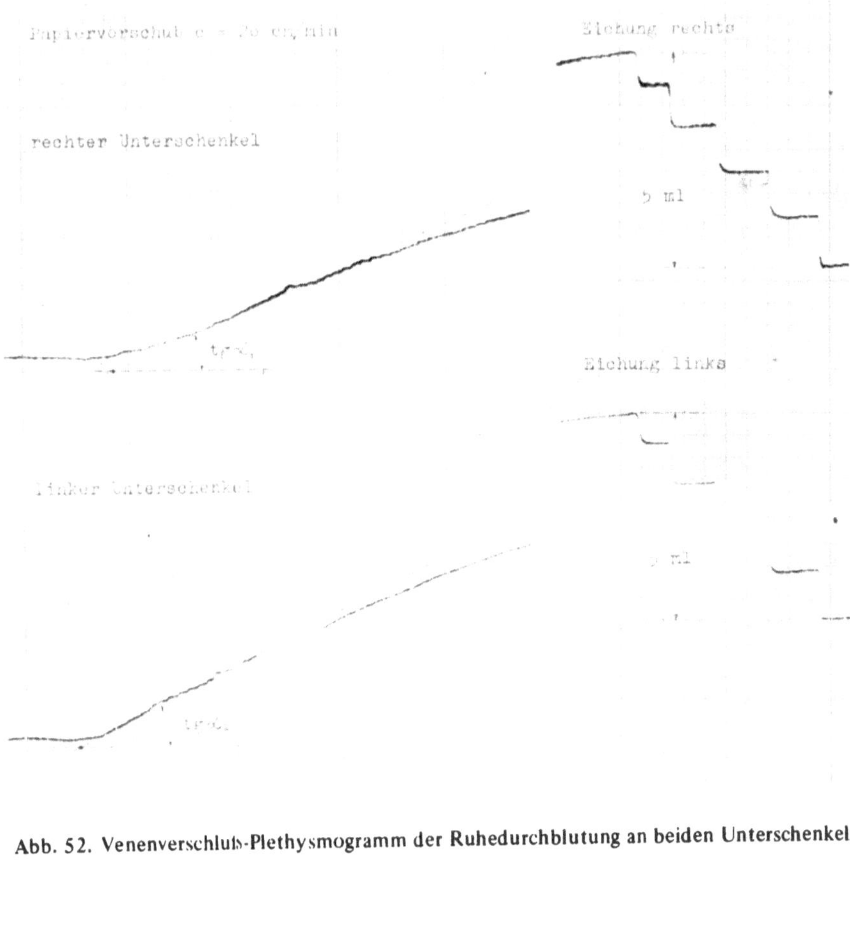

Abb. 52. Venenverschluß-Plethysmogramm der Ruhedurchblutung an beiden Unterschenkeln

b. *Messung der Durchblutung in der Phase der reaktiven Hyperämie:*
Einer Messung der Ruhedurchblutung sollte einige Minuten später eine Messung in der Phase der reaktiven Hyperämie angeschlossen werden. Hierzu wird die Durchblutung durch einen plötzlichen Staudruck von 300 mm Hg etwa 3 Minuten völlig unterbrochen. Nach dem Ablauf dieser Ischämiezeit und dem Einpegeln einer Nullage am Schreibgerät wird durch eine schlagartige Senkung des Staumanschettendruckes auf einen subdiastolischen Wert (etwa 50–60 mm Hg) der Blutstrom wieder freigegeben. Wie bei der Registrierung der Ruhedurchblutung nähert sich die Kurve einem Plateau, an dem wiederum Eichzacken eingegeben werden.

Nach Beendigung der Untersuchungen und Entfernen der Meßmanschetten sind die Umfänge U an den Meßstellungen zu bestimmen; am Fuß werden die Breite a und die Höhe b des Mittelfußes ermittelt. Diese Längen sind für die Auswertung der Kurven von Bedeutung, da sie Faktoren (s. Seite 162) zur Errechnung des Bezugsvolumens (100 ml Gewebe) ergeben.

Auswertung:
Zur Auswertung der Kurve bei Ruhedurchblutung ist an den steilsten Anstieg der Kurve eine Tangente zu legen und deren Winkel zur Basislinie zu messen (s. Abb. 52). Desweiteren ist die Höhe der Eichzacke für 1 ml Eichvolumen zu ermitteln. Die Durchblutung V_t errechnet sich dann nach der Formel (K. BARBEY et al.):

(85) $$V_t = \frac{c}{E} \cdot \mathrm{tg}\, \alpha$$

es bedeutet:

V_t	Blutzustrom (Durchblutung) in ml/min
c	Papiervorschub in cm/min
E	Eichzacke in cm/ml
α	Winkel zwischen Basislinie und Tangente an den initialen Kurvenanstieg

Da der Blutzustrom V_t in der Regel auf 100 ml Weichteilgewebe bezogen wird, um unterschiedliche Extremitätenvolumina auszuschalten (K. BARBEY), ist noch eine Multiplikation mit dem Faktor F erforderlich, der sich aus dem Umfang der Meßstelle herleitet (s. Seite 162).

(86) $$V_{t\%} = F \cdot V_t \text{ (ml/min pro 100 ml Gewebe)}$$

Die Normalwerte für die Ruhedurchblutung sind dem Tabellenanhang auf Seite 161 zu entnehmen.

Zur Bewertung der reaktiven Mehrdurchblutung nach einer arteriellen Drosselung werden zwei Parameter herangezogen:

1. Der „first flow", die Durchblutung 10 Sekunden nach dem Öffnen der arteriellen Sperre, und
2. der „peak flow", die maximale Durchblutung, die bei Gefäßgesunden etwa 25 Sekunden nach dem Öffnen der Sperre zu messen ist.

Die Bestimmung dieser beiden Durchbutungswerte stimmt mit dem Vorgehen bei der Ruhedurchblutungsmessung überein; es sind lediglich zwei Tangenten (10 Sekunden und am steilsten Kurventeil) einzuzeichnen und zwei Winkel mit der Basislinie zu ermitteln (A. BOLLINGER). Bei Probanden mit gesundem Arteriensystem entspricht der „first flow" dem „peak flow" (A. BOLLINGER et al.).

Die Normalwerte für die Durchblutung nach reaktiver Hyperämie sind im Tabellen-Anhang (Seite 161) aufgeführt.

III. Herz-Kreislauf- und Lungenfunktion unter Belastung

In vielen Fällen geben die Untersuchungsergebnisse einer Funktionsprüfung unter Ruhebedingungen nur einen ungenügenden Einblick in das Ausmaß einer Leistungsgrenze und in die Art einer Störung. Die Vielzahl beschriebener Belastungsprüfungen spricht jedoch für eine gewisse Problematik dieser integrierten Funktionsdiagnostik. Es bleibt einmal zu berücksichtigen, daß die zumutbare Belastung dem jeweiligen Zustand bzw. dem Herz-Kreislaufsystem des einzelnen Probanden wirklich adäquat ist. Ein aktiver Sportler kann anders belastet werden als ein Patient. Ferner spielt der Beruf bzw. der Trainingszustand des Probanden eine wesentliche Rolle. Belastungsprüfungen erfordern damit immer eine bestimmte Voraussetzung und eine gezielte Indikation. Durch Belastungen gleich welcher Art erfassen wir die Reaktion des Herzens und des Kreislaufs, mitunter auch des respiratorischen Systems, die einzelnen Anteile können jedoch bis zu einem gewissen Grad abgetrennt werden. Überschneidungen entsprechen den physiologischen Voraussetzungen der Einheit des Herz-Kreislauf-Lungensystems. Damit müssen zur Prüfung der Leistungsfähigkeit des Herz-Kreislaufsystems andere die Leistungsfähigkeit beeinflußende Faktoren, wie erwähnt respiratorische Erkrankungen, innersekretorische Störungen, Erkrankungen des Blutes usw. vorneherein ausgeschlossen werden.

Durch die Kombination von spirometrischen Verfahrenstechniken mit Belastungsuntersuchungen (Ergometrie) werden exaktere Beurteilungen von Herz-Kreislauf- und Lungenfunktionen möglich. Diese unter dem Begriff „Ergospirometrie" zusammengefaßten verschiedenen Methoden stellen keine spezifischen Lungenfunktionsprüfungen dar, da nur in sehr wenigen Fällen der Gasaustausch in der Lunge der leistungsbegrenzende Faktor ist. Die Ergebnisse einer ergospirometrischen Untersuchung lassen vielmehr Zusammenhänge und deren evtl. Störungen zwischen der Belastung und, je nach Verfahren, dem Sauerstofftransport, der Herzförderleistung, der Herzschlagfrequenz, dem Blutdruck und der Ventilation erkennen. Zur Erkennung verschiedener Formen von Herz-Kreislauferkrankungen sowie von Lungenfunktionsstörungen stellen wir die für die Praxis nützlichsten Parameter heraus.

Wir benützen hierzu die Pulsfrequenz, den Blutdruck, das EKG, die Sauerstoffaufnahme, die arterielle Sauerstoffspannung und das Atemzeitvolumen. In besonderen Fällen die Bestimmung des Herzvolumens, des Herzminutenvolumens, des Venendruckes mittels Einschwemmkatheter vor und nach Belastung.

Für alle Untersuchungen unter Belastung gilt, daß eine Auswertung der Meßgrößen erst nach einer Anlaufzeit zu erfolgen hat, dann nämlich wenn ein Phase erreicht ist, die als steady state bezeichnet wird. Bei gleichbleibender Dauerleistung sind die gemessenen Parameter konstant: Atem- und Kreislaufleistungen haben sich der Belastung weitgehend angepaßt.

Belastungsarten: Als Standardmethode gilt allgemein die Ergometerbelastung, die wir in ansteigenden oder gewichtsbezogenen Wattstufen durchführen. Als einfacher und brauchbarer Test ist der Stufentest nach MASTER zu werten. Belastungen durch Rumpf- oder Kniebeugen sind u. E. ungenügend. Die Kreislaufprüfung nach SCHELLONG hat jedoch bis heute, nach unserer Meinung zu Unrecht, ihren

Platz behauptet. Auf die bekannte Durchführung braucht hier nicht eingegangen zu werden. Gerade hier ergeben sich durch vegetativ-nervöse Einflüße abweichende Werte, so daß oft funktionelle Störungen von organischen nicht abgrenzbar sind.

Belastungsprüfungen mittels Pharmaka (Veritol, Histamin u. a.) besitzen gleichfalls keinen einheitlich gültigen Aussagewert und sind in der Anwendung nicht ohne Gefahr für den Patienten. Ausgenommen die Digitalisierung, die ein wichtiges differentialdiagnostisches Mittel zur Erkennung einer organisch bedingten Herzleistungsschwäche darstellt (König).

Bei der Ergometerbelastung (Fahrradergometer, Handkurbelergometer) ist es ratsam, jede Belastungsuntersuchung in zwei Stufen durchzuführen, wobei der Proband zunächst für 5–6 Minuten relativ leicht (mit etwa 25 Watt = 25 : 9,81 mkp/sec.) belastet wird. Hierdurch wird der Proband mit der Apparatur vertraut gemacht und man hat Gelegenheit abzuschätzen wie hoch die zweite Stufe, die eigentliche Belastung gewählt werden kann. Diese Belastung wird im Abstand von 6 Minuten um 25 Watt (25–150 Watt) gesteigert. Der Vorteil dieser Untersuchung liegt in der exakten Dosierbarkeit der Belastung und der Möglichkeit während der Arbeit des Probanden, nicht erst in der Erholungsphase, die Untersuchungen (s. o. genannte Parameter) durchzuführen. Diese Form der ansteigenden Belastung führen wir vor allem beim Belastungs-EKG durch. Bei etwa vorhandenen organischen Herzerkrankungen folgen wir zur Aufdeckung einer geminderten Reserveleistung des Herzens dem Vorschlag von Knebel bzw. der von Dransfeld und Mellerowics eingeführten submaximalen, gewichtsbezogenen Belastung. Hier wird die geforderte Arbeit auf 1 Watt/kg Körpergewicht eingestellt, wir kommen hierauf bei der Besprechung des Sauerstoffpulses zurück.

A. Das Belastungs-EKG

1) Mittels Master-Test.

Eine handelsübliche Doppelstufe in vorgeschriebenen Maßen wird hier wiederholt bestiegen.

Nach dem Takt eines Metronoms, das auf eine dem Alter, Geschlecht und Gewicht des Probanden entsprechende Geschwindigkeit eingestellt wird (s. Tab. im Anhang), erfolgt das Überschreiten in 4 Schritten. Mit den nächsten 2 Schritten dreht sich der Proband um 180°, es folgt die Übersteigung in umgekehrter Richtung, dasselbe wiederholt sich insgesamt 1 1/2 Minuten lang (einfacher Master-Test). Diese Belastung kann auf 3 Minuten (doppelter Master-Test) je nach Verträglichkeit ausgedehnt werden. Vor der Belastung werden Puls, Bludruck und EKG (Extremitäten- und Brustwandableitungen) registriert, desgl. unmittelbar danach, nach 3 und evtl. nach 6 Minuten beim liegenden Probanden. Für die Beurteilung des EKG gelten die gleichen Voraussetzungen wie beim ergometrischen Belastungsversuch. Das Dosierungsschema (s. Anhang Kap. IV, Tabelle VIII) wurde empirisch aufgestellt, bei Normalpersonen sind Puls und Blutdruck in 2 Minuten nach Belastung zum Ausgangswert plus 10 zurückgekehrt (Roskamm).

2. Mittels der Kletterstufe nach KALTENBACH und KLEPZIG.

Eine Modifikation dieses Stufentests ist die Kletterstufe nach KALTENBACH und KLEPZIG, die gegenüber dem MASTER-Test den Vorteil einer genauer eingestellten Belastung für den Probanden hat und nach den Erfahrungen der Autoren der ergometrischen Belastung gleichzustellen ist. Wir verweisen auf die entsprechende Monographie.

3. Mittels Ergometer

Diese Form der Belastung gibt die Möglichkeit, das EKG während der Belastung zu registrieren. Bei laufender Kontrolle durch einen Oszillographen wird bei Auftreten typischer pathologischer Kurvenveränderungen die Belastung abgebrochen. Nach ROSKAMM, dessen Angaben wir folgen, stellt die Belastung in ihrer Steigerung um je 25 Watt ein semiquantitatives Verfahren dar, da das Auftreten von EKG-Veränderungen je nach Wattstufe ein Maß für die Schwere der Koronarinsuffizienz ist. Verwendung finden die Extremitätenableitungen und die präkordialen Ableitungen nach WILSON, den letzteren kommt für die Auswertung die weitaus größere Bedeutung zu. Die Belastungen beginnen, wie bereits vorher erwähnt, mit 25 Watt und werden in Abständen von 6 Minuten je nach Kurvenverlauf um 25 Watt bis zu 150 Watt gesteigert. Die Dauer von 6 Minuten ist nach ROSKAMM insofern wichtig, da diese Zeit für die einzelnen Kreislaufgrößen zur Erreichung eines ausreichenden steady state erforderlich ist. Auch nach unseren Erfahrungen ist dieses Vorgehen dem Stufentest nach MASTER überlegen bzw. die Ausbeute an pathologischen Befunden größer.

Hinsichtlich der Interpretation des Belastungs-EKG ist das Schrifttum außerordentlich umfangreich. Wir beschränken uns hier auf die Festlegung folgender Kriterien:

Die größte Bedeutung kommt dem Verlauf der ST-Strecke zu. Eine während der Belastung auftretende deszendierende oder horizontale Senkung der Zwischenstrecke ist, von wenigen Ausnahmen abgesehen, als pathologisch zu werten (ischämische Senkung). Das Ausmaß der Senkung, die in der Regel 0,2 mV betragen muß, entspricht der Schwere der Koronarinsuffizienz. Bezogen auf die Bedeutung als semiquantitatives Verfahren nach ROSKAMM werden Senkungen der Zwischenstrecke erst bei 75 Watt als leichtere Form der Belastungskoronarinsuffizienz bewertet. St-Senkungen bei 50 Watt entsprechen einer mittelschweren, solche bei 25 Watt einer schweren Belastungskoronarinsuffizienz. Einer aszendierenden Senkung der ST-Strecke kann nicht die Bedeutung einer relativen Koronarinsuffizienz zugesprochen werden (Abb. 53).

Andererseits kann nach HOLZMANN auch eine unter Belastung auftretende ST-Hebung Ausdruck einer Ischämiereaktion im Sinne der Rekonstruktion eines frischen Infarkts sein. In diesen Fällen fanden wir jedoch immer weitere auf den stattgehabten Infarkt hinweisende EKG-Veränderungen. Die T-Zacke kann bei Belastung unverändert bleiben, von der vegetativen Tonuslage abhängig auch bei Herzgesunden abgeflacht oder sogar negativ werden. Mangelhaft entwickelte oder

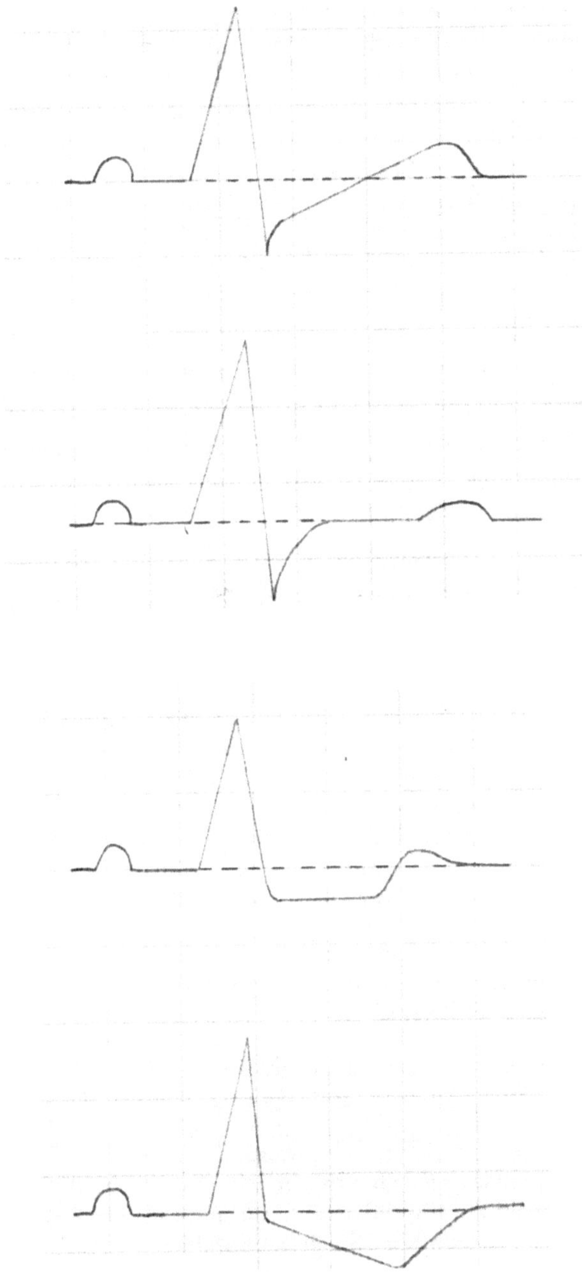

Pathologische ST-Senkungen

Abb. 53.

negative T-Zacken können Ischämiezeichen sein, die Wahrscheinlichkeit besteht, wenn gleichzeitig die ST-Strecke in der beschriebenen Form gesenkt ist.

Eine während der Belastung auftretende Größenzunahme einer in Ruhe abgeflachten oder negativen T-Zacke ist umgekehrt kein Beweis für eine in Ruhe funktionell bedingte Endteilveränderung des EKG, auch hier kann durch einen vegetativ bedingten Umschalteffekt eine organische Veränderung maskiert werden. Auch ohne diesen Effekt können negative T-Zacken positivieren und sind damit nach FLEISCH und ROSKAMM nicht unbedingt als Zeichen einer verbesserten Durchblutung aufzufassen, können vielmehr durch zusätzliche ischämische Reaktionen bedingt sein entsprechend der bereits angeführten Auffassung von HOLZMANN einer Infarktrekonstruktion.

Diese Feststellungen berühren jedoch nicht die Tatsache, daß bei Herzgesunden vorkommende abgeflachte oder negative T-Zacken durch Belastung (Ergometer, Valsalva) positiv werden können und damit gegen eine organische Herzerkrankung sprechen. Es geht weiterhin daraus hervor wie wichtig die Einbeziehung des gesamten Befundes ist und eine bindende Schlußfolgerung allein aus dem Vorkommen abweichender Endteilveränderungen nicht möglich ist.

Weitere Kriterien eines pathologischen Belastungs-EKG sind das Auftreten von supraventrikulären und ventrikulären Extrasystolen, eine Verlängerung der P-Q-Zeit bis zum Auftreten eines A-V-Blockes, QRS-Verbreiterungen im Sinne eines Schenkelblockbildes, schließlich das Auftreten einer spät-negativen U-Welle.

Von WILLEMS und KLEPZIG wurde bei unklarem Belastungs-EKG der Nitrat-Test zur endgültigen Abklärung benutzt. Nach Gabe von Nitratkörper (Isosorbit-dinitrat „Isoket"), 5–20 mg perlingual, tritt eine ischämische Senkung der S-T-Strecke oder eine spät-negative U-Welle im Belastungs-EKG bei erneuter Belastung nach obiger Medikation nicht mehr oder später auf. Der wesentliche pathologische Befund ist jedoch die genannte deszendierende oder horizontale S-T-Senkung. Unter diesen Voraussetzungen wird die Zahl sogenannter falsch positiver Befunde wesentlich eingeschränkt. Es muß jedoch unbeschadet der gegebenen Hinweise auf das Vorkommen derartiger falscher Befunde bei digitalisierten Patienten hingewiesen werden. Andererseits gibt uns die Digitalisierung, wie schon kurz angedeutet, die Möglichkeit der Erkennung einer organischen Belastungsinsuffizienz. Wir kommen hierauf noch zurück.

Die Bedeutung des Belastungs-EKG geht jedoch über die der Erkennung einer latenten Koronarinsuffizienz hinaus. Es dient allgemein der Feststellung der Leistungsfähigkeit des Herzens, damit ist es ein Bestandteil einer jeden Funktionsprüfung des Herz-Kreislaufsystems. Bei Gesunden wie Kranken gibt es Aufschluß über die Form und Dauer einer zumutbaren Belastung. Es deckt latente Durchblutungsstörungen und Herzrhythmusstörungen auf, es können therapeutische Maßnahmen, auch im Sinne der Verlaufsbeobachtung überprüft werden. Es muß jedoch nochmals die integrierte Bedeutung dieser Belastungsprüfung im Rahmen der ganzen Funktionsdiagnostik hervorgehoben werden wie wir es am Beispiel vegetativ ausgelöster Endteilveränderungen im EKG gesehen haben.

Wenn uns das Belastungs-EKG wertvolle Aufschlüße über das Vorliegen organischer Herzveränderungen vermittelt, ergibt sich als nächste Fragestellung das Ausmaß der damit verbundenen körperlichen Leistungsminderung, die andererseits auch ohne organische Herzschädigung bestehen kann.

Liegt eine organische Schädigung des Herzens vor, die bereits mit Stauungserscheinungen einhergeht, erübrigt sich aus verständlichen Gründen eine Untersuchung mittels Belastungsmethoden. Wichtig für unser Vorgehen ist die Erkennung der Belastungsinsuffizienz, die entsprechend der Bezeichnung erst bei einer bestimmten Belastung erkennbar ist.

Als maßgeblich erscheint uns in unserem Untersuchungsgang die submaximale Belastung in einem relativen steady state. Eine maximale Belastung muß sich im Hinblick auf die erschöpfende Beanspruchung durch Mobilisation aller Reserven auf gesunde Versuchspersonen beschränken, Herzkranken ist diese Form der Belastung nicht zumutbar. Damit erwähnen wir nochmals unser methodisches Vorgehen bei Ergometerbelastung, entsprechend den Angaben von KÖNIG, ROSKAMM u. a. als 6-Minutenbelastung in verschiedenen, um 25 Watt ansteigenden Belastungsstufen oder in der Form der gewichtsbezogenen Belastung, entsprechend den Angaben von DRANSFELD und MELLEROWICS.

B. Die Herzschlagfrequenz bei ergometrischer Leistung

Wir verweisen bei den nachfolgend beschriebenen Ergometerbelastungen auf das Standardwerk von MELLEROWICS. Die Herzschlagfrequenz steigt nach Beginn einer körperlichen Belastung linear an und erreicht im submaximalen Belastungsbereich einen konstanten Wert.

Nach der Belastung sinkt die Frequenz zuerst schnell, dann langsam ab. Die Rückkehr zum Ruhewert dauert je nach Schwere der Belastung Minuten bis Stunden und ist nach MELLEROWICS annähernd proportional zur Größe und Dauer der Leistung. Die im steady state erreichte Pulsfrequenz steht in linearer Beziehung zur aufgebrachten Leistung. Abhängig von der Herzleistungsbreite ist die Zeitdauer bis zum Erreichen einer konstanten Frequenz wie zum Erreichen des Ruhewertes um so kürzer, weiterhin die Pulsfrequenz um so tiefer, je besser der Funktionszustand des Herzend ist. Die maximale Pulsfrequenz liegt bei submaximaler Leistung bei 20–40 jährigen, gesunden, untrainierten Probanden nach MELLEROWICS in einem Bereich von $\approx$ 160. Da diese Leistung in einem 6–10 minütigen Arbeitsversuch durchgehalten werden kann ist damit die Festlegung der Grenzleistungen in Watt oder mkp/sec. möglich, die für die Dauerleistungsfähigkeit und für die Grenzleistungen des Kreislaufs kennzeichnend sind (MELLEROWICS).

Ist es bei älteren oder kranken Probanden nicht möglich, die Belastung so zu steigern, daß die Frequenzsteigerung auf 160/min. erreicht wird, so kann aus dem Wert für die Pulsfrequenz unter der 1. Belastungsstufe (s. vorher) und dem unter der 2. Belastungsstufe die Arbeitskapazität ohne großen Fehler extrapoliert werden.

Der lineare Anstieg der Pulsfrequenz mit steigender Leistung im steady state steht weiterhin in einer festen Beziehung zur Sauerstoff-Aufnahme und ist damit wiederum eine lineare Funktion der körperlichen Arbeitsleistung.

Als physisches Arbeitsvermögen (working capacity) wird die Leistung bezeichnet, die bei einer Pulsfrequenz von 170/min. über mehrere Minuten im steady state in Bezug auf Pulsfrequenz und Atmung geleistet wird (WAHL, SJÖSTRAND). Wir ersehen aus dem Gesagten die große praktische Bedeutung der Leistungspulsfrequenz.

Über die Normalwerte siehe Kapitel „Normalwerte" (Tab. I).

C. Der Blutdruck bei ergometrischer Leistung

Auf die Meßverfahren soll nicht eingegangen werden, grundsätzlich sind registrierende Meßungen der einfachen Auskultation vorzuziehen.

Der systolische Blutdruck steigt bei Beginn der Belastung wie die Pulsfrequenz schnell an, die Blutdruckamplitude nimmt zu. Bei submaximaler, gewichtsbezogener Belastung wird nach einigen Minuten ein steady state erreicht. Nach Beendigung der Belastung erfolgt ein schneller Abfall des systolischen Blutdruckes u. U. unter den Ruhewert.

Der diastolische Blutdruck kann einen kleinen Anstieg wie einen Abfall zeigen. Das Erreichen des Ruhewertes ist unterschiedlich und wie beim systolischen Blutdruck abhängig von der Erholungszeit. Die Erholungszeit ist wiederum verschieden lang und abhängig von der aufgebrachten Leistung wie der Leistungsfähigkeit des Herzens und des Kreislaufs. MELLEROWICS, SCHMUTZLER u. MAIDORN untersuchten 100 gesunde 20–30 jährige Männer und geben die nachfolgenden Abbildungen, unter Einbeziehung der Herzschlagfrequenz, die Normwerte in der Erholungsphase wieder (Abb. 54).

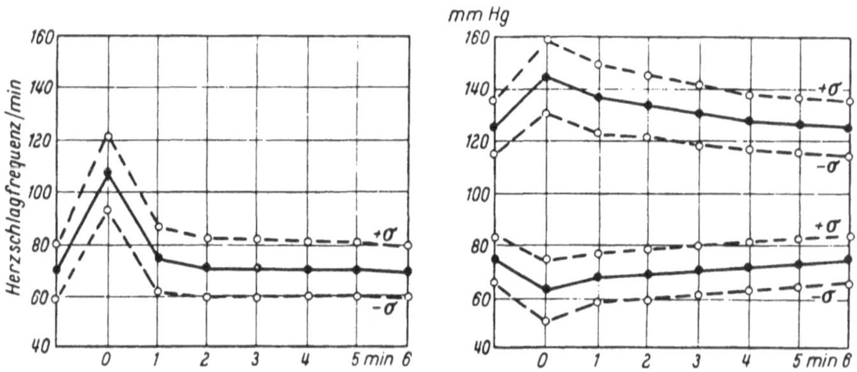

Abb. 54. Herschlagfreqzenz und arterielle Druckwerte von 100 gesunden, untrainierten 20- bis 30-jährigen Studenten nach einer Leistung von 1 Watt/kg Körpergewicht/1 min (nach H. Mellerowicz: „Ergometrie", Urban & Schwarzenberg, München–Berlin 1962)

Die Beziehung zwischen aufgebrachter Leistung und Leistungs- und Erholungsblutdruck entspricht der Leistungsgröße und Leistungsfähigkeit des Herz-Kreislaufsystems.

D. Die Sauerstoffaufnahme bei ergometrischer Leistung

Wie erwähnt besteht eine feste Beziehung zwischen Sauerstoffaufnahme und Leistung im steady state. Die maximale Sauerstoffaufnahme muß als wichtigstes Merkmal der maximalen körperlichen Leistung gelten und ist ein Maß des Herzminutenvolumens. Wir gebrauchen hier sowohl die gewichtsbezogene Belastung wie sie nachfolgend bei der Beschreibung des Sauerstoff-Pulses nochmals erwähnt wird als auch die stufenweise ansteigende Belastung am Ergometer.

1. Bestimmung der „einfachen" Sauerstoff-Aufnahme unter Belastung:

Hierbei handelt es sich um die Meßung der Sauerstoffaufnahme unter einer Belastung.

Die Bestimmung und Errechnung der Sauerstoff-Aufnahme entspricht dem Vorgehen unter Ruhebedingungen (s. Kap. I. B. 1a).

Über die Normalwerte siehe Kapitel „Normalwerte" (Tab. II).

2. Bestimmung der maximalen Sauerstoff-Aufnahme („Vita maxima") unter Belastung:

Bei dieser Untersuchung wird das maximale Sauerstoff-Aufnahmevermögen (ml/min.) unter Sauerstoffatmung bei stufenweise ansteigender Arbeit am Ergometer gemessen. Eventuell gleichzeitig vorliegende Diffusions- oder Ventilationsstörungen sind durch die Sauerstoffatmung weitgehend ausgeschaltet. Die maximale Sauerstoff-Aufnahme, die „Vita maxima", ist dann erreicht, wenn trotz einer Steigerung der Belastung die Sauerstoff-Aufnahme nicht mehr zunimmt; die Funktionsprüfung kann dann als beendet angesehen werden.

Über die Normalwerte siehe Kapitel „Normalwerte" (Tab. III).

3. Bestimmung des Sauerstoffpulses unter Belastung:

Unter Sauerstoffpuls versteht man die Menge Sauerstoff (ml, STPD), die mit jedem Herzschlag aufgenommen und transportiert wird.

(87) $$O_2\text{-Puls} = \frac{\text{Sauerstoff-Aufnahme (ml/min.)}}{\text{Herzschlagfrequenz (Schläge/min.)}}$$

Dieser Quotient aus Sauerstoffaufnahme/min. durch Herzschlagfrequenz/min. ist abhängig von der Größe des Schlagvolumens, des Gesamthämoglobins und der arteriovenösen Sauerstoffdifferenz des Blutes. Zwischen der Größe des Sauerstoffpulses und der Leistungsfähigkeit bzw. dem Schlagvolumen des Herzens bestehen direkte Beziehungen. Im submaximalen Belastungsbereich ist diese Beziehung proportional zum Sauerstoff-Puls bzw. dem Schlagvolumen (bei gleicher arteriovenöser Differenz) und umgekehrt proportional der Herzschlagfrequenz (MELLEROWICS).

Der Sauerstoffpuls steigt mit der zunehmenden Belastung um so mehr an, je tiefer die Pulsfrequenz für eine bestimmte Leistung ist.

Wie vorher erwähnt wählen wir für die Bestimmung nach dem Vorschlag von DRANSFELD und MELLEROWICS die gewichtsbezogene Belastung mit 1 Watt/kg Körpergewicht.

Die Autoren begründen dieses Vorgehen damit, daß bei Menschen verschiedener Konstitution und Kondition die Sauerstoff-Aufnahme für eine gleiche Leistung gleich groß ist. Dagegen wird die Pulsfrequenz maßgeblich durch das Verhältnis der Leistung zum Körpergewicht bestimmt. Die submaximale Belastung, die dem Körpergewicht angepaßt ist, ist damit besonders zur Beurteilung der kardialen, weniger der pulmonalen Leistungsbreite geeignet.

Nach den Untersuchungen der genannten Autoren zeigt die gewichtsbezogene Belastung in der 6. Arbeitsminute für den Sauerstoff-Puls einen Anstieg in den einzelnen Gewichtsgruppen, direkt abhängig von der größeren Leistung der schwereren Probanden.

Wenn auch die von DRANSFELD und MELLEROWICS angewandte Belastungsmethode mittels des KNIPPINGschen Wirbelstromergometers von unserem ergometrischen Vorgehen etwas abweicht, so finden wir trotzdem eine Übereinstimmung der Werte, die als Normalwerte zu betrachten sind.

Über die Normalwerte siehe Kapitel „Normalwerte“ (Tab. IV).

Wie vorher erwähnt steigt die Sauerstoff-Aufnahme entsprechend der größeren Leistung linear in den einzelnen Gewichtsgruppen an, dasselbe gilt für den Sauerstoff-Puls. Da die Herzschlagzahl gleichbleibt, schließen DRANSFELD und MELLEROWICS, wie schon vorher für die Sauerstoffaufnahme angeführt, auf eine direkte Beziehung zwischen Schlagvolumen und Sauerstoffpuls sowie zwischen Schlagvolumen und Körpergewicht.

Von REINDELL, KÖNIG und ROSKAMM wird der maximale Sauerstoffpuls mit dem röntgenologisch bestimmten Herzvolumen korreliert. Dabei werden außer der Beziehung zwischen Herzvolumen und maximalem Sauerstoffpuls Blutdruck, Atemminutenvolumen und Atemäquivalent mitberücksichtigt. Wir können hier aus räumlichen Gründen nicht näher auf die Methodik, damit die Bestimmung des Herzvolumens eingehen. Für diese Bestimmung erweist sich die von WATZKE und FRISCH beschriebene röntgenologische Methode als Modifikation der Methode von KLEPZIG und FRISCH sowohl in der Einfachheit der Ausführung wie der Genauigkeit als besonders vorteilhaft.

Wesentlich ist die Anwendung der Methode bei der Abgrenzung einer funktionellen von einer organischen Herzinsuffizienz (KÖNIG). Eine gestörte Beziehung zwischen Herzgröße und Leistung (maximaler Sauerstoffpuls) kann durch nervöse Einflüße wie ein abnorm kleines Herz verursacht sein. Eine Bewegungstherapie kann zu einer Größenzunahme des Herzens bzw. über eine vegetative Umstimmung zu einer Leistungssteigerung führen. Die gleiche Beziehungsstörung wird bei der organisch bedingten Herzleistungsschwäche, der Belastungsinsuffizienz, gefunden. Die Belastungsinsuffizienz wird nur im Belastungstest kenntlich. Wichtig für die allgemeine klinische Funktionsdiagnostik des Herzens, nicht nur die genannte Methode, ist die Digitalisierung, die im Belastungsversuch bei organischer Schädigung zu einer Leistungszunahme bzw. Besserung der in den vorherigen Kapiteln erwähnten Parameter führt (KÖNIG).

Die Sauerstoff-Mehraufnahme beim Übergang von Luftatmung auf Sauerstoffatmung, das sog. „spirographische Defizit", war zunächst auf eine arterielle Sauerstoff-Untersättigung zurückgeführt worden (UHLENBRUCK). Spätere Untersuchungen konnten jedoch diesen Zusammenhang nicht bestätigen (KNIPPING et al.). Die Ursache für das Auftreten eines „spirographischen Sauerstoff-Defizits" hängt von einer Vielzahl von Faktoren ab (ANTHONY et al.) und ist in seinen Einzelheiten noch nicht gänzlich geklärt (BARTELS et al.). Aus dem Vorhandensein eines „spirographischen Sauerstoff-Defizits" kann daher kein zuverlässiger Schluß auf eine Lungenfunktionsstörung gezogen werden (ULMER).

E. Das Atemminutenvolumen bei ergometrischer Leistung

Hiermit ist eine Funktionsprüfung gemeint, bei der die Größe des Atemzeitvolumens unter Belastung gemessen wird.

Die Bestimmung und Errechnung des Atemzeitvolumens (= Atemvolumen pro Minute) entspricht dem Vorgehen unter Ruhebedingungen (Kap. I. B. 1. b.).

Über die Normalwerte siehe Kapitel „Normalwerte" (Tab. V).

F. Die arterielle Sauerstoffspannung bei ergometrischer Leistung

Die Bestimmung des arteriellen Sauerstoffdruckes (Kap. I. B. 2. b.) in Ruhe und unter verschiedenen Belastungsstufen läßt Aussagen über die „respiratorische Leistungsgrenze" zu.

Unter Ruhebedingungen und während 5–6minütiger Belastung werden arterielle Blutproben entnommen und die Sauerstoffspannung darin gemessen. Nach HERTZ ist die „respiratorische Leistungsgrenze" dann erreicht, wenn die arterielle Sauerstoffspannung unter einer Belastung (ausgedrückt in Sauerstoff-Aufnahme pro Minute, ml/min.) eben 5 Torr unter den Ruhewert abgesunken ist.

Über die Normalwerte siehe Kapitel „Normalwerte" (Tab. VI).

G. Der Rechtskatheterismus bei ergometrischer Leistung

Eine ganz besondere Bedeutung kommt der Erkennung einer beginnenden Herzinsuffizienz, speziell des linken Herzens, mittels des Einschwemmkatheters unter Belastung mit dem Fahrradergometer zu. Wir verweisen auf die Beschreibung des Einschwemmverfahrens in dem entsprechenden Kapitel. Es wurde hier bereits auf die Übereinstimmung zwischen diastolischem Druck in der Arteria pulmonalis bzw.

dem pulmonalen Kapillargebiet und dem enddiastolischen Druck im linken Ventrikel hingewiesen. Damit ist ein überhöhter Anstieg des Füllungsdruckes des linken Ventrikels bei körperlicher Belastung durch einen Anstieg des diastolischen Druckes in der Arteria pulmonalis erkennbar und als Zeichen der beginnenden Herzinsuffizienz zu werten. Ausführliche Untersuchungen wurden von ROSKAMM, WEIDEMANN, MEINECKE, PETERSEN und REINDELL durchgeführt, dabei wurden neben den Druckmessungen die gemischt-venöse Sauerstoffspannung und das Herzminutenvolumen nach dem FICKschen Prinzip bestimmt, entsprechend unseren Hinweisen bei der methodischen Besprechung. Die Ergebnisse wurden auch zu der röntgenologisch bestimmten Herzgröße und der ergometrischen Leistungsprüfung in Beziehung gesetzt. Ein nicht adäquater Anstieg des Herzminutenvolumens ist mit einem entsprechend starken Abfall der gemischt venösen Sauerstoffspannung verbunden, ein übermäßig starker Anstieg des diastolischen Pulmonalisdruckes während Belastung wird von den Autoren als Kontraktionsschwäche des linken Ventrikels aufgefaßt. Auch unter Belastung treten kaum Komplikationen durch den Mikrokatheter auf wie wir bereits bei der Beschreibung der Methode ausführten.

Die Telemetrie

Eine wesentliche Ergänzung in der Überwachung der Vitalfunktionen stellt die Beobachtung und Registrierung des EKG und der Pulsfrequenz durch drahtlose Übertragung dar. Der Proband ist nicht mehr durch Kabel mit dem Elektrokardiographen verbunden, sondern bewegt sich frei, der mitgeführte Sender ist so klein und leicht, daß er keine Belastung bedeutet. Wir benutzen eine 1-Kanal-Telemetrie (SIEMENS), das Aufnahme- und Registriergerät ist auf der Intensivpflegestation störungsfrei aufgestellt, eine Reichweite bis 300 m ist genügend. Eine Direktverbindung zum Magnetbandspeicher (Meditape) ist möglich und speziell bei der Aufzeichnung von Rhythmusstörungen von großem Nutzen. Das Verfahren selbst ist als völlig ausgereift zu betrachten, da auch bei starker körperlicher Belastung die Meßwerte, EKG und Pulsfrequenz, einwandfrei registriert werden. Der Hauptvorteil liegt in der Gewinnung von Belastungs-EKG bei echten Umweltsbedingungen, speziell beim Sport, bei der Überprüfung und Überwachung des Trainingseffekts beim Herzpatienten, insbesondere nach Herzinfarkt, nach Schrittmacherimplantation, bei Rhythmusstörungen, schließlich bei besonderem körperlichen Einsatz am Arbeitsplatz.

Wir berühren damit das viel diskutierte Problem der Übungsbehandlung des Infarktpatienten und müssen uns vorbehaltlos für eine Trainingsbehandlung aussprechen.

Damit soll keine Entscheidung getroffen werden, ob durch ein körperliches Training, gleich welcher Art, ein präventiver Effekt, sowohl im Sinne der Vorbeugung eines Herzinfarkts oder der Rezidivprophylaxe zu erwarten ist. Wir schließen uns jedoch der Auffassung von HÜLLEMANN und STAHLHEBER an, daß ein Nutzen wahrscheinlich ist.

Es muß allerdings zwischen der Wirkung der Belastung und einem erstrebenswerten Trainingseffekt auf das Herz unterschieden werden. Nach KÖHLER löst das Training einen zur Belastung gegenteiligen Effekt aus, nämlich Abnahme des Sympathikotonus durch eine reaktive Steigerung des Vagotonus mit vegetativer Umstellung und Ökonomisierung des Stoffwechsels und einer Steigerung der kardiovaskulären und allgemeinen körperlichen und psychischen Leistungsfähigkeit. Es muß damit der Proband an die zulässige Belastungsgrenze herangeführt werden, da eine zu geringe Belastung eine therapeutisch effektive Wirkung verhindert.

Hier bietet sich die Telemetrie geradezu an. Ergometerarbeit und Telemetrie sind nur bedingt vergleichbar. Dort die körperbezogene aufzubringende Wattleistung, hier die individualspezifische, physiologische Verhaltensweise. Für den gesunden Probanden, speziell den Sportler, ist die Kombination beider Verfahren, insbesondere durch die telemetrische Langzeitbeobachtung besonders aufschlußreich.

Der Herzkranke in der Rekonvaleszenz und der Rehabilitation ist auf dem Laborprüfstand häufig nicht direkt austestbar, eine telemetrische Überwachung kann hier die Grenzen und Möglichkeiten einer vorgesehenen dosierten ergometrischen Untersuchung aufzeigen.

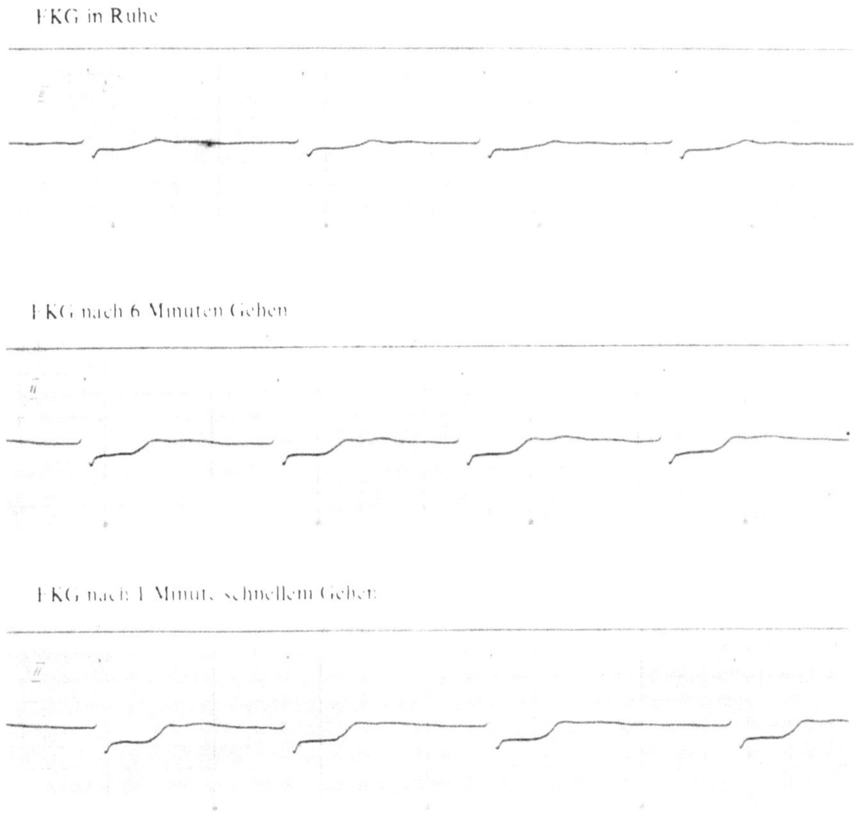

Abb. 55. Telemetrie

Das Beispiel zeigt, daß eine ergometrische Belastung für den Patienten vorerst nicht indiziert ist.

Auch das Alter des Patienten spielt eine wesentliche Rolle. Ein 79-jähriger Patient klagt über Stenokardien, die schon nach kurzen Wegstrecken auftreten. Während das Ruhe-EKG nur geringfügige Hinweise zeigt, läßt die telemetrisch aufgenommene Kurve die schwere Ischämiereaktion erkennen.

Abb. 56. Telemetrie

Hier ergibt sich im Hinblick auf das hohe Alter des Patienten keine andere gleichwertige Möglichkeit der Erkennung, der Beurteilung und der Therapieüberwachung.

Nicht zu unterschätzen ist die Telemetrie auch für die Erfassung psychischer Einflüsse, denen jeder Proband ausgesetzt ist und die sich bei Herzkranken oft schädlich auswirken können. Wohl jede größere Herzstation verzeichnet in ihrer Aufnahmestatistik einen bestimmten Anteil an Zugängen von Patienten mit Ischämiereaktionen bis zum Herzinfarkt und von Rhythmusstörungen nach Fernsehübertragungen von Fußballspielen.

Neben der körperlichen Belastung sollte bei bestimmten Patienten, die in ihrer allgemeinen Lebenseinstellung durch psychische Einflüsse ausgelöste überschießende Herz-Kreislaufreaktionen erwarten lassen, eine entsprechende telemetrische Überwachung, die sich auf eine überhöhte Pulsfrequenz und EKG-Beurteilung bezieht, durchgeführt werden.

Klare Vorstellungen einer zumutbaren Belastung sollen damit Ausgang einer durch Telemetrie überwachten Trainingsbehandlung sein. Wir lassen unsere Patienten zunächst eine vorgeschriebene Strecke gehen, die Zeitdauer variiert unterschiedlich von 5 bis zu 30 Minuten, das Gehen auf ebenem Terrain wird ergänzt durch zwischengeschaltetes Treppensteigen und Radfahren. Selbstverständlich ist bei Herzkranken ein starres Belastungsschema nicht nur fehl am Platz, gegebenenfalls auch schädlich. Bezugnehmend auf die vorher angeführten Beispiele kann es bei eingeschränkter Koronarreserve, die Kriterien ergeben sich aus subjektiven Beschwerden, EKG-Veränderungen, Pulsfrequenz und Blutdruck, durch eine zu starke Belastung zur Herzinsuffizienz mit oder ohne Ischämiereaktion kommen. Es darf damit in diesen Fällen zu keiner starken Erhöhung von Pulsfrequenz und Blutdruck kommen und wir dürfen in diesem Zusammenhang auf die einschlägigen Abschnitte über Herzschlagfrequenz und Blutdruck bei ergometrischer Leistung hinweisen.

Auf eine spezielle Beschreibung der Durchführung einer derartigen Trainingstherapie müssen wir entsprechend der Ausrichtung dieses Buches verzichten und verweisen auf die Arbeiten von HOLLMANN und KÖHLER. Hier kommt es uns lediglich auf die telemetrische Registrierung an.

Als Kriterium dienen die Pulsfrequenz, die ansteigend im steady state erhalten bleibt und deren obere Grenze, entsprechend auch unseren Darlegungen bei der ergometrischen Belastung in einem Bereich von maximal 160 Schlägen/min liegt, ferner Veränderungen im EKG wie S-T-Senkungen und Rhythmusstörungen. Es muß jedoch vor kritiklosen Schlußfolgerungen bei der EKG-Interpretation gewarnt werden, für S-T-Senkungen gelten bei der Bewertung die im Kapitel über ergometrische Belastungen geforderten Voraussetzungen, eine Extrasystolie, insbesondere unitoper Natur, kann auch bei gehäuftem Auftreten nichtorganischer Natur sein.

Eine telemetrische Blutdruckkontrolle wäre zweifellos von großem zusätzlichen Wert. KRÖNIG et al. berichten über eine kontinuierliche Blutdruckmessung mittels Einschwemmkatheter, an den ein Mikro-Druckwandler angeschlossen wird. Die Impulse des Statham-Elementes werden über einen Modulator auf den

Telemetriesender übertragen. Zu berücksichtigen ist allerdings die notwendige Dauerspülung des Katheters aus einer Plastikflasche mit 500 ml heparinisierter physiologischer Kochsalzlösung, damit ein Gesamtgewicht der Apparatur von 2000 g, schließlich auch eine Bewegungseinschränkung des punktierten Armes.

Auf psychische Einflüsse wurde bereits hingewiesen. Subjektive Empfindungen des Patienten sollten nicht außer acht bleiben, so ist in manchen Fällen das gleichzeitige Mitführen einer drahtlosen Wechselsprechanlage, die in kleiner Dimension erhältlich ist, zweckmäßig, gegebenenfalls auch die Beobachtung einer Begleitperson. Die subjektiven Feststellungen sind auch aus dem Grund von besonderer Bedeutung, da es Korrelationen zwischen Pulsfrequenz und Belastungsgrenze nicht gibt, mithin auch Frequenzen im mittleren Bereich bei auftretenden pektanginösen Beschwerden gegebenenfalls zum Abbruch der Belastung zwingen, letztlich Feststellungen, die dem Vorhergesagten entsprechen.

Eine ganz besondere Bedeutung kommt der Telemetrie für die Sportmedizin, insbesondere für den Spitzensport, zu. Selbstverständlich sollen, allein aus Gründen der Ausnutzung der Untersuchungsapparatur, auch andere Sportler u.a. Leistungssportler auf Landesebene einbezogen werden. Das einem sportmedizinischen Untersuchungszentrum obliegende Untersuchungsprogramm umfaßt außer der Routineuntersuchung mit klinisch chemischen Programm die Röntgenuntersuchung mit Herzvolumenbestimmung, die Herz-Lungenfunktionsdiagnostik mit der Ergometrie, entsprechend den vorausgegangenen Kapiteln. Die Telemetrie schafft zusätzlich die Möglichkeit der Registrierung von Leistungsdaten eines simulierten Wettkampfes, miteinbezogen die Unterwassertelemetrie.

Diese Untersuchungen sollten jedoch koordiniert mit maßgeblichen Verbänden auf Landes- und Bundesebene in besonderen Untersuchungszentren durchgeführt werden.

Zusammenfassend sehen wir in der Telemetrie nicht nur die Möglichkeit einer individuell abgestuften und natürlichen Bedingungen entsprechenden Belastung, sondern auch die einer Feststellung der Belastungsgrenze bei Herzkranken, die ansonsten nicht exakt belastbar sind, die Festlegung des therapeutischen Einsatzes in der Rekonvaleszenz und Rehabilitation und schließlich ihre große Bedeutung für die Sportmedizin.

IV. Normalwerte und Tabellen

Sollwerte und Möglichkeiten der Sollwert-Berechnung in der Lungenfunktions-Diagnostik

(Im folgenden häufig gebrauchte Abkürzungen: Körpergewicht KGW in kg; Körpergröße KGR in cm; Körperoberfläche KOF in qm; Alter A in Jahren)

1. Vitalkapazität VK (ml, BTPS)

a) nach C. D. Needham, et al.

Männer: $VK = 47{,}64 \cdot KGR - 38 \cdot A - 2100 \quad \pm 970$

Frauen: $VK = 43{,}31 \cdot KGR - 22 \cdot A - 2980 \quad \pm 790$

b) nach M. Cara

$VK = a \cdot KOF$

Alter (J.)	15–17	18–29	30–39	40–49	50–70
a	2,4	2,5	2,4	2,2	2,0

2. Totalkapazität TK (ml, BTPS)

a) nach C. D. Needham, et al.

Männer: $TK = 69{,}29 \cdot KGR + 1650 \cdot KOF - 11 \cdot A - 4630 \quad \pm 1500$

Frauen: $TK = 47{,}64 \cdot KGR - 11 \cdot A - 2400 \quad \pm 1190$

b) nach E. F. Baldwin, et al.

$TK = b \cdot VK$

Alter (J.)	16–34	35–49	50–69
b	1,25	1,31	1,44

3. Residualvolumen RV (ml, BTPS)

a) nach C. D. Needham, et al.

Männer: $RV = 26 \cdot A + 43{,}31 \cdot KGR - 24{,}25 \cdot KGW - 4570 \quad \pm 900$

Frauen: $RV = 10 \cdot A + 1300 \quad \pm 790$

b) nach H. Zehnder

Männer:

Alter (J.)	9–13	14–19	20–29	30–39	40–49	50–59	60–75
RV	540	830	1410	1510	1690	1740	1760
±	180	340	310	360	410	380	330

Frauen (teilweise nur geringe Anzahl):

Alter (J.)	14–19	20–29	30–39	40–49	50–59	60–64
RV	820	1290	1310	1390	1300	1200
±	220	340	280	490	360	280

4. Relat. Residualvolumen RV% (in % d. TK)

a) nach C. D. NEEDHAM, et al.

Männer: $RV_{\%} = 0{,}5 \cdot A + 0{,}26 \cdot KGR - 0{,}287 \cdot KGW - 7{,}8 \quad \pm 9{,}7$

Frauen: $RV_{\%} = 0{,}37 \cdot A - 0{,}176 \cdot KGW + 34{,}4 \quad \pm 11{,}9$

b) nach N. L. KALTREIDER, et al.

$RV_{\%} = c \cdot TK$

Alter (J.)	15–25	25–35	35–45	45–55	55–65
c	0,193	0,203	0,235	0,253	0,308

c) nach Werten der EGKS (zit. nach W. T. ULMER, et al.)

Alter (J.)	18–19	20–29	30–34	35–39	40–44	45–49	50–54	55–59	60–64
$RV_{\%}$	19,5	21,0	22,5	23,5	24,2	25,0	26,5	28,0	29,5
obere Normgr.	21,5	23,0	24,5	25,5	26,5	27,5	29,0	30,5	32,5

5. Funkt. Residualkapazität FRK (ml, BTPS)

nach C. D. NEEDHAM, et al.

Männer: $FRK = 11 \cdot A + 77{,}95 \cdot KGR - 44{,}1 \cdot KGW - 7220 \pm 1300$

Frauen: $FRK = 5500 \cdot KOF - 97 \cdot KGW - 580 \quad \pm 990$

6. Exspir. Reservevolumen ERV (ml, BTPS)

nach C. D. NEEDHAM, et al.

Männer: $ERV = 34{,}65 \cdot KGR - 15 \cdot A - 19{,}8 \cdot KGW - 2650 \quad \pm 680$

Frauen: $ERV = - 63{,}95 \cdot KGW + 3850 \cdot KOF - 8 \cdot A - 1340 \pm 480$

7. Atemvolumen V_T (ml) und Atemfrequenz f (Atz./min.)

a) nach J. H. COMROE jr., et al. (s. Abb. 47)

b) nach A. J. ANTHONY, et al.

V_T = 15% bis 20% von TK

8. Inspirationskapazität IK (ml, BTPS)

Männer:	unter 50 J.	3790 ± 520	(1)
	über 50 J.	2610 ± 610	(2)

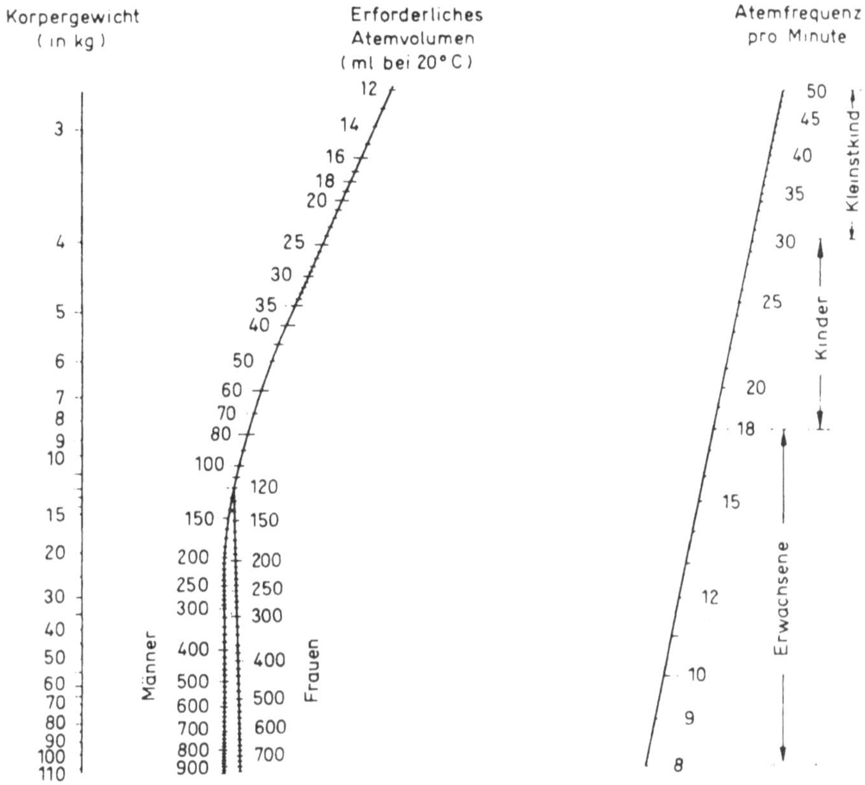

Abb. 57. Nomogramm zur Ermittlung des Atemvolumens aus Atemfrequenz, Körpergewicht und Geschlecht (nach J. H. Comroe jr., et al.)

Frauen:	unter 50 J.	2420 ± 360 (1)

(1) nach N. L. Kaltreider, et al.
(2) nach F. E. Greifenstein, et al.

9. Endexspir. thorakales Gasvolumen TGV_e (ml, BTPS)

a) nach W. T. Ulmer, et al.

Männer: $TGV_e = 9{,}4 \cdot A + 29{,}9 \cdot KGR - 15{,}93 \cdot KGW - 1358 \pm 411$

Frauen: $TGV_e = 6{,}6 \cdot A + 23{,}5 \cdot KGR - 14{,}8 \cdot KGW - 576 \pm 411$

b) nach H.-J. Woitowitz, et al.

Männer:

Alter (J.)	15–19	20–24	25–29	30–34	35–39
TGV_e	3930	3700	4110	4190	3810
±	1000	700	960	790	900

Alter (J.)	40–44	45–49	50–54	55–59	60–64
TGV_e	4560	4100	4540	4910	4670
±	940	1200	1320	990	800

Frauen:

Alter (J.)	15–19	20–24	25–29	30–34	35–39
TGV_e	3240	3300	3040	3300	2740
±	140	550	640	530	720

Alter (J.)	40–44	45–49	50–54	55–59	60–64
TGV_e	3560	3170	3410	3560	3300
±	700	540	700	750	620

10. Funktion. Totraumvolumen V_D (ml, BTPS)

nach A. A. BÜHLMANN

$$V_D = \frac{\dot{V}_{CO_2} \cdot 12{,}6}{f}$$

$\dot{V}_{CO_2}$ = CO_2-Abgabe in ml/min. (STPD)
f = Atemfrequenz in Atemzüge/min.

11. Totraumquotient Q_D

nach A. A. BÜHLMANN

$$Q_D = V_D : V_T$$

oder

$$Q_D = (\dot{V}_E - \dot{V}_A) : \dot{V}_A$$

$$Q_D = 0{,}35 \pm 0{,}04$$

12. Atemgrenzwert AGW (l/min., BTPS)

a) nach M. CARA

$$AGW = d \cdot KOF$$

Alter (J.)	15–17	18–29	30–39	40–49	50–59	60–70
d	55	60	55	50	40	35

b) nach C. W. HERTZ

$$AGW = 33 \cdot FEV_{1,0}$$

c) nach E. F. BALDWIN, et al.

Männer: $AGW = 86{,}5 - 0{,}522 \cdot A \cdot KOF$

Frauen: $AGW = 71{,}3 - 0{,}474 \cdot A \cdot KOF$

13. Prozentuales forciertes Exspirationsvolumen ($FEV_{1,0}$ in % der VK) nach Werten der EGKS (zit. nach W. T. ULMER, et al.)

Alter (J.)	18–19	20–29	30–34	35–39	40–44
$FEV_{\%}$	82,0	80,0	78,0	77,0	75,5
obere Normgrenze	71,0	69,5	68,0	67,0	66,0

Alter (J.)	45–49	50–54	55–59	60–64
$FEV_{\%}$	74,5	73,5	72,0	70,0
obere Normgrenze	65,0	64,0	62,5	61,0

14. Atemminutenvolumen AMV in Ruhe (l/min.)

a) nach E. F. BALDWIN, et al.

$$AMV = e_1 \cdot KOF \quad \pm e_2 \cdot KOF$$

Männer:

Alter (J.)	16–34	35–49	50–69
e_1	3,6	3,1	3,9
e_2	0,3	0,5	0,45

Frauen:

Alter (J.)	16–34	35–49	50–69
e_1	3,2	3,2	4,3
e_2	0,4	0,4	0,4

b) nach H. W. MATHESOM, et al.

$$AMV = 0{,}0175 \cdot \dot{V}_{O_2} + 2{,}01$$

($\dot{V}_{O_2}$ = Sauerstoff-Aufnahme in ml/min. (STPD))

15. Maximale forcierte Exspirationsstromstärke $V_{E_{max}}$ (l/sec.)

nach A. A. BÜHLMANN

$$\dot{V}_{E_{max}} = 1{,}14 \cdot 10^{-3} \cdot VK + 2{,}24$$

16. Atemzeitquotient AZQ

nach G. FRUHMANN

Alter (J.)	20–39	40–59	über 60
Norm-Bereich	0,79 –1,91	0,85–1,81	0,98–2,10
Mittelwert	1,35	1,33	1,54

17. Alveoläre Ventilation $\dot{V}_A$ (ml/min., BTPS)

a) nach A. A. BÜHLMANN

$$\dot{V}_A = 21{,}6 \cdot \dot{V}_{CO_2}$$

($\dot{V}_{CO_2}$ = CO_2-Abgabe in ml/min., STPD)

b) nach P. H. ROSSIER, et al.

$$\dot{V}_A = 2/3 \text{ der Gesamtventilation } \dot{V}$$

18. Spezifische Ventilation

$$\text{spez. Vent.} = \frac{\dot{V}_E}{\dot{V}_{O_2}} = 28 \pm 3$$

spez. Vent. = 23 bis 33 nach A. A. BÜHLMANN

($\dot{V}_E$ = Atemminutenvolumen in ml/min., BTPS)
($\dot{V}_{O_2}$ = O_2-Aufnahme in ml/min., STPD)

19. Ventilationsäquivalent

a) Vent.-Äquiv. für Sauerstoff

nach P. H. ROSSIER, et al.

$$\text{Vent.-Äquiv. } (O_2) = \frac{\dot{V}_E}{10 \cdot \dot{V}_{O_2}} = 2{,}4 \pm 0{,}6$$

($\dot{V}_E$ = Atemminutenvolumen in ml/min., BTPS)
($\dot{V}_{O_2}$ = O_2-Aufnahme in ml/min., STPD)

b) Vent.-Äquiv. für CO_2

nach H. BARTELS, et al.

$$\text{Vent.-Äquiv. } (CO_2) = \frac{\dot{V}_E}{10 \cdot \dot{V}_{CO_2}} = 3{,}3 \text{ bis } 3{,}5$$

($\dot{V}_E$ = Atemminutenvolumen in ml/min., BTPS)
($\dot{V}_{CO_2}$ = CO_2-Abgabe in ml/min., STPD)

20. Respiratorischer Quotient RQ

nach P. H. ROSSIER, et al.

in Ruhe: RQ = 0,82 (0,74 bis 0,90)

im Arbeitsversuch:
zu Beginn der Belastung

RQ = 1,1 bis 1,2

während der Belastung

RQ = 0,9 bis 1,0

sofort nach Belastung

RQ = unter 0,8

21. Compliance C (1/cm WS)

a) nach R. MARSHALL (zit. nach J. H. COMROE jr., et al.)

junge Erwachsene:

$$C = 0{,}00343 \cdot \text{KGR} - 0{,}425$$

(Normbereich 65% bis 145% des Sollwertes)

Erwachsene: $C = 0{,}05 \cdot FRK$

(Normbereich $0{,}07 \cdot FRK$ bis $0{,}038 \cdot FRK$)

Ältere Erwachsene (50–89 J.)

$C = 0{,}13$

(Normbereich 0,08 bis 0,23)

b) Nach N. R. FRANK, et al.
(1000 ml/cm WS = 1 1/cm WS)

22–47 j. Personen:

C = 150 ± 27 ml/cm WS (Normbereich 80–180 ml/cmWS)

50–89 j. Personen:

C = 131 ± 38 ml/cmWS (Normbereich 80–230 ml/cmWS)

22. Spezifische Compliance C_{spez}

nach „Wissenschaftl. Tabellen" der Documenta Geigy

$$C_{spez} = \frac{C}{FRK} = 0{,}05 \text{ bis } 0{,}06 \text{ l/cmWS/l}$$

23. Viscöser Lungenwiderstand Viscance (cmWS/l/sec.)

a) nach N. R. FRANK, et al.

18–47 j. Personen:

Visc. = 1,9 ± 0,6 (Normbereich 1,2–3,4 cmWS/l/sec.)

50–89 j. Personen:

Visc. = 2,8 ± 0,8 (Normbereich 1,3–4,4 cmWS/l/sec.)

b) nach H. BACHOFEN

Männer (24–46 J.):

1,25 ± 0,28 cmWS/l/sec.

Frauen (18–30 J.):

1,96 ± 0,45 cmWS/l/sec.

Mitttelwert (Frauen und Männer):

1,51 ± 0,34 cmWS/l/sec.

24. Strömungswiderstand Resistance R_t (cmWS/l/sec.)

a) nach H. BACHOFEN

Männer (24–46 J.):

R_t = 0,96 ± 0,27 cmWS/l/sec.

Frauen (18–30 J.):

R_t = 1,46 ± 0,47 cmWS/l/sec.

Mittelwert (Männer und Frauen):

R_t = 1,14 ± 0,34 cmWS/l/sec.

b) nach G. FRUHMANN

R_t = 1,79 ± 0,09 cmWS/l/sec.

c) nach D. NOLTE

5 – 7 j.Personen:	R_t = 5,40 ± 0,28 cmWS/1/sec
8 – 12 j.Personen:	R_t = 3,95 ± 0,18 cmWS/1/sec
20 – 30 j.Personen:	R_t = 1,80 ± 0,04 cmWS/1/sec
60 – 92 j.Personen:	R_t = 2,46 ± 0,07 cmWS/1/sec

25. Lungengewebswiderstand R_{LG} (cmWS/l/sec.)

R_{LG} = Viscance – Resistance

nach H. BACHOFEN

Männer (24–46 J.):

0,29 ± 0,12 cmWS/l/sec.

Frauen (18–30 J.):

0,50 ± 0,15 cmWS/l/sec.

Mittelwert (Männer und Frauen):

0,37 ± 0,13 cmWS/l/sec.

Lungengewebswiderstand R_{LG} in Prozent der Viscance:

Männer (24–46 J.):

$R_{LG\%}$ = 23% der Viscance

Frauen (18–30 J.):

$R_{LG\%}$ = 26% der Viscance

Mittelwert (Männer und Frauen):

$R_{LG\%}$ = 25% der Viscance

26. Atemarbeit (gcm ml^{-1})

a) nach R. ZEILHOFER

elast. Atemarbeit W_{el} = 1,7 gcm ml^{-1}

visc. Atemarbeit $W_{visc} = 0{,}5$ gcm ml^{-1}
tot. Atemarbeit $W_t = 2{,}2$ gcm ml^{-1}

totale Atemarbeit pro Minute:

$$\dot{W}_t = 0{,}12 \text{ mkg/min.} = 12000 \text{ gcm/min.}$$

b) nach J. HAMM, et al. (Atemfrequenz f = 20 Atemzüge/min.)

elast. Atemarbeit $W_{el} = 1{,}9 \pm 0{,}50$ gcm ml^{-1}
visc. Atemarbeit $W_{visc} = 1{,}4$ gcm ml^{-1}
tot. Atemarbeit $W_t = 2{,}4$ gcm ml^{-1}

$W_{el} = 76\%$ (68% bis 84%) der W_t

27. Ventilations-Perfusions-Verhältnis

nach A. A. BÜHLMANN

$$\dot{V}_A : \dot{Q} = 0{,}8$$

28. Alveolo-arterielle Sauerstoff-Differenz

nach „Wissenschaftliche Tabellen" der Documenta Geigy

$$AaDo_2 = P_{AO_2} - P_{aO_2} = 10 \text{ bis } 15 \text{ torr}$$

29. Arterielle Sauerstoffsättigung in Ruhe

nach A. A. BÜHLMANN

$$S_{aO_2} = 96{,}5 \pm 1.5\%$$

30. Arterielle CO_2-Spannung P_{aCO_2} (torr)

nach W. T. ULMER, et al.

Männer unter 30 J. 39,3 ± 3,7 torr (31,9 bis 46,7)
Männer über 60 J. 38,8 ± 3,2 torr (32,5 bis 45,1)

31. Arterielle O_2-Spannung P_{aO_2} (torr)

nach H. J. LANGE, et al.

Alter (J.)	11–20	21–30	31–40	41–50	51–60	61–70	71–80
P_{aO_2}	87,2	86,8	81,5	78,2	74,9	66,7	68,1
±	1,9	1,1	1,2	1,2	1,0	1,3	1,8

$$P_{aO_2} = 96{,}23 - 0{,}4 \cdot A$$

oder

$$P_{aO_2} = 85{,}93 + 0{,}06 \cdot KGR - 0{,}39 \cdot A - 0{,}02 \cdot KGW$$

Zur Beurteilung der Lungenfunktionsstörung

In Analogie zur Einteilung des Atemvorganges in verschiedene Teilfunktionen wählen wir zur Beschreibung einer Lungenfunktionsstörung die folgende Gliederung, ohne dabei den Anspruch zu erheben, daß sie optimal sei:

1. *Ventilationsstörungen*
   Störungen der mechanischen Atemvorgänge und der ventilatorischen Verteilung
   a) Ventilationsstörungen bei Obstruktion der Atemwege
   b) Ventilationsstörungen bei restriktiven Lungenkrankheiten
2. *Diffusionsstörungen*
   Störungen im Transport der Atemgase von der Alveole in die Erythrozyten und umgekehrt
3. *Perfusionsstörungen*
   Störungen in der Anpassung der Durchblutung an die Belüftung

Die oben genannten Ventilationsstörungen können zu einer Mangelbelüftung der Alveolen, *zur alveolären Hypoventilation*, führen. Wird dabei nur ein Teil der Lungenalveolen hypoventiliert und der andere kompensatorisch hyperventiliert, so liegt eine sog. *Partialinsuffizienz* (nach ROSSIER) vor; besteht jedoch eine generelle alveoläre Hypoventilation, so ist eine sog. *Globalinsuffizienz* (nach ROSSIER) anzunehmen. Durch eine Blutgasanalyse lassen sich die beiden Formen voneinander unterscheiden:
für die Partialinsuffizienz gilt
  art. O_2-Spannung vermindert
  art. CO_2-Spannung normal oder leicht erniedrigt
für die Globalinsuffizienz gilt
  art. O_2-Spannung vermindert
  art. CO_2-Spannung erhöht

Auch die *Hyperventilation* ist eine Störung der Atemfunktion; sie ist durch eine im Verhältnis zum alveolo-arteriellen Gaswechsel gesteigerte Ventilation gekennzeichnet. Die Hyperventilation kann entweder eine gesteigerte alveoläre Ventilation oder eine gesteigerte Totraumventilation bedeuten. Im ersten Fall führt sie zu einer Senkung der arteriellen (und alveolären) CO_2-Spannung; bei der Totraumventilation ist die arterielle (und alveoläre) CO_2-Spannung normal (BÜHLMANN, A. A.).

Übersicht über Befunde bei den verschiedenen Grundformen der Lungenfunktionsstörung

1. a) *Ventilationsstörungen bei Obstruktion der Atemwege*
Ursachen (J. H. COMROE, et al.):
Spasmus der Muskulatur der Bronchiolen; hyperämische Stauung, ödematöse Schwellung oder Entzündung der Bronchiolarwände; Verstopfung der Bronchiolarlumina durch Schleim, Ödemflüssigkeit oder Exsudat; Kollaps oder Abknickung der Bronchiolen; Infiltration, Kompression oder Fibrose der Bronchiolen.

Befunde[1] (J. H. COMROE, et al.):
stat. Ventilationsgr.: VK (–); TK (+); RV +; FRK +; TGV_e +;
dynam. Ventilationsgr.: AGW ––; $\dot{V}_{max}$ ––; FEV ––; AMV (+);
Lungenwiderstände u. Atemarbeit: R ++; Visc ++; C_{stat} O; W_{visc} ++;
$\dot{V}/\dot{Q}$-Verhältnis: partielle Störung des Ventilations-Perfusions-Verhältnisses durch gestörte ventilatorische Distribution
Diffusion: normal
art. Blutgase: nur bei alveolärer Hypoventilation verändert

Bei einer obstruktiven Ventilationsstörung infolge Spasmus der Bronchiolarmuskulatur sind die Atemwegsobstruktion und die dafür typischen Befunde durch Verabreichung einer bronchialerweiternd wirkenden Substanz (z. B. Aminophyllin i.v., Adrenalin s.c. oder Isoproterenol als Aerosol) reversibel.

Eine Erhöhung des exspiratorischen Atemwegswiderstandes bei nahezu normalem inspiratorischem Atemwegswiderstand spricht für eine Neigung der Bronchiolen infolge Wandschwäche oder mangelhafter Zugwirkung des umgebenden elastischen Gewebes zu kollabieren.

1. b) *Ventilationsstörungen infolge restriktiver Lungenkrankheiten*
Ursachen (J. H. COMROE, et al.):
Verdickung der Pleura; Pleuraergüsse; Pneumothorax; Erkrankungen des Thorax (z. B. Kyphoskoliose, Spondylitis ankylosa); starker Zwerchfellhochstand (z. B. bei vergrößertem Bauchinhalt aus verschiedener Ursache); Lungenfibrose (diese führt jedoch besonders zu einer obstruktiven Funktionsstörung).
Befunde (J. H. COMROE jr., et al.):
stat. Ventilationsgr.: VK – bis ––; TK – bis ––; IK – bis ––; RV (in ml) (–); RV (in % der TK) 0 oder – oder +;
dyn. Ventilationsgr.: AMV (+); f ++; AGW (–); $\dot{V}_{max}$ –;
Lungenwiderstände u. Atemarbeit: R O; C ––; W_{el} + bis ++;
$\dot{V}/\dot{Q}$-Verhältnis: bei reiner Restriktion ungestört
Diffusion: erschwert bei pulmonaler Restriktion; normal bei pleural, thorakal oder diaphragmal bedingter Restriktion
art. Blutgase: nur bei alveolärer Hypoventilation verändert

2. *Diffusionsstörungen*
Ursachen (J. H. COMROE jr., et al.):
a) Verlängerung der Diffusionsstrecke durch Transsudat, Exsudat oder Gewebsneubildungen wie Fibrose oder granulomatöses Gewebe (z. B. bei Sarkoidose, Miliartuberkulose, diffuse Karzinomatose oder Hamman-Rich-Syndrom).
b) Verminderung der Diffusionsoberfläche durch Zerstörung von Alveolen, Lungenemphysen; bei Erkrankungen von Lungengefäßen; bei Pneumektomie.
Befunde (J. H. COMROE jr., et at.):
stat. Ventilationsgr.: VK –; TK –; RV O; RV (in % der TK) +;

[1]Abkürzungen: O = keine typ. Veränderungen; (+), (–) = fakultativ leicht erhöht bzw. vermindert; +, – = in der Regel erhöht bzw. vermindert; ++, –– = deutlich erhöht bzw. vermindert.

dyn. Ventilationsgr.: AMV +; f +: AGW O; FEV O; $\dot{V}_{max}$ O;
Lungenwiderstände u. Atemarbeit: C –; R_{LD} (+); W_{el} (+);
$\dot{V}/\dot{Q}$-Verhältnis: gestört
Diffusion: erschwert; D_{O_2} ––;
art. Blutgase: S_{aO_2} (–) bis –; P_{aO_2} (–) bis –; P_{aCO_2} O bis (–); AaD_{O_2} (+);
bei O_2-Atmung werden S_{aO_2} und P_{aO_2} normal;

3. *Perfusionsstörungen*
Ursachen (J. H. COMROE jr., et al.):
intracardialer veno-arterieller Kurzschluß oder intrapulmonaler Kurzschluß (Hämangiom oder Atelektase)
Befunde (J. H. COMROE jr., et al.):
stat. Ventilationsgr.: normal
dynam. Ventilationsgr.: f +; AMV +;
Lungenwiderstände u. Atemarbeit: normal
ventilator. Verteilung: ungestört
Diffusion: ungestört
art. Blutgase: S_{aO_2} und P_{aO_2} – bis ––; P_{aCO_2} (+); AaD_{O_2} +; AaD_{CO_2} (+);
bei O_2-Atmung werden S_{aO_2} und P_{aO_2} nicht normal;

Zum Säure-Basen-Haushalt:

a. „Normalwerte" im arteriellen Blut (J. PIIPER et al.):

P_{aCO_2} 40 (30 –45) mm Hg

pH 7,4 (7,35 – 7,45)

HCO_3^- (Plasma) 24 (20 – 28) mval/l

b. Störungen des Säure-Basen-Gleichgewichtes (W. KAUFMANN):

		pH	P_{aCO_2}	HCO_3^-
metabol. Acidose				
	kompensiert	n	n (–)	–
	dekompensiert	–	–	–
metabol. Alkalose				
	kompensiert	n	n (+)	+
	dekompensiert	+	+	+
respirator. Acidose				
	kompensiert	n	+	n (+)
	dekompensiert	–	+	+
respirator. Alkalose				
	kompensiert	n	–	n (–)
	dekompensiert	+	–	–

(– = erniedrigt; + = erhöht; n = normal)

	Bronchialobstruktion	Lungenrestriktion		Gefäßobstruktion	Herzzeitvolumen reduziert	Venöse Stauung im Lungenkreislauf
Tendenz	Alveoläre Hypoventilation	Diffusionsstörung Membran	Oberfläche	Alveoläre Hyperventilation	Alveoläre Hyperventilation	Erhöhte Atemwiderstände
Totalkapazität	0	–	––	–	0	–
Vitalkapazität	––	–	––	–	0	(–)
Sekundenkapazität	––	0	0	(–)	0	(–)
Atemgrenzwert	––	–	––	–	0	(–)
Compliance	–	––	––	–	0	–
Viscance	++	+	+	(+)	0	+
Spez. Ventilation	+	++	++	++	++	0
V_D/V_T	+	++	++	++	+	0
P_{O_2}, O_2-Sättigung	––	––	––	–	0	(–)
P_{CO_2}	++	–	–	–	––	0
Lungengefäßwiderstand	+	0	+	++	(+)	+

0 = keine typische Änderung ++, –– = deutlich erhöht bzw. vermindert; +, – = in der Regel leicht erhöht bzw. vermindert; (+), (–) = fakultativ leicht erhöht bzw. vermindert

Übersicht über die Hauptbefunde der verschiedenen pathophysiologischen Syndrome (nach A. A. BÜHLMANN)

	Totalkapazität	Vitalkapazität	Sekundenkapazität	Atemgrenzwert	Compliance	O_2-Sättigung	P_{CO_2}
Kyphoskoliose, Thorakoplastik	––	––	0	––	–	(–)	(+)
Pleuraverschwartung Zwerchfellähmung	––	––	0	––	–	(–)	(+)
Asthma bronchiale, asthmoide Bronchitis, obstruktives Emphysem	(+)	––	––	––	–	––	++
Diffuse Fibrosen mit geringer Restriktion	–	–	0	–	––	0	0
Diffuse Fibrosen mit Restriktion	––	––	0	––	––	––	–
Langsam progrediente Pneumokoniosen	–	–	–	––	–	(–)	0
Lungenresektionen	–	–	0	–	–	(–)	0

++, –– deutlich erhöht bzw. vermindert; +, – in der Regel leicht erhöht bzw. vermindert;
(+), (–) fakultativ leicht erhöht bzw. vermindert oder entsprechende Tendenz

Übersicht zu den wichtigsten funktionellen Befunden bei Erkrankungen des Thoraxskeletts, der Pleura und der Lungen (nach A. A. BÜHLMANN)

	Herz-Zeit-Volumen für den Körper eingeschränkt	Rechts – links – Shunt	Lungendurchblutung gesteigert	Stauung im Lungenkreislauf	Stauung im Körperkreislauf	Ventilation/ Perfusion gestört
Pulmonalstenose	++	–	–	–	(+)	–
Vorhofseptumdefekt, Ventrikelseptumdefekt Ductus arteriosus	(+)	(+)	++	–	(+)	(+)
Tri- und Tetralogie von *Fallot* Morbus *Eisenmenger*	+	++	–	–	(+)	(+)
Cor-pulmonale-Emphysem	(+)	(+)	–	–	(+)	+
Cor-pulmonale-Fibrosen	+	+	–	–	(+)	++
Cor-pulmonale-Gefäß-obstruktion	++	+	–	–	(+)	++
Mitralvitien	++	–	–	++	(+)	–
Aortenvitien	++	–	–	++	++	+
»Cor bovinum« und Panzerherz	++	(+)	–	+	+	(+)
Kardiogener Schock	++	–	–			
Hauptsymptome der Atmung	Hyper-ventilation	Hypox-ämie	Keine	Lungen-dehnbarkeit und -volumina reduziert	Keine	Totraum-hyper-ventilation

Pathologische Hämodynamik und Lungenfunktion bei einigen Herz- und Gefäßerkrankungen (nach A. A. BÜHLMANN)

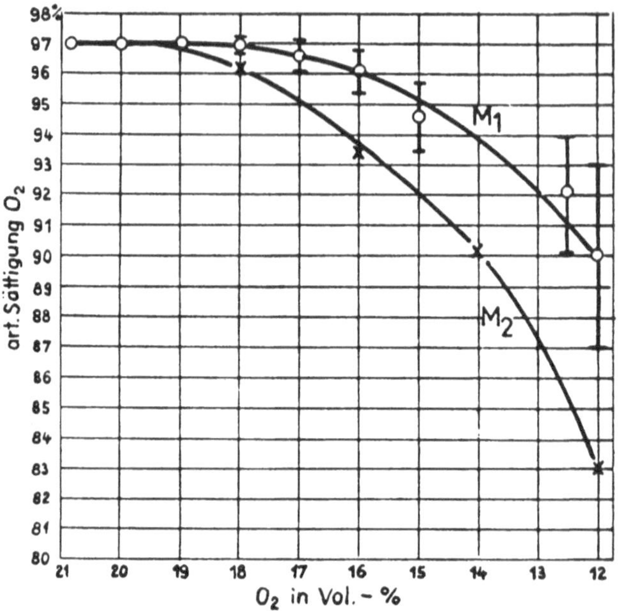

Abb. 58. Mittelwertkurven der arteriellen O_2-Sättigung bei Gesunden (M_1) und Patienten mit Diffusionsstörungen in den Lungen (M_2) unter zunehmendem O_2-Mangel in der Inspirationsluft (nach W. Hollmann)

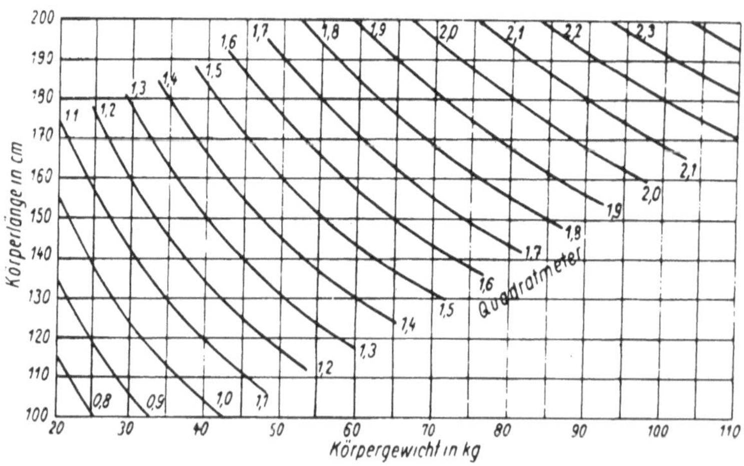

Abb. 59. Nomogramm zur Bestimmung der Körperoberfläche aus Körpergewicht und Körpergröße (nach A. B. Du Bois)

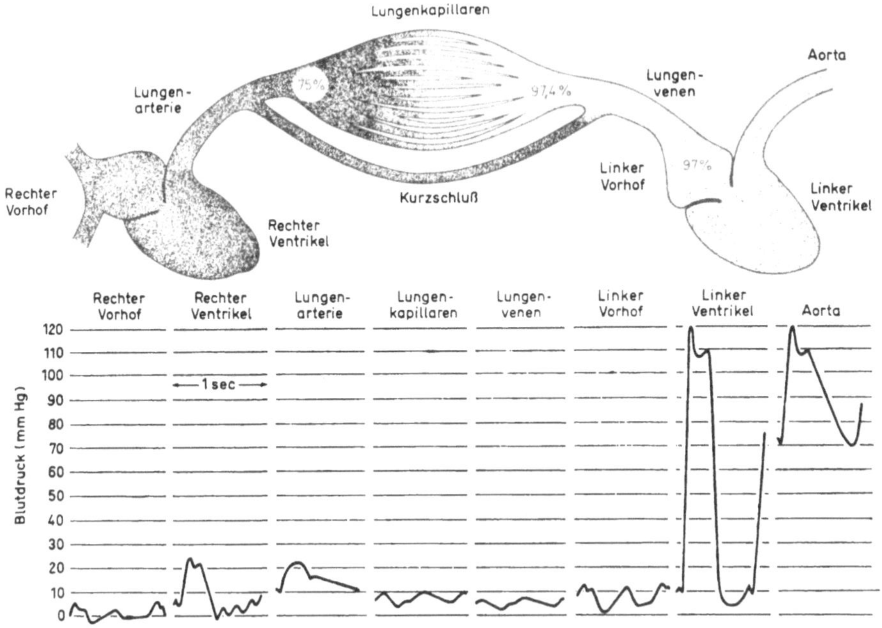

Abb. 60. Drücke im Lungen- und Körperkreislauf (nach J. H. Comroe jr., et al.)

Sollwerte und Normbereiche der Kreislaufzeiten
(nach R. HEGGLIN, et al. und F. HILGENBERG)

Arm-Ohr-Zeit AOZ
9,9 ± 5,2 sec. (Erwachsene)
5,6 ± 2,2 sec. (Kinder von 7–10 J.)
Lungen-Ohr-Zeit LOZ
3 – 5 sec. (Erwachsene)
2,3 ± 0,37 sec. (Kinder von 3–15 J.)
Wiederaufsättigungszeit WAZ
4 – 8 sec. (Erwachsene)
3,4 ± 0,13 sec. (Kinder von 3–15 J.)
Konzentrationszeit KZ
5,5 ± 2,5 sec. (Erwachsene)
3,9 ± 1,6 sec. (Kinder von 7–10 J.)
Verdünnungszeit VZ
9,0 ± 5,5 sec. (Erwachsene)
6,2 ± 3,4 sec. (Kinder von 7–10 J.)
Quotient Q_1 (VZ:KZ)
1,63 ± 0,66 (Erwachsene)
1,49 ± 1,06 (Kinder von 7–10 J.)
Quotient Q_2 (KZ:AOZ)
0,57 ± 0,25 (Erwachsene)
0,70 ± 0,24 (Kinder von 7–10 J.)

Blutdrücke in den verschiedenen Herz-Kreislaufabschnitten
nach A. A. Luisada, zit. in Documenta Geigy, ,,Wissenschaftliche Tabellen, 7. Auflage.

Blutdruck (in Torr)

Kammer oder Gefäße	Systolischer Druck		Diastolischer Druck		Mittlerer Druck		Methode
	Mittelwert	Bereich	Mittelwert	Bereich	Mittelwert	Bereich	
Rechte Vorkammer	–	–	–	–	3,5	2,5–6,0	Katheterisieren des rechten Herzens
Linke Vorkammer	–	–	–	–	6,6	6–9	Katheterisieren des linken Herzens
Rechter Ventrikel	25	17,0–31,5	0	–0,5 bis +7,0	–	–	Katheterisieren des rechten Herzens
Linker Ventrikel	120	105–150	0	–0,5 bis +7,0	–	–	Katheterisieren des linken Herzens
Arteria pulmonalis	20	11–29	9	4–13	–	8–19	Katheterisieren des rechten Herzens
Lungenarteriolen	15	–	5	–	–	5–13	Katheterisieren des rechten Herzens
Lungenvenen	4	–	8	–	5	3–8	Katheterisieren des rechten oder linken Herzens
Vena cava	–	–	–	–	–1	–5 bis +4	Katheterisieren des rechten Herzens

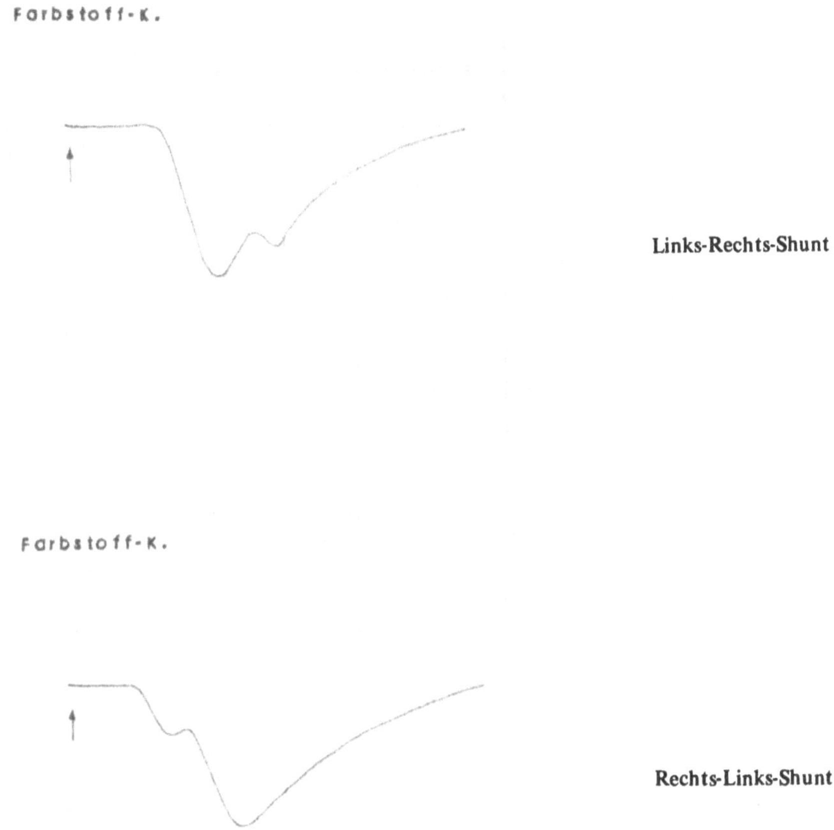

Abb. 61. Schematische Darstellung typischer Links-Rechts- und Rechts-Links-Shunt-Kurven

Orientierende Beurteilung aufgrund von Kreislaufzeiten
(nach R. HEGGLIN, et al. und F. HILGENBERG)

Mißverhältnis zwischen Herzminutenvolumen und zirkulierender Blutmenge führt zur Verlängerung aller Kreislaufzeiten.

Linksherzinsuffizienz führt zur Verlängerung der Lungen-Ohr-Zeit (es besteht eine enge Korrelation zum linksventrikulären Druck).

Rechtsherzinsuffizienz führt zur Verlängerung der Arm-Ohr-Zeit (es besteht nur eine sehr lose Korrelation zum rechtsventrikulären Druck).

Hypothyreose führt zur Verlängerung der Arm-Ohr- und Lungen-Ohr-Zeit.
Fieberhafte Zustände führen zur Verkürzung aller Kreislaufzeiten (gleichzeitig Erhöhung des Herzminutenvolumens).
Körperliche Arbeit führt zur Verkürzung aller Kreislaufzeiten (gleichzeitig Erhöhung des Herzminutenvolumens).
Hyperthyreose führt zur Verkürzung aller Kreislaufzeiten (es besteht eine enge Korrelation zum Grad der Hyperthyreose).
Anämie führt zur Verkürzung aller Kreislaufzeiten (es besteht eine enge Korrelation zum Grad der Anämie).
Herzfehler mit Rechts-Links-Shunt führen zu einer Verkürzung der Arm-Ohr-Zeit, einer Vergrößerung von Q_2 (= KZ:AOZ) und einem vorzeitigen zweistufigen Kurvenausschlag (Abb. 51).
Herzfehler mit Links-Rechts-Shunt führen zu einer Verlängerung der Verdünnungszeit, einer Vergrößerung von Q_1 (= VZ:KZ) und einer Rezirkulationswelle im aufsteigenden Schenkel der Indikatorkurve (Abb. 51); bei einem Wert für Q_1 von über 2,1 liegt mit hoher Wahrscheinlichkeit ein Links-Rechts-Shunt vor, sofern nicht gleichzeitig eine Herzklappeninsuffizienz besteht.
Mitralinsuffizienz führt zu einer Verlängerung der Verdünnungszeit, einer Abnahme der maximalen Indikatorkonzentration c_{max} und einer Vergrößerung von Q_1 (= VZ:KZ).
Aorten-, Pulmonal- oder Trikuspidalklappen-Insuffizienz führen zu den gleichen Veränderungen wie sie bei der Mitralinsuffizienz vorgefunden werden, jedoch weniger ausgeprägt.
Herzklappen-Stenosen führen nur bei hochgradiger Einengung zu einer Verlängerung aller Kreislaufzeiten, insbesondere von AOZ, zu einer Abnahme der maximalen Indikatorkonzentration c_{max} und bei hochgradigen Stenosen zu einer Vergrößerung von Q_2 (= KZ:AOZ); keine wesentliche Veränderung von Q_1 (= VZ:KZ).

Anmerkung: Vorhofflimmern, Arrhythmien sowie die kardiale Dekompensation lassen keine eindeutige Differenzierung zwischen Herzklappenstenose und Herzklappeninsuffizienz zu (H. H. HILGER).

Zur Differentialdiagnose der Mitralklappenfehler und des Vorhofseptumdefektes
Angaben nach C. G. BÄR.

Der genannte Autor empfiehlt zur Differenzierung zwischen dem Mitralklappenfehler und einem Vorhofseptumdefekt neben der Aufzeichnung einer Farbstoffverdünnungskurve, wie sie zur Bestimmung der Arm-Ohr-Zeit benötigt wird, auch die Registrierung der Apnoekurve (S. 87); es lassen sich so die folgenden Unterschiede zwischen den Vitien erkennen:
bei der Mitralstenose verläuft der aufsteigende Schenkel der Farbstoffkurve und der der Apnoekurve in gleicher Weise steil nach oben;
bei der Mitralinsuffizienz ist in beiden Kurven ein flacher Anstieg des aufsteigenden Schenkels zu beobachten;
beim Vorhofseptumdefekt mit Links-Rechts-Shunt verhalten sich die End-

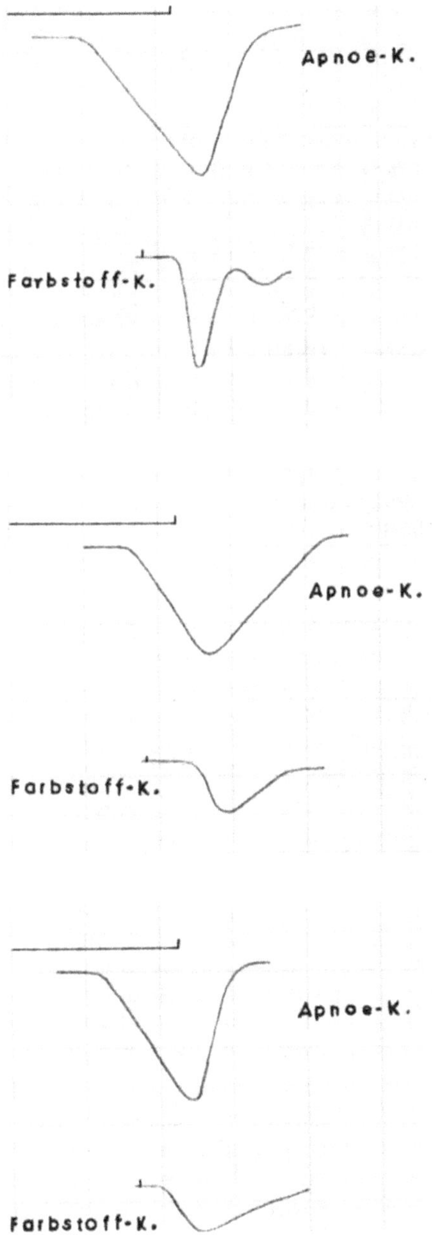

Mitralstenose

Mitralinsuffizienz

Vorhofseptumdefekt

Abb. 62. Zur Differentialdiagnose der Mitralfehler und des Vorhof-Septumdefektes

teile beider Kurven gegensinnig; der aufsteigende Schenkel der Farbstoffkurve ist flach und ausgezogen, während der der Apnoekurve steil ansteigend verläuft. Die Abbildung 62 soll die genannten Verhältnisse nochmals deutlich zeigen.

Die Kreislaufzeiten LOZ, WAZ und AOZ in sec. beim Vorhofseptumdefekt und den verschiedenen Mitralklappenfehlern (nach C. G. BÄR):

	LOZ	WAZ	AOZ
Gesunde	4,5	5,4	9,8
Mitralstenose, kompensiert	4,7	6,3	10,2
Mitralstenose, dekompensiert	6,9	9,1	14,2
Mitralinsuffiz., kompensiert	10,1	14,4	15,8
Mitralinsuffiz., dekompensiert	9,9	15,1	18,2
kombin. Mitralfehler, kompensiert	7,4	9,5	14,7
kombin. Mitralfehler, dekompensiert	9,9	13,7	18,2
Vorhofseptumdefekt	4,4	5,5	9,3

Sollwerte und Normbereiche des Herzminutenvolumens
(nach R. HEGGLIN, et al.)

Herzminutenvolumen HMV
5,6 ± 0,75 l/min.

cardiac index c. i.
3,2 ± 0,3 l/min/m² KOF

Tabellen:

40–60 j. Männer	122,1 ± 11,6 (G. DOMNICK, et al.)
20–40 j. Frauen	139,0 ± 13,6 (G. WINKLER, et al.)
40–60 j. Frauen	137,0 ± 16,1 (G. WINKLER, et al.)

Tab. I *Herzschlagfrequenz* nach 6-minütiger ergometrischer Leistung mit 1 Watt/kg Körpergewicht

40–60 j. Männer	1542 ± 254 (G. DOMNICK, et al.)
20–40 j. Frauen	1241 ± 179 (G. WINKLER, et al.)
40–60 j. Frauen	1195 ± 187 (G. WINKLER, et al.)

Tab. II *0_2-Aufnahme (ml/min.) (STPD)* nach 6-minütiger ergometrischer Leistung mit 1 Watt/kg Körpergewicht

Alter (Jahre)	Maximale 0_2-Aufnahme (ml/min.) (STPD)
20	2075
25	1850
30	1750
35	1650
40	1550
45	1500
50	1450
55	1375
60	1350
65	1200
70	1150

Tab. III *Maximale 0_2-Aufnahme in Abhängigkeit vom Lebensalter* (H. A. GERLACH), „Das Lungenfunktionslaboratorium" in: H. W. KNIPPING, H. RINK, „Klinik der Lungenkrankheiten" F. K. SCHATTAUER, Stuttgart, 1964)

40–60 j. Männer	12,7 ± 2,19 (G. DOMNICK, et al.)
20–40 j. Frauen	8,9 ± 1,48 (G. WINKLER, et al.)
40–60 j. Frauen	8,9 ± 1,63 (G. WINKLER, et al.)

Tab. IV *Sauerstoffpuls* nach 6-minütiger ergometrischer Leistung mit 1 Watt/kg Körpergewicht

40–60 j. Männer	35,1 ± 6,4 (G. DOMNICK, et al.)
20–40 j. Frauen	31,8 ± 4,5 (G. WINKLER, et al.)
40–60 j. Frauen	31,4 ± 5,5 (G. WINKLER, et al.)

Tab. V *Atemminutenvolumen* (l/min.) (BTPS) nach 6-minütiger ergometrischer Leistung mit 1 Watt/kg Körpergewicht

	Erwerbsminderung in %										
Alter in J.	0	10	20	30	40	50	60	70	80	90	100
20	2300	2100	1900	1700	1500	1300	1100	900	700	500	
25	2100	1900	1800	1600	1400	1200	1000	800	700	500	
30	2000	1800	1700	1500	1300	1200	1000	800	600	500	
35	1900	1800	1600	1400	1300	1100	900	800	600	500	
40	1800	1700	1500	1400	1200	1100	900	800	600	500	
45	1800	1600	1500	1300	1200	1000	900	700	600	400	
50	1700	1600	1500	1300	1200	1000	900	700	600	400	
55	1700	1500	1400	1300	1100	1000	800	700	600	400	
60	1600	1500	1400	1200	1100	1000	800	700	600	400	
65	1500	1400	1300	1200	1000	900	800	700	500	400	
70	1400	1300	1200	1100	1000	900	800	600	500	400	

(0_2-Aufnahme in ml/min.)

Tab. VI Abschätzung der durch eine Gasaustauschstörung bedingten Erwerbsminderung nach der respiratorischen Leistungsgrenze in verschiedenen Lebensaltern bei Männern (E. DOLL, et al.) (Die im Tabellenfeld aufgeführten Werte bezeichnen die jeweilige Leistungsgrenze in ml/min. 0_2-Aufnahme)

Tab. VII *Wichtige hämodynamische Zeitwerte.*

Anspannungszeit	0,08 – 0,12 sec.
Apexkardiogramm – Anstiegszeit	0,02 – 0,03 sec.
Austreibungszeit	0,28 – 0,34 sec.
Druckanstiegszeit	0,02 – 0,03 sec.
Mitralöffnungszeit	bis 0,12 sec.
Pulskurvenanstiegszeit (Gipfelzeit)	0,06 sec.
Pulswellengeschwindigkeit	600 – 1100 cm/sec.
Pulswellenlaufzeit(zentrale)	0,02 – 0,04 sec.
Spaltung des II. Herztones	bis 0,07 sec.
Umformungszeit	0,04 – 0,07 sec.
Venenpuls – systolischer Kollaps	0,03 – 0,06 sec. (nach dem II. Herzton)
Venenpuls – diastolischer Kollaps	0,10 – 0,20 sec. (nach dem Gipfel d)

Zur Beurteilung arterieller Durchblutungsstörungen:

1. Oscillographische Befunde:

a) Oscillometrische Index:

Nach H. HAAGE gibt es keine Normalwerte für den oscillometrischen Index; RATSCHOW jedoch führt für die Untersuchung mit dem Gerät nach *Gesenius* und *Keller* die folgenden Orientierungswerte an:

am Oberarm	8 – 12 mm
am Unterarm	6 – 8 mm
am Oberschenkel	8 – 14 mm
am Unterschenkel	3 – 6 mm
am Fußrücken	1 – 3 mm

Die Seitendifferenz der O.I. kann bei Gefäßgesunden bis zu 2,5 mm betragen (H. HAAGE).

b) Oscillometrische Quotient:

I.O.Q. (A. HILDEBRANDT et al.)

am Oberarm	0,66 – 1,39 im Mittel 0,96
am Unterschenkel	0,67 – 1,63 im Mittel 1,04

II.O.Q. (F. MATZDORF)

0,5 – 2,5 im Mittel 1,27

c) „Normale" zeitliche Verhältnisse im elektron. Oscillogramm: (nach A. KAPPERT)

Puswellenlaufzeit P	0,20 (–0,30) sec
Inklinationszeit I	0,12 (–0,20) sec
Gipfelzeit G	0,16 (–0,16) sec
Quotient Q (Anstiegsz.: Abfallz.)	0,12 (–0,50)

Bei stenosierend-obliterierenden Arterienprozessen verlängern sich I, G und P; der Quotient Q nimmt zu.

d) Oscillographische Befunde bei Arteriosklerose:

Beginnende Sklerose: große Oscillationen (15–20 mm) infolge Abnahme des Elastizitätsmoduls (Gefäße sind tonusarm und abnorm weitbar); der O.I. ist nach den niederen Druckwerten hin verschoben (H.D. BERGER et al.). *Fortgeschrittene* Erkrankung: durch Erstarrung des Gefäßrohres kommt es zur Abnahme der Amplitudenhöhe; es treten mehrere maximale Oscillationen auf (Verwaschung des oscillometrischen Index); die Dikrotie in der Pulskurve verschwindet (H. JUNGMANN et al.); die Stautestzahl nimmt ab. *Endstadium:* die Oscillationen sind klein, unregelmäßig und verzittert; der Stautest wird negativ.

e) Oscillographischer Befund bei akutem Gefäßverschluß:

Abrupter Übergang von normalen (manchmal erhöhten) Oscillationen zu stark erniedrigten, bis fehlenden Ausschlägen distal des Stopps.

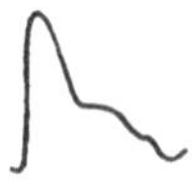

Normalkurve

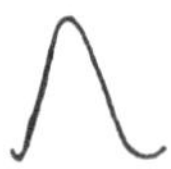

1. „starre" Kurve mit fehlender Dikrotie: Elastizitätsverlust der Arterien infolge Wandsklerose.

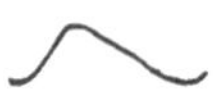

2. „Stenosepuls" mit verminderter Amplitudenhöhe und langsam ansteigendem Pulsschenkel, der aber noch deutlich kürzer ist als der dikrotielose absteigende Schenkel: Stenosierender Prozeß.

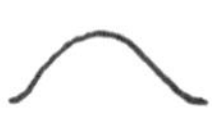

3. „Integrierte", d.h. nach oben abgerundete und kuppelförmige Pulsform mit fehlender Dikrotie, wobei an- und absteigender Schenkel ähnlich aussehen: Durch großkalibriges Kollateralsystem kompensierter Arterienverschluß.

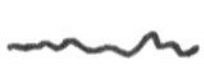

4. „Anarchische" Kurvenform mit kleinen, völlig arhythmischen Ausschlägen: Durch kleinkalibriges Kollateralsystem kompensierter Arterienverschluß.

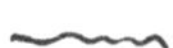

5. „Stumme" Kurve, gradlinig verlaufend mit nur einzelnen kleinen Erhebungen: Nicht genügend kompensierter, vor allem akuter Arterienverschluß.

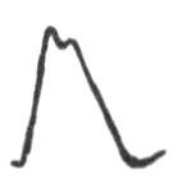

6. Breitbasige Kurve mit bis direkt unter den Kurvengipfel gerückter Dikrotie: Anfangsstadium funktioneller Arterienerkrankungen.

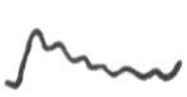

7. Abgeflachte Kurve mit rasch ansteigendem Pulsschenkel und flach hinziehendem absteigendem Schenkel mit fast regelmäßigen, kleinen Wellen: Vasospastische Diathese mit Tonusschwankungen der Gefäße.

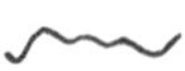

8. Stark abgeflachte Kurve mit rasch ansteigendem Schenkel und gestreckt sich hinziehendem absteigendem Pulsschenkel: Funktionell enggestelltes Arteriensystem.

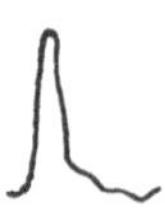

9. Kurve mit steil ansteigendem und ebenso rasch abfallendem Schenkel mit basisnaher Dikrotie: Abnorm weitgestelltes arterielles System.

Abb. 63. Typische Kurvenformen des elektronischen Oscillogramms (nach A. Kappert: „Lehrbuch und Atlas der Angiologie", Verlag Hans Huber, Bern 1972)

2. *Rheographische Befunde:*

a. Rheographische Quotient

„Normalwerte" nach F. MATZDORF

am Oberschenkel	1,15 ± 0,31
am Unterschenkel	1,03 ± 0,32
am Fuß	0,80 ± 0,33

Zwischen der Größe des RQ (Abnahme) und der Schwere der arteriosklerotischen Durchblutungsstörung besteht eine gute Korrelation (F. MATZDORF).

b. Reographische Kurvenform

Bei der Beurteilung der rheographischen Kurvenform und der zeitlichen Verhältnisse gelten die über das elektronische Oscillogramm gemachten Ausführungen (s. Seiten 159 u. 160).

3. *Venenverschlußplethysmographische Befunde:*

a. „Normale" Ruhedurchblutung:

am Unterschenkel (U. GOTTSTEIN et al.):

2,2 (0,7 – 4,3) ml/100 ml Gewebe/min

am Unterarm, überwiegend Rechts-Händer (K. CAESAR et al.):

re.: 3,35 ± 0,22 ml/100 ml Gewebe/min
li.: 2,67 ± 0,26 ml/100 ml Gewebe/min

Es besteht keine sichere Abhängigkeit der Ruhedurchblutung von der Schwere der Durchblutungsstörung (K. BARBEY et al.).

b. „Normale" Durchblutung in reaktiver Hyperämie:

am Unterschenkel (U. GOTTSTEIN et al.):

16,1 (9,3 – 26,4) ml/100 ml Gewebe/min

am Unterarm, überwiegend Rechts-Händer (K. CAESAR et al.):

re.: 22,25 ± 0,87 ml/100 ml Gewebe/min
li.: 19,7 ± 0,93 ml/100 ml Gewebe/min

Zwischen der Durchblutung in reaktiver Hyperämie und der Schwere der Durchblutungsstörung besteht eine enge Beziehung; entsprechend der Güte der Kollateralversorgung bessert sich die Durchblutungsgröße (K. BARBEY et al.).

Tab. VIII Tabelle zur Ermittlung des Reduktionsfaktors F:

a + b[1]	Fuß	a + b	Fuß	Umfang (cm)	Unterarm	Unter-schenkel
12,0	0,841	14,6	0,669	20	0,811	
12,1	0,834	14,7	0,664	21	0,717	
12,2	0,827	14,8	0,659	22	0,638	
12,3	0,819	14,8	0,653	23	0,573	
12,4	0,813	15,0	0,648	24	0,517	
12,5	0,806	15,1	0,642	25	0,470	
12,6	0,799	15,2	0,637	26	0,429	
12,7	0,792	15,3	0,631	27	0,393	
12,8	0,784	15,4	0,627	28	0,362	0,379
12,9	0,778	15,5	0,622	29	0,335	0,349
13,0	0,771	15,6	0,615	30	0,310	0,323
13,1	0,762	15,7	0,610	31	0,289	0,299
13,2	0,757	15,8	0,606	32	0,269	0,279
13,3	0,750	15,9	0,601	33		0,260
13,4	0,743	16,0	0,596	34		0,243
13,5	0,737	16,1	0,590	35		0,228
13,6	0,731	16,2	0,585	36		0,214
13,7	0,725	16,3	0,581	37		0,201
13,8	0,719	16,4	0,576	38		0,190
13,9	0,711	16,5	0,572	39		0,179
14,0	0,707	16,6	0,568	40		0,170
14,1	0,700	16,7	0,562	41		0,161
14,2	0,694	16,8	0,558	42		0,153
14,3	0,688	16,9	0,553			
14,4	0,682	17,0	0,549			
14,5	0,676					

1) a = Breite, b = Höhe des Mittelfußes in cm

Tab. IX *Dosierungstabelle für den Master-Test*
(aus: A. GITTER, L. HEILMEYER: Taschenbuch klinischer Funktionsprüfungen. FISCHER, Stuttgart 1969)

Männer:

Alter:	5-9	10-14	15-19	20-24	25-29	30-34	35-39	40-44	45-49	50-54	55-59	60-64	65-69 J.
18-22 kg	35 **140**	36 **144**											
23-27 kg	33 **132**	35 **140**	32 **128**										
28-31 kg	31 **124**	33 **132**	31 **124**										
32-36 kg	28 **112**	32 **128**	30 **120**										
37-40 kg	26 **104**	30 **120**	29 **116**	29 **116**	29 **116**	28 **112**	27 **108**	27 **108**	26 **104**	25 **100**	25 **100**	24 **96**	23 **92**
41-45 kg	24 **96**	29 **116**	28 **112**	28 **112**	28 **112**	27 **108**	27 **108**	26 **104**	25 **100**	25 **100**	24 **96**	23 **92**	22 **88**
46-49 kg	22 **88**	27 **108**	27 **108**	28 **112**	28 **112**	27 **108**	26 **104**	25 **100**	25 **100**	24 **96**	23 **92**	22 **88**	22 **88**
50-54 kg	20 **80**	26 **104**	26 **104**	27 **108**	27 **108**	26 **104**	25 **100**	25 **100**	24 **96**	23 **92**	23 **92**	22 **88**	21 **84**
55-58 kg	18 **72**	24 **96**	25 **100**	26 **104**	27 **108**	26 **104**	24 **96**	24 **96**	23 **92**	23 **92**	22 **88**	21 **84**	20 **80**
59-63 kg	16 **64**	23 **92**	24 **96**	25 **100**	26 **104**	25 **100**	24 **96**	23 **92**	23 **92**	22 **88**	21 **84**	20 **80**	20 **80**
64-67 kg		21 **84**	23 **92**	24 **96**	25 **100**	24 **96**	24 **96**	23 **92**	22 **88**	21 **84**	20 **80**	20 **80**	19 **76**
68-72 kg		20 **80**	22 **88**	24 **96**	25 **100**	24 **96**	23 **92**	22 **88**	21 **84**	20 **80**	20 **80**	19 **76**	18 **72**
73-76 kg		18 **72**	21 **84**	23 **92**	24 **96**	23 **92**	22 **88**	22 **88**	21 **84**	20 **80**	19 **76**	18 **72**	18 **72**
77-81 kg			20 **80**	22 **88**	23 **92**	23 **92**	22 **88**	21 **84**	20 **80**	19 **76**	18 **72**	18 **72**	17 **68**
82-86 kg			19 **76**	21 **84**	23 **92**	22 **88**	21 **84**	20 **80**	19 **76**	19 **76**	18 **72**	17 **68**	16 **64**
87-90 kg			18 **72**	20 **80**	22 **88**	21 **84**	21 **84**	20 **80**	19 **76**	18 **72**	17 **68**	16 **64**	15 **60**
91-95 kg				19 **76**	21 **84**	21 **84**	20 **80**	19 **76**	18 **72**	17 **68**	16 **64**	16 **64**	15 **60**
96-99 kg				18 **72**	21 **84**	20 **80**	19 **76**	18 **72**	17 **68**	17 **68**	16 **64**	15 **60**	14 **56**
100-104 kg				17 **68**	20 **80**	20 **80**	19 **76**	18 **72**	17 **68**	16 **64**	15 **60**	14 **56**	13 **52**

Frauen:

Alter:	5-9	10-14	15-19	20-24	25-29	30-34	35-39	40-44	45-49	50-54	55-59	60-64	65-69 J
18-22 kg	35 **140**	35 **140**	33 **132**										
23-27 kg	33 **132**	33 **132**	32 **128**										
28-31 kg	31 **124**	32 **128**	30 **120**										
32-36 kg	28 **112**	30 **120**	29 **116**										
37-40 kg	26 **104**	28 **112**	28 **112**	28 **112**	28 **112**	27 **108**	26 **104**	24 **96**	23 **92**	22 **88**	21 **84**	21 **84**	20 **80**
41-45 kg	24 **96**	27 **108**	26 **104**	27 **108**	26 **104**	25 **100**	24 **96**	23 **92**	22 **88**	22 **88**	21 **84**	20 **80**	19 **76**
46-49 kg	22 **88**	25 **100**	25 **100**	26 **104**	26 **104**	25 **100**	24 **96**	23 **92**	22 **88**	21 **84**	20 **80**	19 **76**	18 **72**
50-54 kg	20 **80**	23 **92**	23 **92**	25 **100**	25 **100**	24 **96**	23 **92**	22 **88**	21 **84**	20 **80**	19 **76**	18 **72**	17 **68**
55-58 kg	18 **72**	22 **88**	22 **88**	24 **96**	24 **96**	23 **92**	22 **88**	21 **84**	20 **80**	19 **76**	19 **76**	18 **72**	17 **68**
59-63 kg	16 **62**	20 **80**	20 **80**	23 **92**	23 **92**	22 **88**	21 **84**	20 **80**	19 **76**	19 **76**	18 **72**	17 **68**	16 **64**
64-67 kg		18 **72**	19 **76**	22 **88**	22 **88**	21 **84**	20 **80**	19 **76**	19 **76**	18 **72**	17 **68**	16 **64**	16 **64**
68-72 kg		17 **68**	17 **68**	21 **84**	20 **80**	20 **80**	19 **76**	19 **76**	18 **72**	17 **68**	16 **64**	16 **64**	15 **60**
73-76 kg		15 **60**	16 **64**	20 **80**	19 **76**	19 **76**	18 **72**	18 **72**	17 **68**	16 **64**	16 **64**	15 **60**	14 **56**
77-81 kg		13 **52**	14 **56**	19 **76**	18 **72**	18 **72**	17 **68**	17 **68**	16 **64**	16 **64**	15 **60**	14 **56**	13 **52**
82-86 kg			13 **52**	18 **72**	17 **68**	17 **68**	17 **68**	16 **64**	16 **64**	15 **60**	14 **56**	14 **56**	13 **52**
87-90 kg			12 **48**	17 **68**	16 **64**	16 **64**	16 **64**	15 **60**	15 **60**	14 **56**	13 **52**	13 **52**	12 **48**
91-95 kg				16 **64**	15 **60**	15 **60**	15 **60**	14 **56**	14 **56**	13 **52**	13 **52**	12 **48**	11 **44**
96-99 kg				15 **60**	14 **56**	14 **56**	14 **56**	13 **52**	13 **52**	13 **52**	12 **48**	11 **44**	11 **44**
100-104 kg				14 **56**	13 **52**	13 **52**	13 **52**	13 **52**	12 **48**	12 **48**	11 **44**	11 **44**	10 **40**

Die obere Zahl in jeder Querspalte gibt die Anzahl der Überstiege innerhalb 90 sec. an, die untere Zahl (halbfett) die Einstellung an der Metronomskala.

Literaturverzeichnis

ALTMANN, R.: Der Venenpuls. Urban u. Schwarzenberg, München 1956.

ANTHONY, A. J., H. VENRATH: Funktionsprüfung der Atmung. Barth, Leipzig 1962.

BACHOFEN, H.: Lung tissue in normal and asthmatic subjects. Helv. med. Acta, **33**, 108 (1966).

BACHOFEN, H., M. SCHERRER: Lung tissue resistance in diffuse interstitial pulmonary fibrosis. J. clin. Invest. **46**, 133 (1967).

BÄR, C. G.: Zur Differentialdiagnose der Mitralfehler und des Vorhofseptumdefektes durch die Apnoekurve, in: KRAMER, K.: Oxymetrie: Theorie und klinische Anwendung. Thieme, Stuttgart 1960.

BALDWIN, E. F., A. COURNAND, D. W. RICHARDS jr.: Pulmonary insufficiency. Medicine (Baltimore) **27**, 243 (1948).

BARBEY, K., P. BARBEY: Ein neuer Plethysmograph zur Messung der Extremitätendurchblutung. Z.Kreisl.-Forsch. **52**, 1129 (1963).

BARBEY, K., P. BARBEY, K.-E. LOOSE, I. TERJUNG: Plethysmographische Untersuchungen der Extremitäten. Dtsch. med. Wschr. **88**, 1556 (1963).

BARTELS, H., E. BÜCHERL, C. W. HERTZ, G. RODEWALD, M. SCHWAB: Lungenfunktionsprüfungen: Methoden und Beispiele klinischer Anwendung. Springer, Berlin 1959.

BARTUSCH, M., H. MÖRL, E.-G. PREUSS: Die Beurteilung arterieller Gefäßkrankheiten durch Zeitmessung am Volumenpuls. Z. Kreisl.-Forsch. **60**, 860 (1971).

BENDER, F., E. SCHMIDT, H. D. REPLOH, R. BERTHEL: Patentblau als Indikator zur Registrierung von Farbstoffverdünnungskurven. Z. Kreisl.-Forsch. **58**, 294 (1969).

BERGER, H., K. NEIKES, E. SCHUG: Physikalische Meßverfahren bei peripheren Durchblutungsstörungen. Internist **2**, 167 (1961).

BLÖMER, H.: Auskultation des Herzens und ihre hämodynamischen Grundlagen. Urban u. Schwarzenberg, München 1967.

BLUMBERGER, K. J.: Kreislaufmessungen. Banaschewski, München 1958.

BOLLINGER, A.: Durchblutungsmessungen in der klinischen Angiologie. H. Huber, Bern 1969.

BOLLINGER, A., F. MAHLER, O. ZEHENDER: Kombinierte Druck- und Durchflußmessungen in der Beurteilung arterieller Durchblutungsstörungen. Dtsch.med. Wschr. **95**, 1039 (1970).

BROEMSER, Ph., O. F. RANKE: Über die Messung des Schlagvolumens auf unblutigem Wege. Z. Biol. **90**, 467 (1930).

BÜHLMANN, A.: Theoretische Normalwerte für Lungenvolumen und Ventilationsvolumen. Verh. dtsch. Ges. inn. Med. **62**, 130 (1956).

BÜHLMANN, A.: Atmung, in: SIEGENTHALER, W.: Klinische Pathophysiologie. Thieme, Stuttgart 1970.

BURRI, C.: Der zentrale Venendruck. Wissenschaftl. Schriftenreihe der Fa. J. Pfrimmer u. Co., Erlangen 1969.

CAESAR, K.: Möglichkeiten zur Objektivierung einer chronischen arteriellen Verschlußkrankheit in der Praxis. Materia Medica Nordmark **20**, 195 (1968).

CAESAR, K., M. NEHER, P. SCHOLLMEYER, E. STEIN: Veränderungen der Ruhedurchblutung, der reaktiven Hyperämie und der Durchblutung nach Belastung in der Unterarmmuskulatur im Verlauf eines isometrischen Trainings. Z. Kreisl.-Forsch. **58**, 345 (1969).

CARA, M.: Sur les coefficients de correction â appliquer aux mesures spirographiques. Poumon **11**, 843 (1955).

CARA, M., D. JOUASSET: La ventilation maxima peut être atteinte au cours du rebreathing. C. R. Soc. Biol. (Paris) **147**, 1055 (1953).

COMROE, J. H. jr., R. E. FORSTER, A. B. DUBOIS, W. A. BRISCOE, E. CARLSEN: Die Lunge. Schattauer, Stuttgart 1964.

COURNAND, A.: Some aspects of the pulmonary circulation in normal man and in chronic cardiopulmonary disease. Circulation **2,** 641 (1950).

DELIUS, W.: Hämodynamische Untersuchungen über den systolischen Blutdruck und die arterielle Durchblutung distal von arteriellen Gefäßverschlüssen an den unteren Extremitäten. Z.Kreisl-Forsch. **58,** 319 (1969).

DEXTER, L., J. W. DOW, F. W. HAYNES, J. L. WITTENBERGER, B. G. FERRIES, W. T. GOODALE, H. K. HELLEMS: Studies of the pulmonary circulation in man at rest: normal variations and interrelationship between increased pulmonary blood flow, elavated pulmonary pressure and high pulmonary „capillary" pressure. J. clin. Invest. **29,** 602 (1950).

DIEKMANN, L.: Die Umformungszeit bei angeborenen kindlichen Herzfehlern. Z. Kreisl.-Forsch. **57,** 1084 (1968).

DOLL, E., J. KEUL: Blutgase, in: HERTZ, C. W.: Begutachtung von Lungenfunktionsstörungen. Thieme, Stuttgart 1968.

DOMNICK, G., G. HANSEN, H. MELLEROWICZ: Vergleichende Untersuchungen über das Verhalten verschiedener kardio-pulmonaler Leistungsfunktionen bei einer Standardleistung am Ergometer von 1 Watt/kg Körpergewicht an 20- bis 60-jährigen gesunden Frauen. Z. Kreisl.-Forsch. **56,** 917 (1967).

DRANSFELD, B., H. MELLEROWICZ: Der Sauerstoffpuls während einer Leistung von 1 Watt/kg Körpergewicht. Z. Kreisl.-Forsch. **48,** 901 (1959).

EFFERT, S., W. BLEIFELD, W. IRNICH, W. MERX: Über methodische Fortschritte bei der apparativen Überwachung Herzkranker. Dtsch. med. Wschr. **94** (1969).

ENGER, H.: Zur physikalischen Bestimmung wichtiger Kreislaufgrößen im Rahmen der Klinik. Z. inn. Med. **8,** 262 (1953).

FEITKNECHT, W.: Grundriß der allgemeinen und physikalischen Chemie. Reinhardt, München 1949.

FLEISCH, A. O.: Gefahren und Grenzen des Arbeitsversuches im Elektrokardiogramm. Schweiz. med. Wschr. **92,** 456 (1962).

FLEISCH, A. O.: Elektrokardiographie unter Belastung unter direkter Kontrolle am Sichtgerät. Cardiologia Basel **20,** 235 (1962).

FRANK, O.: Der arterielle Puls. Sitzungsber. Ges. Morph. Pathol. München **37,** 33 (1926).

FRANK, N. R., J. MEAD, B. G. FERRIS jr.: The mechanical behavior of the lungs in healthy elderly persons. J. clin. Invest. **36,** 1680 (1957).

FRANKE, H., G. CARSTENSEN: Zur Bewertung und Behandlung arterieller Gefäßveränderungen im Alter. Internist **3,** 172 (1962).

FRUHMANN, G.: Z. exp. Med. **138,** 1 (1964) zit. nach: Documenta Geigy: Wissenschaftl. Tabellen, Geigy, Basel 1968.

FRUHMANN, G.: Körperplethysmographie, in: HERTZ, C. W.: Begutachtung von Lungenfunktionsstörungen, Thieme, Stuttgart 1968.

GADERMANN, E., H. JUNGMANN: Klinische Arterienpulsschreibung. Barth, München 1964.

GERLACH, H. A.: Das Lungenfunktionslaboratorium, in: KNIPPING, H. W., H. RINK: Klinik der Lungenkrankheiten. Schattauer, Stuttgart 1964.

GERSMEYER, E. F.: Der Kreislaufkollaps. Springer, Berlin 1961.

GLEICHMANN, U., H. KREUZER, F. LOOGEN, K. H. WILLE: Veränderungen der systolischen Welle des Apexkardiogrammes bei Mitralinsuffizienz. Z. Kreisl.-Forsch. **57,** 127 (1968).

GOTTSTEIN, U., J. SEDLMEYER, M. SCHÖTTLER: Quantitative Messungen der Unterschenkeldurchblutung von Gesunden und von Kranken mit peripheren Zirkulationsstörungen. Z. Kreisl.-Forsch. **58**, 332 (1969).

GRANDJEAN, T.: Une microtechnique du catheterisme cardiaque droit praticable au lit du malade sans contrôle radioscopique. Cardiologia Basel **51**, 184 (1967).

GREIFENSTEIN, F. E., R. M. KING, S. S. LATCH, J. H. COMROE jr.: Pulmonary function studies in healthy men and women 50 years and older. J. appl. Physiol. **4**, 641 (1952).

GUTMANN, J.: Moderne Gerätetechnik für Venenverschluß-Plethysmographie. Herz/Kreisl. **3**, 365 (1971).

HAAGE, H.: Der Wert der Oscillographie in der Erkennung arterieller Durchblutungsstörungen. Med. Klin. **60**, 206 (1965)

HAGER, W., R. WEGEHAUPT, H. F. ORTH, G. SCHLEY: Die diagnostische Bedeutung des Intervalles Q–I. Herzton im Phonokardiogramm. Z. Kreisl.-Forsch. **54**, 1068 (1965).

HAMM, J., R. WETTENGEL, H. FABEL: Vergleichende Untersuchungen der Atemmechanik bei normaler Lungenfunktion, obstruktiven und restriktiven Ventilationsstörungen. Z. klin. Med. **157**, 133 (1962).

HANRATH, P., W. MERX, W. BLEIFELD, K.W. HEINRICH: Ballonkatheter, ein methodischer Fortschritt zur intrakardialen Druckmessung. Med. Welt **23**, 1367 (1972).

HARTLEB, O.: Die Arterienpulsschreibung als Hilfsmittel in der klinischen Kreislaufdiagnostik. Z. inn. Med. **15**, 393 (1960).

HARVEY, R. M., M. I. FERRER, R. T. CATHCART, D. W. RICHARDS jr., A. COURNAND: Some effects of digoxin upon the heart and circulation in man. Digoxin in left ventricular failure. Amer. J. Med. **7**, 439 (1949).

HAUSEN, W. J., A. KÜHN: Diagnostik und Therapie der idiopathischen und hypertrophischen Subaortenstenose. Z. Kreisl.-Forsch. **58**, 1062 (1969).

HEGGLIN, R., W. RUTISHAUSER, G. KAUFMANN, E. LÜTHY, H. SCHEU: Kreislaufdiagnostik mit der Farbstoffverdünnungsmethode. Thieme, Stuttgart 1962.

HEIDRICH, H., H. FAZEL-SOLEYMANI: Rheographische Befunde bei chronischen Arterienverschlüssen und -stenosen. Herz/Kreisl. **3**, 358 (1971).

HELLEMS, H. K.: Studies of the pulmonary circulation in man at rest: normal variations and interrelationship between increased pulmonary blood flow, elevated pulmonary pressure and high pulmonary „capillary" pressure. J. clin. Invest. **29**, 602 (1950).

HERTZ, C. W.: Bewertung der wichtigsten Lungenfunktionsproben in Klinik und Praxis. tägl. prax. **10**, 567 (1969).

HERTZ, C. W.: Begutachtung von Lungenfunktionsstörungen. Thieme, Stuttgart 1968.

HILDEBRANDT, A., G. HILDEBRANDT: Oscillographische Praxis. Bosch & Speidel, Jungingen 1958.

HILGENBERG, F.: Indikatormethoden in der Diagnostik kindlicher Herzfehler. Karger, Basel 1965.

HILGER, H.-H.: Diagnostischer Wert und Möglichkeiten der Fehlbeurteilung von Farbstoffverdünnungskurven und ohroxymetrischen Untersuchungsergebnissen in der kardiologischen Diagnostik. Z. Kreisl.-Forsch. **52**, 563 (1963).

HOLLDACK, K., D. WOLF: Atlas und kurzgefaßtes Lehrbuch der Phonokardiographie. Thieme, Stuttgart 1958.

HOLLDACK, K.: Herzschall-Fibel. Thieme, Stuttgart 1967.

HOLLMANN, W.: Die Oxymetrie in der präoperativen Herzdiagnostik, in: KRAMER, K.: Oxymetrie: Theorie und klinische Anwendung. Thieme, Stuttgart 1960.

HOLLMANN, W.: Körperliches Training zur Prävention und Rehabilitation degenerativer kardio-vasculärer Krankheiten. Fortschr. Med. **25**, 875 (1972).

HOLZMANN, M.: Klinische Elektrokardiographie. Thieme, Stuttgart 1965.

HOPPENRATH, Hj., H. G. WEBER: Fehlerquellen des Äther-Decholin-Versuchs und Möglichkeiten zu ihrer Ausschaltung. Z. Kreisl.-Forsch. **49**, 881 (1960).

HÜLLEMANN, K.-D., R. STAHLHEBER: Telemetrische EKG-Untersuchungen bei Herzinfarktpatienten während der Sporttherapie. Z. Kreisl.-Forsch. **61**, 289 (1972).

JUCHEMS, R., U. WERTZ: Die Messung des Schlagvolumens mittels Ganzkörperplethysmographie. Klin. Wschr. **47,** 1058 (1969).

JUNGMANN, H., E. GADERMANN: Diagnostische Möglichkeiten der unblutigen Arterienpulsregistrierung. Med. Klin. **67,** 281 (1972).

JUNGMANN, H., G. LANGSCH: Zur Diagnostik der Arteriosklerose aus Röntgenbefund und Pulsform. Med. Klin. **56,** 1160 (1961).

KAINDL, F., K. POLZER, F. SCHUHFRIED: Rheographie. D. Steinkopff, Darmstadt 1967.

KALTENBACH, M.: Beurteilung von Leistungsreserven von Herzkranken mit Hilfe von Stufenbelastungen. Studienreihe der Fa. Boehringer, Mannheim 1968.

KALTMANN, A. J., W. H. HERBERT, R. J. CONROY, C. E. KOSSMANN: The gradient in pressure across the pulmonary vascular bed during diastole. Circulation **34,** 377 (1966).

KALTREIDER, N. L., W. W. FRAY, H. v. Z. HYDE: Effects of age on total pulmonary capacity and its subdivions. Amer. Rev. Tuberc. **37,** 662 (1938).

KAPPERT, A.: Lehrbuch und Atlas der Angiologie. H. Huber, Bern 1972.

KAUFMANN, W.: Säure-Basen-Haushalt, in: Bock, H.-E.: Pathophysiologie. Thieme, Stuttgart 1972.

KAWAKAMI, Y., H. A. MENKES, A. B. DUBOIS: A water-filled body plethysmograph for the measurement of pulmonary capillary blood flow during change of intrathoric pressure. J. clin. Invest. **49,** 1237 (1970).

KLEPZIG, H.: Herz- und Gefäßkrankheiten. Thieme, Stuttgart 1969.

KLEPZIG, H., P. FRISCH: Röntgenologische Herzvolumenbestimmung. Thieme, Stuttgart 1965.

KNEBEL, R.: Herzinsuffizienz vor und nach Herzoperationen. Verh. dtsch. Ges. Kreisl.-Forsch. **48,** 903 (1959).

KNIPPING, H. W., G. ZIMMERMANN: Über die Sauerstofftherapie bei Herz- und Lungenkranken. Z. klin. Med. **124,** 435 (1933).

KÖHLER, J.A.: Kardiologische Fehldiagnosen und ihre Vermeidung in Klinik und Praxis. Herz/Kreisl. **9,** 336 (1972).

KÖNIG, K.: Belastungsprüfungen bei der diagnostischen Abgrenzung der „funktionellen von der organischen Herzinsuffizienz". Kreislaufmessungen. Banaschewski, München 1966.

KÖSTER, R.: Haut und periphere Durchblutung. Med. Klin. **65,** 943 (1970).

KRÖNIG, B., D. PARADE, W. SCHWARZ, U. WITZEL, R. KLEMEIT, J. JAHNECKE, H.P. WOLFF: Blutdrucktelemetrie beim Menschen mit der Mikrokathetermethode. Klin. Wschr. **50,** 898 (1972).

KÜHN, P., M. NIEDERBERGER, H. RICHTER: Zur Beurteilung der Myokardfunktion- Kombination von Mikroherzkatheterismus und Mechanokardiogramm. Z. Kreisl.-Forsch. **60,** 827 (1971).

LANDAU, L. D., E. M. LIFSCHITZ: Lehrbuch der theoretischen Physik, Band VII (Elastizitätstheorie). Akademie-Verlag, Berlin 1966.

LANGE, H. J., F. H. HERTLE: Zum Problem der Normalwerte, in: HERTZ, C. W.: Begutachtung von Lungenfunktionsstörungen. Thieme, Stuttgart 1968.

LIPPERT, H.: Arterienvarietäten, in: Beilage zur Med. Klin. Urban & Schwarzenberg, München 1967–1969.

LÜTHY, E., P. WIRZ, H. W. RUTISHAUSER, H. P. KRAYENBÜHL, H. SCHEU: Herz, in SIEGENTHALER, W.: Klinische Pathophysiologie. Thieme, Stuttgart 1970.

MAHLICH, J.: Die Wirkung von Isoproteronol auf Apexkardiogramm und Karotispuls beim Normalen. Z. Kreisl.-Forsch. **57,** 911 (1968).

MATHESON, H. W., J. S. GRAY: Ventilatory function tests. J. clin. Invest. **29,** 688 (1950).

MATTHES, K.: Kreislaufuntersuchungen am Menschen mit fortlaufend registrierenden Methoden. Thieme, Stuttgart 1951.

MATZDORF, F.: Graphische Registriermethoden in der Diagnostik peripherer Durchblutungsstörungen. Internist **2**, 685 (1961)

MELLEROWICZ, H.: Ergometrie. Urban & Schwarzenberg, München 1962.

MELLEROWICZ, H., H. SCHMUTZLER, K. MAIDORN: Die Herzschlagfrequenz und die arteriellen Druckwerte nach einer Leistung von 1 Watt/kg Körpergewicht/1 Minute bei 20- bis 30-jährigen gesunden Männern. Z. Kreisl.-Forsch. **47**, 792 (1958).

MENGELE, K.: Die Untersuchung des Wasser-, Elektrolyt- und Säure-Basen-Haushaltes, in Deutsch, E., G. Geyer: Laboratoriumsdiagnostik. Steinkopff, Berlin 1969.

MICHEL, D.: Fortbildungskurs für Phonokardiographie. München 1970.

MICHEL, D., W. ZIMMERMANN: Differentialdiagnose der Herztöne und Herzgeräusche. Barth, München 1968.

MUHAR, F.: Untersuchung der Lungenfunktion, in: DEUTSCH, E., GEYER, G.: Laboratoriumsdiagnostik. Steinkopf, Berlin 1969.

MUYSERS, K., U. SMIDT: Atemgasanalysen, in: HERTZ, C. W.: Begutachtung von Lungenfunktionsstörungen. Thieme, Stuttgart 1968.

NEEDHAM, C. D., M. C. ROGAN, I. McDONALD: Normal standards for lung volumes, intrapulmonary gasmixing and maximum breathing capacity. Thorax **9**, 313 (1954).

NEUMANN, H., K.-J. BOEDER: Funktionsprüfungen in der Herz-Kreislaufdiagnostik. de Gruyter, Berlin 1963.

NOLTE, D.: Zur Altersabhängigkeit des bronchialen Strömungswiderstandes und des intrathorakalen Gasvolumens. Beitr. klin. Tuberk. **139**, 80 (1969).

OLESCH, K.: Erfahrungen mit der Venenverschlußrheographie zur quantitativen Messung der Extremitätendurchblutung. Med. Klin. **65**, 1405 (1970).

PIIPER, J.: Physiologie der Atmung, in: Gauer, O.H., K. Kramer, R. Jung: Physiologie des Menschen. Urban & Schwarzenberg, München 1972.

PÜSCHEL, K.: Diagnostische Möglichkeiten mit der Venenpulsregistrierung bei Klappenfehlern des linken Herzens. Z. inn. Med. **20**, 374 (1965).

REINDELL, H., H. KLEPZIG: Z. Kreisl.-Forsch. **38**, 129 (1949).

REINDELL, H., K. KÖNIG, G. HOFFMANN: Die Belastungsinsuffizienz des Herzens. Diagnostik und Behandlung. Studienreihe der Fa. Boehringer, Mannheim 1965.

REINDELL, H., K. KÖNIG, H. ROSKAMM: Funktionsdiagnostik des gesunden und kranken Herzens. Thieme, Stuttgart 1967.

ROSKAMM, H.: Das Belastungs-EKG. Studienreihe der Fa. Boehringer, Mannheim 1968.

ROSKAMM, H., H. WEIDEMANN, B. MEINECKE, J. PETERSEN, H. REINDELL: Die Diagnostik einer beginnenden Herzinsuffizienz mit Hilfe eines Einschwemmkatheterverfahrens. Z. Kreisl.-Forsch. **59**, 119 (1970).

ROSSIER, P. H., A. BÜHLMANN, K. WIESINGER: Physiologie und Pathophysiologie der Atmung. Springer, Berlin 1958.

SCHELLONG-LÜDERITZ: Regulationsprüfung des Kreislaufs. Steinkopf, Darmstadt 1954.

SCHOLER, H., A. M. REIBNAGEL, J. TRAUTSCH: Klinische Oxymetrie im mittleren Krankenhaus, in: KRAMER, K.: Oxymetrie: Theorie und klinische Anwendung. Thieme, Stuttgart 1960.

SCHOOP, W.: Klinische Definition und Diagnose von Stenosen in Extremitätenarterien. Herz/Kreisl. **3**, 354 (1971).

SCHOOP, W., H. LEVY: Messungen des systolischen Blutdruckes distal eines Extremitätenarterienverschlusses mithilfe der Ultraschall-Dopplertechnik. Verh. dtsch. Ges. Kreisl.-Forsch. **35**, 456 (1969).

SEVERINGHAUS, J. W., E. W. SWENSON, T. N. FINLEY, M. T. LATEGOLA, J. WILLIAMS: Unilateral hypoventilation produced in dogs by occluding one pulmonary artery. J. appl. Physiol. **16,** 53 (1961).
SIEGENTHALER, W., U. VERAGUT: Blutdruck, in: SIEGENTHALER, W.: Klinische Pathophysiologie. Thieme, Stuttgart 1970.
SJÖSTRAND, T.: A method for determination of the total hemoglobin content of the body. Acta physiol. scand. **16,** 211 (1948).
STEMPEL, G., W. T. ULMER: Frühdiagnostik der respiratorischen Insuffizienz. Z. Allgemeinmed. **45,** 450 (1969).
SWAN, H. J. C., W. GANZ et al.: Catheterization of the Heart in Man with the Use of a Flowdirected Ballon-tipped Catheder. N. Engl. J. Med. **283,** 447 (1970).

THEWS, G.: Der respiratorische Gaswechsel und seine Teilfunktionen, in: BOPP, K. Ph., F. H. HERTLE, A. HEYMER: Chronische Bronchitis. Schattauer, Stuttgart 1968.

UHLENBRUCK, P.: Beobachtungen zur rechtsventrikulären Herzinsuffizienz. Dtsch. Arch. klin. Med. **163,** 220 (1929).
ULMER, W. T.: Die Untersuchung der Lungenfunktion. Z. Kreisl.-Forsch. **49,** 461 (1960).
ULMER, W. T., G. REICHEL, D. NOLTE: Die Lungenfunktion. Thieme, Stuttgart 1970.

VENRATH, H.: Die Atemgrenzwertbestimmung und Äquivalenzmethoden. Verh. dtsch. Ges. inn. Med. **62,** 125 (1956).
VUILLEUMIER, P.: Über eine Methode zur Messung des intraalveolären Druckes und der Strömungswiderstände in den Atemwegen des Menschen. Z. klin. Med. **143,** 698 (1944).

WAHLUND, H.: Determination of the physical working frequenc capacity. Acta med. scand., Suppl. 215 (1948).
WATZKE, K., P. FRISCH: Methoden der Herzvolumenbestimmung. Med. Klin. **67,** 1539 (1972).
WEBER, A.: Herzschallregistrierung. Steinkopf, Dresden 1944.
WEIZEL, W.: Lehrbuch der theoretischen Physik, Band I (Physik der Vorgänge). Springer, Berlin 1963.
WEZLER, K.: Die Anwendung der physikalischen Methoden der Schlagvolumenbestimmung. Verh. dtsch. Ges. Kreisl.-Forsch. **15,** Anhang 18 (1949).
WEZLER, K., A. BÖGER: Der Einfluß der Gefäßmuskulatur auf den arteriellen Windkessel. Z. Kreisl.-Forsch. **28,** 759 (1936).
WEZLER, K., A. BÖGER: Die Dynamik des arteriellen Systems. Erg. Physiol. **41,** 292 (1939).
WILLEMS, D., H. KLEPZIG: Die Bedeutung des Nitrat-Testes bei unklarem Belastungs-EKG. Z. Kreisl.-Forsch. **59,** 304 (1970).
WINKLER, G., D. BARON, H. MELLEROWICZ: Kreislauf- und Atemfunktionen von 40- bis 60-jährigen Männern bei einer ergometrischen Leistung von 1 Watt/kg Körpergewicht. Z. Kreisl.-Forsch. **58,** 814 (1969).
WOITOWITZ, H.-J., F. W. BUCHHEIM: Zur Bestimmung des Atemwegswiderstandes mit dem Ganzkörperplethysmographen. Electromedica **36,** 42 (1968).
WOITOWITZ, H.-J., F. W. BUCHHEIM, R. WOITOWITZ: Zur Theorie und Praxis der Ganzkörperplethysmographie in der Lungenfunktionsanalyse. Prax. Pneumol. **21,** 449 (1967).

ZEHNDER, H.: Helv. med. Acta **27,** 245 (1960), zit. nach: Documenta Geigy: Wissenschaftl. Tabellen. Geigy, Basel 1968.
ZEILHOFER, R.: Atemmechanik (Ösophagusdruckmethode), in: HERTZ, C. W.: Begutachtung von Lungenfunktionsstörungen. Thieme, Stuttgart 1968.
ZEILHOFER, R., K. PETERSMANN: Lungenwiderstände, Dyspnoe und ventilatorische Funktion bei obstruktiver Ventilationsstörung. Z. klin. Med. **157,** 102 (1962).

Register

FSC
www.fsc.org
MIX
Papier | Fördert gute Waldnutzung
FSC® C083411

Zeitfracht Medien GmbH
Ferdinand-Jühlke-Straße 7
99095 Erfurt, Deutschland
produktsicherheit@kolibri360.de